焦树德医学全书

焦树德中医内科

焦树德 著

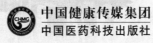

中国健康传媒集团
中国医药科技出版社

内 容 提 要

本书是国家级名老中医焦树德教授生前亲笔撰写的书稿。本书实为焦老在师带徒时的讲稿，也是焦老晚年对自己个人经验的系统总结。本书分为上下两篇，上篇主要谈了笔者对"辨证论治"治疗大法的体会和应用，下篇分别介绍常见 48 个中医病证的辨治经验，并收集了许多疗效上乘的作者自拟方。本书学术性、实用性俱佳，是对一代名医学识水平、临证经验的真实记录，故也颇具收藏价值。

图书在版编目（CIP）数据

焦树德中医内科 / 焦树德著 . — 北京：中国医药科技出版社，2017.2
（焦树德医学全书）
　ISBN 978-7-5067-8886-1

　Ⅰ . ①焦… 　Ⅱ . ①焦… 　Ⅲ . ①中医内科学—临床医学—经验—中国—现代 　Ⅳ . ① R25

中国版本图书馆 CIP 数据核字（2016）第 310916 号

美术编辑 　陈君杞
版式设计 　也 　在

出版　**中国健康传媒集团** | 中国医药科技出版社
地址　北京市海淀区文慧园北路甲 22 号
邮编　100082
电话　发行：010—62227427 　邮购：010—62236938
网址　www.cmstp.com
规格　710×1000mm $^{1}/_{16}$
印张　23
字数　347 千字
版次　2017 年 2 月第 1 版
印次　2022 年 5 月第 4 次印刷
印刷　三河市万龙印装有限公司
经销　全国各地新华书店
书号　ISBN 978-7-5067-8886-1
定价　48.00 元

获取新书信息、投稿、为图书纠错，请扫码联系我们。

出版者的话

中医药是我国的国粹之一，她为中华民族的健康保健做出了卓越的贡献。中医药学是一门实践医学，她的传承发展有其自身的规律，历史上多为家传师授，致使目前中医的学术和临床传承也具有很强的个人特色。历代名医都有自己独特的临床经验和理论见解，呈现出一派百花齐放、百家争鸣的气象，虽然各有千秋、各有特色，但百变不离其宗，都不脱离中医基本理论的整体框架和原则，从而实现了同病异治、异病同治、殊途同归的临床效果。

国家高度重视中医药发展，抢救挖掘、继承整理名医经验，是中医学术发展的战略起点和关键。中医的发展主要依靠历代医学家临床经验的积累、整理而提高，而整理名医学术经验并出版成书是保存流传名医绝技的重要手段。阅读老中医临床经验的图书，等于间接积累了经验，增加了几十年的临床功力，是中青年医生提高临床能力的必由之路。

焦树德是全国首批500名名老中医之一，早年向外祖父学习中医，攻读古典医籍，打下了坚实的中医理论基础。后考入天津国医学院、西医专门学校函授学习，1955年冬，到原中央卫生部举办的西医学习中医研究班学习近三年，再次系统深入地学习中医学，亲聆了蒲辅周、黄竹斋、杨树千、秦伯未等全国几十位中医名家的教诲，毕业时荣获银质奖章。焦老一生精研岐黄，博采众长，学贯中西，注重学术，勤于临床，称其为"中医学术泰斗"毫不为过！尤其在风湿病领域更是卓有成就，首创了"尪痹"病名，确立了它的治疗原则和方药，对中医风湿病学的发展做出了巨大贡献，曾有"南朱（良春）北焦（树德）"的美称。

焦老一生著述较多，但亲笔著作主要有以下几种：《焦树德临床经验辑要》《从病例谈辨证论治》《方剂心得十讲》《用药心得十讲》《树德中医内科》《医学实践录》，其中，《焦树德临床经验辑要》一书第一版曾获得"第十届全国优秀科技图书奖三等奖"，《用药心得十讲》和《方剂心得十讲》更曾是一代人学中医的必备读物，一度风靡业界，口碑传扬。

此次再版，主要收录其亲笔著作，合辑为丛书《焦树德医学全书》。一是对一代中医大师的深切缅怀和纪念，更是希望其学术传承能够源远流长，永不停息。分册名字为了突出焦老，都加了"焦树德"的名字，并且将《方剂心得十讲》和《用药心得十讲》合并为一本，命名为《焦树德方药心得》。

为使读者能够原汁原味地阅读名老中医原著，我们在重刊时尽可能遵从保持原书原貌的原则，主要修改了原著中疏漏的少量错误，规范了文字用法和体例层次，在版式上按照现在读者的阅读习惯予以编排。此外，为了方便读者阅读，我们对书中出现的部分旧制的药名、病名、医学术语、计量单位等做了修改与换算；对书中出现的犀角、虎骨等现已禁止使用的药品，我们未予改动，但读者在临证时应使用相应的代用品。

借由本全书的出版，希望能够在一定程度上满足广大临床工作者对名医经验学习的渴求，并为中医药的继承与发扬，奉献自己的绵薄之力。

中国医药科技出版社

2016 年 12 月

前 言

　　为中医者，处身于芸芸众生，错综复杂的人世间，面对千奇百怪、时刻变化的众多疾病，要在不长的时间里，做出准确的判断，辨清阴阳虚实，析透疾病本质，确定表里寒热、病机证候，进而正确无误地立法、组方、配药，挽救生命而立竿见影，不生错误，确是一件非常不容易的事情。传统的中医药，乃性命之学，是中华优秀文化的重要组成部分。成书于战国时代的《黄帝内经》是中医学的经典著作，源远流长，思维科学，深邃优良。名医扁鹊、医缓、医和、淳于意公均名标史册。汉代医圣张仲景更撰著了《伤寒杂病论》一书，立辨证论治之方法，垂医学之津梁，后世医家代有发明发展。中医学始终以人为本，立足于实践，成长于临床，综合数千年之宝贵经验，创立了一套救命、活人、养生、长寿之学。其理论之系统，疗法之独特，实令人惊叹，验之于今日，如乙脑、麻疹后肺炎之医绩，亦曾震惊世界医林，令人叹服！即在科学发展一日千里之今日，许多疑难重症，经中医学者辨证论治而愈者，仍不可胜数。取得如神之疗效，岂偶然哉，实是炎黄医疗艺术所使之然！所以，中医学者必须熟读《黄帝内经》《伤寒论》《金匮要略》《备急千金要方》《外台秘要》，金元时代刘、李、朱、张四大医家著作，以及"温病学"诸家名著。尤其是要熟练掌握辨证论治的医疗大法，做到成竹在胸，才能临床不乱，妙手回春，立起沉疴。

　　中医学术以辨证论治为精华，本书宗之为核心。以辨证论治为治疗大法。全书分为上下两篇。上篇谈学习辨证论治必须深入理解和熟练掌握的几个重要问题；浅谈"同病异治"和"异病同治"的临床应用；学习辨证论治应研读的一些书籍。下篇分别介绍48个常见内科中医病症。每一病症均分为以下7个方面进行讨论。

简介：简要介绍本病的名义、简史、研究概况、古今变化等。

病因病机：指出引起该病证的原因和病机变化以及各家的认识等。

辨证论治：详述该病的临床证候、病证变化及辨证治疗方药，其中也介绍了一些我的医疗经验和临床验方。

名医要论：摘录中医先辈关于该病的医疗警句、名言，不但能继承先辈的经验，又能警示后人在临床上要遵循医疗规矩，自成方圆。这一项亦为对该病继承发扬之自诫、诫人之作。

验案：是我行医 60 多年来在临床上运用辨证论治所取得的一些有效病例，介绍给读者以作参考。

与西医学的联系：仅就个人一得之见稍作联系。自知定有错误，但在今日、今时，为了中医之发扬，虽然联系不深，作为采他山之石，以攻中医学术之差距，也就大胆动笔了，敬希高明指正。

体会：介绍了我临床多年来对该病的一些心得体会。说出来，以供后来贤达临床时参考。

本书之写作，实受国家中医药管理局关于继承发扬中医药学术之激励，同时也受到了中医界老前辈吕炳奎先生的鼓励。于 2001 年在广东省中医院（广州中医药大学第二附属医院）举行拜师大会之鞭策。我参加了这次拜师大会，在带领徒弟陈伟、何婢婷两位中医师随师学习、讲课和临床实习的 3 年中，时时受到他（她）们精心学习、深入钻研精神的鼓舞，同时也遵循自己一贯主张的"继承传统，博采众长，突出特色，创新发扬，发皇古义，融会新知，与时俱进，扬中撷西"的学术精神，才不揣浅陋而贸然动笔，将讲稿加以整理，作为年老时系统总结个人经验的尝试。水平所限，错误难免，敬希同道批评、指正！

我的徒弟、研究生也为本书出版做了誉抄、打印、校对、编整等工作，也在此致以衷心的感谢！

焦树德

2004 年 12 月

本书以辨证论治为核心，在每病的辨证论治中所选用的古方，均不列用量，以便使读者，因人、因地、因时地变化运用之。所列个人经验方均注明"自拟经验方"，并写明各药的用量，以使读者明了该方各药的配伍轻重和核心药物而理解方意，以备悟出变化。

本书在药方后，写"水煎服"三字者，即指取中药饮片放入砂锅中，加水至用筷子搅动作画圈动作没有阻力时，即为合适，然后放到火上，先取武火（大火）煎煮沸腾，随后改为文火（小火），以锅内中心有鼓动沸腾，药液不溢出锅外为限，煎药约30分钟左右，将药汁经过小网筛或纱布滤过，取药汁约200ml，如过多，还可倒回药锅中再煎至约取汁200ml为止。此药汁叫做第一煎。然后，把药锅晃一晃，使已煮过的饮片，在锅中出一水平面为度（亦可用筷子帮助），出现平面后，再次加凉水，使水超过饮片水平面2cm左右，同样先用武火煎煮，水沸后改为文火，以锅中之水沸动又不溢出为度，煎煮25分钟左右，再按第一煎方法取药汁约200ml，称为第二煎。然后，取一大碗（容器），把第一煎和第二煎的药汁，放入大碗（容器）内混合均匀后，平分为两份，以便分两次服用。一般说（医生没有特殊嘱咐的情况下）第一次服药，可在早饭后，上午9时~9时30分之间服用，第二次服药可在晚间睡眠前服用。每药方后只写"水煎服"，即按此煎服法。

药名后写有"先煎"字样者，即在煎药时，先用适当少量的冷水，煎煮此药约10分钟，然后向锅内再加冷水，使水不烫，再放入其他中药，用筷子搅动，做画圈动作无阻力时（水量即合适）再如前述的煎煮法煎药。

如药名后标有"后下"或"后入"字样者，即在煮药约25分钟时将要滤取药汁前两三分钟将该药放入药锅中，盖好锅盖，煎约两三分钟后，即可滤取药汁。

如药名后写有"煎汤代水"者，即先把此药放入砂锅内，加入满锅冷水（约够煎两次药所用），煎至锅内水沸后，改用文火再煎10分钟；停火，把锅放到桌上候凉，即把锅内的水（药已沉淀到底部），轻轻倒在另一盆（或大容器）内，下面沉淀的药渣可以抛弃，只用上面澄清的药液；用这种药液再去煎其他的药。

本书在每一病证"与西医学的联系"一项内，参考了《中华内科》（陈敏章主编，人民卫生出版社出版）《现代内科学》（方圻主编，人民军医出版社出版）《实用内科学》（人民卫生出版社出版）。在综合采撷时，对上述诸书的内容多有兼合，故在每篇中不便一一注明其出处，敬请诸位主编原谅，并在此特别致以衷心感谢！

在个别病证中，因无现成验案，即选叶天士《临证指南医案》中相同病案补入。有我自己治验病例者均选录我的验案。

目录
Contents

理论篇

学习辨证论治必须深入理解和熟练掌握的几个重要问题

"辨证论治"是中医学独特医疗艺术的核心，更是中医学极为重要的组成部分。学习中医必须学习好和运用好"辨证论治"，才能提高疗效，为人类健康做出贡献。今结合 3 个验案，谈谈学习辨证论治必须深入理解和熟练掌握的几个主要问题，供读者便于理解本书。今分三部分来谈，一是验案介绍，二是几个重要问题，三是诊治西医已确诊的疾病，也要进行辨证论治。

一、验案介绍

病例 1 韦某某，女，16 岁，学生，北京某医院会诊病例。会诊日期：1973 年 8 月 10 日。

现症：后头痛，时有呕吐，月经 2 个月未来潮，不能下床、站立、行走。

望诊：面色青白，卧床不起，精神不振，意识清楚。舌质红，舌苔正常。

闻诊：言语清楚，声音低弱，呼吸略细。

问诊：因头痛、发热、昏迷而第二次急诊入院，经抢救治疗后，现已 2 个多月，神志虽已清楚，但尚有后头疼痛，时有呕吐，月经 2 个月未来潮，不能起、坐、下床活动。

辨证：后头及项、脊背部，属足太阳膀胱经，足太阳与足少阴经相表里，后头部又属督脉，督脉与肾经亦密切相连，头顶部属足厥阴肝经，肝肾同源，肝、肾、督主冲脉、任脉、血海，与女子月经有密切关系，如《素问·上古天真论》中说："女子二七而天癸至，任脉通，太冲脉盛，月事以时下，故有子。"今月经不能按时而下，上攻而致头痛，脑后、项背发凉且发硬，呕吐等，此乃肝肾失调，月经不潮，冲、任、督三经脉气血上逆所致之倒经病，肝肾不足兼有瘀血之证。

治法：通经活血，兼益肝肾。

处方：桃红四物汤加味。

| 当归 12g | 川芎 9g | 赤芍 15g | 生地黄 15g |
| 茜草 12g | 羌活 3g | 牛膝 9g | 桃仁 9g |

红花 9g　　　　香附 6g　　　　刘寄奴 9g　　　　白茅根 24g

水煎服，6 剂。

另：大黄䗪虫丸，每日 2 次，每次 1 丸，温开水送服。

二诊（8 月 17 日）：服中药 6 剂以后，现已能坐起，并能下地站一会儿。舌苔、舌质均正常。脉象双手均沉滑数。病情好转，再守前方加减。

其母补充说：患者曾于今年 2 月 9 日，因晨起突然头痛、意识不清而急诊入院，经腰穿等检查，诊断为"蛛网膜下腔出血，原因待查"。因对做脑血管造影检查有顾虑而未做。自觉症状消除后即于 4 月 4 日出院。出院后，一般尚好，5 月底因情绪激动，休息少，6 月 1 日又发热，体温 37℃~38℃或以上，6 月 2、3 日，下午头胀痛、呕吐，症状逐渐加重，于 6 月 4 日又急诊入院。住院后，经 2 次脑血管造影以及腰穿等检查，诊断为"蛛网膜下腔出血，双侧脑动、静脉血管畸形（左颞、顶、枕部，右枕部）"。脑外科会诊认为"血管畸形为双侧性……尤其是影响到视丘部位，这种情况不建议手术，主要是预防再出血……"，故请中医会诊。其母亲又说，这 2 次发病均是在月经应潮而过期不来潮的情况下发生的。过去也有在月经应来不来而发生鼻出血后则头不痛的情况。这次发病前又 2 个月未来月经，自觉脑后部发凉，颈项部发硬，脊背部亦发凉，继之头痛（后头及头顶偏左处），呕吐，少量鼻出血，渐至昏迷而又来急诊入院。

切诊：头颈部、腹部、四肢未见明显异常；左手寸脉弱，余脉沉略细。

处方：当归尾 12g　　　赤芍 15g　　　桃仁 9g　　　红花 9g
　　　牛膝 15g　　　　茜草 30g　　　川芎 9g　　　酒大黄 6g
　　　乌贼骨 9g　　　苏木 30g　　　泽兰 12g　　　香附 12g

水煎服，6 剂。

另：大黄䗪虫丸 14 丸，用法同上次。

服药后，次日月经即来潮，与正常时一样。已无头晕症状，25 日已能下床行走 10~20 米。今日能步行 30~50 米，神经系统检查无异常。于 9 月 1 日带着 8 月 10 日的中药 14 剂高兴地步行出院。

三诊（9 月 18 日）：自出院后，于 9 月 18 日开始到我院（中医药大学附属东直门医院）就诊。我仍以上方稍作加减，治以调经活血化瘀。约服中药 60 剂，大黄䗪虫丸 40~50 丸。

四诊（12 月 4 日）：患者已无不适，面色转佳，精神、体力亦基本正常，舌、脉均无明显异常。即改投丸药，以便常服，预防复发。

处方：当归 45g　　　川芎 21g　　　生地黄 30g　　　熟地黄 30g

赤芍 30g	红花 30g	桃仁 30g	牛膝 24g
黄芩 30g	香附 30g	夏枯草 30g	生芥穗 24g
生大黄 12g	五灵脂 30g	蒲黄 30g	远志 30g
白蒺藜 30g	麝香 3g		

上药共为细末，炼蜜为丸，每丸重 9g，每次服 1~2 丸，每日 2 次。温开水送服。

此后，即长服此丸药，服完，即再配制。另常备 8 月 17 日汤药 4~5 剂，大黄蟅虫丸 10 丸。嘱若月经应潮而不来潮时，即煎汤药连服 1~3 剂，大黄蟅虫丸每日 2 次，每次 1 丸。月经来潮后，则停汤药和大黄蟅虫丸。以后仍继续服自制的丸药。

五诊（1975 年 4 月 30 日）：人已渐胖，能正常完成中学课程的学习，并能参加考试，精神亦好。舌脉未见明显异常。嘱仍按前述方法服药，以服自配丸药为主。

追访（1976 年 10 月 25 日）：面色较前润泽，渐胖，精神好，较会诊时判若两人，无自觉症状，考试成绩优良。仍配服丸药。月经到期不潮时，即服已备的汤药，服 1~2 剂，月经即来。

再追访（1978 年 10 月 17 日）：已参加工作 2 年。工作太累时，睡眠较差，多梦，稍事休息即好。已四五年未发病，丸药有时服用，有时不用。工作一直很好，现担任英文资料翻译工作。

第三次追访（1980 年 11 月 28 日）：现在某工厂技术科工作，管理外文资料，工作已转正，每日正常上班工作。

病例2 李某某，女，29 岁，河南省某专区医院住院病人。会诊日期：1969 年 12 月 9 日。

望诊：发育正常，营养一般，急重病容，口眼向左歪，时见抽动。四肢频频抽动，左侧上下肢抽动比右侧明显。面色晦暗少泽，神情紧张、焦急。舌苔白。

闻诊：言语不清，声音低。在不抽搐时呼吸均匀，抽搐时则呼吸不均匀。

问诊：1969 年 10 月下旬，在抱着小孩喂奶时，突然全身发抖，不能说话，随即倒地，口吐白沫，眼向上翻，怀中的小孩也掉在地上。立即急诊住入自己工作的医院。当时查血压，150/90mmHg，血象正常。

诊断：①症状性癫痫，②高血压。经用多种西药治疗，仍每日抽搐 3~12 次，每次 3~10 分钟。即于 12 月初转到郑州河南医学院诊治。经过多科会诊、多种检查，确诊为"颅内占位性病变（脑肿瘤）"，建议到上海或北京做开颅手术治疗。

病人不同意做手术，于 12 月 8 日又转回到家乡自己工作的医院。次日即请北京中医学院前来本院教学实习的中医会诊。

诊时病人自述（经家属翻译），左半身发麻，肢体发抽，口眼都发抽，向左歪，抽搐频频发作，不分昼夜，难记次数，用西药苯妥英钠不能制止发作。舌欠灵活，说话不清楚，呈"半语子状态"。严重健忘，因抽搐不止，已两三个昼夜不能睡眠；因心情紧张，害怕，两手拉着爱人的手，日夜不放，不让其离开一步。

切诊：头、颈、胸、腹未见异常，左上下肢抽搐时发硬，四肢频频抽搐不止。

脉象：两手均滑而带弦。

辨证：四肢、口眼频频抽搐，脉现弦象，是为风动之象，知病在肝经。如《内经·至真要大论》中说："诸风掉眩，皆属于肝。"健忘，彻夜不眠，由心神不守所致。苔白，脉滑，言语不利，知为痰盛，风动筋挛而致频频抽搐。四诊合参，知病涉肝、心、脾三脏与经，而目前以肝为主，故可诊为肝风内动，风痰上扰，发为瘛疭之病，肝风夹痰上扰之证。

治法：平肝息风，化痰安神。

处方：生石决明（先煎）30g　　　　　　生代赭石（先煎）30g

香附 12g　　　钩藤 24g　　　全蝎 9g　　　蜈蚣 2 条

清半夏 9g　　　化橘红 9g　　　制南星 5g　　　白芍 12g

桑枝 30g　　　白蒺藜 12g　　　远志 9g

水煎服，3 剂。

嘱：如有效，再服上方 3 剂。

二诊（12 月 22 日）：服药后，有明显效果，故连服 6 剂，现在抽搐已完全停止，说话也已清楚，口眼也不歪，左半身之麻木感亦减轻，稍能入睡，尚有健忘。舌苔、脉象仍同上次。再守上方，加石菖蒲 5g，水煎服，6 剂。

三诊（12 月 28 日）：一直未发生抽搐，左半身已不麻，左上下肢尚感力量稍弱，说话音声、语调均已恢复正常，夜已能睡，健忘大减，精神好转，面色红润，舌苔转白，脉象略滑。上方去制南星，加天竺黄 6g，茯苓 12g，生赭石 45g。再服 6 剂。

并嘱其服完汤药 6~10 剂后，可改配丸药长服。

丸药方：香附 36g　　　钩藤 74g　　　全蝎 27g　　　蜈蚣 6 条

半夏 27g　　　化橘红 27g　　　白芍 36g　　　桑枝 90g

白蒺藜 36g　　　远志 27g　　　天竺黄 18g　　　茯苓 36g

生石决明 70g　　　生赭石 80g

上药共为细末，炼蜜为丸，每丸重9g，每日2次，每次1~2丸，温开水送服。

第一次追访（1970年7月21日）：自今年1月开始服丸药，至今已5个多月未发病，早已痊愈，并且已怀孕6个月。嘱其停服丸药。给她又开了一个安胎药方，让她服6~10剂。

第二次追访（1973年12月5日）：一直未再复发，现在家属工厂工作。

第三次追访（1974年5月15日）：未发过病，在工厂工作，身体很健康。

第四次追访（1978年3月）：多年来身体健康，旧病未复发，上全日班工作。1970年又生一健康男孩。

第五次追访（1984年5月8日）：面色红润，身体健壮，一直在工厂全日工作。

病例3　徐某某，男，41岁。初诊日期：1968年6月14日。

望诊：身体发育良好，营养正常，急性焦急病容，体态正常，活动自如。舌苔白浮黄。有时咳嗽，痰色黄白相兼，痰中带血，其色鲜红。

闻诊：言语清楚，声音正常，咳嗽声响亮。

问诊：10多年来即有咳嗽、吐痰病史，经过几个大医院诊治，都诊断为支气管扩张，但未做过支气管造影。近七八天来，不但咳嗽吐痰加重，而且出现咳血。每日白天痰中带血，每晚则大咳血1次，血色鲜红，大约有1000ml左右（病人语），有时甚至昏厥。虽经多次治疗，均未能止血，故此，每日必须到附近一家大医院的急诊室过夜，晚上大咳血时，则皮下注射止血药，并静脉滴注"脑垂体后叶素"，咳血一阵后，出些虚汗，才可入睡。现感身体酸软乏力，口发麻木，饮食无味，大便偏干。

切诊：头、颈、胸、腹部未见异常。脉象：左手弦数，右手寸脉洪大而数，右关、尺弦数。

辨证：元代朱丹溪先生曾有"先痰嗽后见红，多是痰积热"之论。本患者素有痰嗽，近来又咳血不止，血色鲜红，痰见黄色，大便干，咳声响亮，舌苔浮黄，脉象弦数有力，知为热证、实证。每到晚上即大咳血，说明热在血分。血热生火，火性炎上，上迫于肺，肺失清肃，肺热气逆，血随气上，血热妄行而大咳血。证之右手寸脉洪大而数，知确有肺热。四诊合参，诊为血热妄行，所致的咳血病，为血热上溢迫肺，肺失清肃证。

治法：凉血、清热、降气，佐以化瘀、止血。

处方：生地黄 13g　　　生大黄 6g　　　生石膏（先煎）47g　　　炒黄芩 12g

黑山栀子 9g	旋覆花（布包）9g	焦槟榔 12g	天冬 12g
茅根炭 15g	藕节炭 15g	白及 9g	荷叶炭 12g
当归炭 9g	红花 6g	牡丹皮 6g	牛膝 9g

水煎服，3 剂。

二诊（6 月 17 日）：服上次所投中药后，晚上又去医院急诊室过夜，但一夜未咳血，也未再注射止血药。此后 3 天也未再去医院急诊室过夜。现在只是痰中有时带些星状小血点儿。舌苔仍浮黄，脉象尚有弦数之象，但右手寸脉已不洪大。故再按前方，稍稍加减。

处方：上方生大黄加到 9g，黑山栀子加到 12g，以加强清泄血热之力，另加玄参 12g，麦冬 12g，以加强滋阴凉血、降火之力。与生地黄、天冬相伍，不但凉血，并能补益咳血所伤之阴，兼能扶正。去当归炭，以免辛温助热。水煎服，3~5 剂。

三诊（6 月 22 日）：上次药，服了 3 剂，即完全止住咳血，又服 2 剂。服两三剂汤药后，因要去做外调工作，故此次来诊，除拿汤药外，还想拿些丸药，以备在路上服用。观其舌苔变为正常，已不黄，脉象尚略数。再以凉血、清热、养阴法治之，在上次处方中，改为：生地黄 21g，玄参 15g，天冬 9g，麦冬 9g，生石膏（先煎）60g，知母 9g，黄芩 12g，黑栀子 12g，板蓝根 9g，桑白皮 9g，地骨皮 9g，白及 9g，生藕节 15g，赤芍 9g，牡丹皮 6g。水煎服，3 剂。另投荷叶丸 14 丸，每日 2 次，每次 1 丸，温开水送服，出差时在外地服用。

1968 年 9 月到其家中追访：服药后，早已痊愈，现在正常上班，没再发生过咳血。

二、必须深入理解和熟练掌握的几个重要问题

（一）中医理论是辨证论治的坚实基础

辨证论治的具体体现是理、法、方、药。若把这四个方面分开来看，"理"是指中医理论而言，如果把它们合起来看，则"理"又贯穿在法、方、药三个方面之中，所以说理、法、方、药不可截然分开，其中"理"又占首要地位。因此，学习与运用辨证论治必须学习、研究中医理论。

学习中医理论，对以下几个重要的学术观点，要有比较明确的认识，才有利于深入理解与掌握辨证论治。

1.整体观念

中医理论最大的一个特点就是整体观念。它通过阴阳、气血、脏腑、经络、

五运六气等学说，把人体的生理与病理、内与外、上与下、器质与功能、精神与物质，甚至机体与环境等等，都统一为一个整体。例如："心"居胸中，主血（内），其华在面，发乃血之余（外）。舌为心苗，主神明与脑有关（上），与小肠相表里，下络小肠（下）。心藏神，喜伤心（精神），色赤，如倒置未开莲花（物质），行血，主脉搏（生理），诸痛痒疮皆属于心（病理）等等。只举这一脏，余脏仿此，兹不赘述。可见五脏并不只是形态学上的分类，而是通过这种归纳法与人体的功能、器质、上下、内外、生理、病理等都统一了起来，并且通过它们把机体与外在环境也统一了起来，例如脉象有春弦、夏洪、秋毛、冬石，病情有寒伤肾、湿伤脾、长夏善病洞泄、秋善病风疟等等。这种把人体看作一个互相联系着的有机整体的观点，不但有效地指导着对疾病的防治，而且对养生、防老也起着重大作用。

2. 动变制化思想

中医学运用阴阳五行、五运六气、经络脏腑、气血循环等学说，认为天地间一切物质都在不停地运动变化着，当然人体的生命现象也是在一刻不停地新陈代谢中有规律地运动、有制约地变化着，在一定条件下维持着机体的动态平衡，如《素问·六微旨大论》说："夫物之生从于化，物之极由乎变，变化之相薄，成败之所由也。"又说："成败倚伏生乎动，动而不已，则变作矣。"又说："出入废则神机化灭，升降息则气立孤危。故非出入则无以生长壮老已，非升降则无以生长化收藏。"《素问·天元纪大论》中说："动静相召，上下相临，阴阳相错而变由生也。"并且强调这种运动只有在互相制约、互相促进的相互协调之中，才能保持正常的变化，维持在一定条件下的动态平衡。所以《素问·六微旨大论》也指出："亢则害，承乃制，制则生化。"根据这种思想，认为疾病也是在不停地传变转化。所以，对病例一则考虑到既然脑动、静脉已发生畸形，但它的存在与发生的功能障碍，是在人体变化过程中有条件地存在着，如使其条件改变，恢复其"承乃制，制则生化"的功能，则可改善其病理情况，故此，通过采用通经化瘀、调理冲任、上病下取等治法改善全身的内部环境，在动变制化中诱导其发生向愈的转变，引发使疾病痊愈的变化，而达到"阴平阳秘"的目的。对病例二，也是认为脑中占位性病变绝非一两天形成的，为什么现在才出现症状呢？这说明它是在一定条件下发生的，所以我们用药物平肝息风、化痰安神，给予整体调理，使其正在动变着的因素，转化为对机体有利的条件，以使其失去制化的动变，转化为有制化的动变，恢复整体"承乃制，制则生化"的动变制化，维持机体在一定条件下的动态平衡，以至痊愈。正如《素问》所说："谨察阴阳所在而调之，以平为期。"

3. 从化理论

中医学不但重视疾病的动态变化，而且注意疾病的性质变化。在长期密切观察疾病性质变化时认识到，不但病邪不同可以引起不同的疾病，即使病邪相同也可以出现不同的疾病。通过长期实践总结出从化规律：病邪虽同，从化各异，或从阳化热，或从阴化寒。譬如有三个人身体健康状况相同，在同样条件下受了寒，得了病。一个人表现为头项强痛、恶寒发热、身痛无汗、气闷微喘、脉象浮紧等症而属于伤寒病的太阳表实证；另一个人表现为畏寒怕冷、不发热、腹满而吐、食不下、腹部阵阵作痛、大便溏泄、口不渴、脉象沉等症而属于伤寒病的太阴里寒证；第三个人则在初起时微恶风寒，很快即表现为发热而渴、头痛、无汗、微咳、脉象浮数等证而属于温病的卫分证。为什么同是受了"寒"邪，而得病却不同呢？中医认为，这是由于寒邪侵入之后，随每个人当时体内阴阳虚实的不同而"从化各异"，一般规律是"从阳化热，从阴化寒"。上述的第三个人，是阳性体质或当时体内已有积热，故"从阳化热"而成了温病。第二个人为阴性体质或当时体内已伏有寒邪，故"从阴化寒"而形成了伤寒病的里寒证。第一个人则身体素壮，寒邪自外侵入，人体卫外的正气立即在机体皮表之分与寒邪抗争，而形成伤寒病的太阳表实证。这只是举寒邪为例，其余的各种病邪均有"从化各异"的情况。

病邪不但在发病时可以从化各异，即使在疾病的发展变化过程中，也有从化各异的情况。例如伤寒病的少阴证中就有寒化证的附子汤证、四逆汤证等和热化证的猪苓汤证、黄连阿胶鸡子黄汤证等的不同。厥阴证中也有厥热进退、阴阳胜复的变化等等。温病、杂病中也有这类情况，均为病邪随着当时机体内外的不同条件而从化不同。正如《医宗金鉴》所说："六经发病尽伤寒，气同病异岂期然。推其形脏原非一，因从类化故多端。明诸水火相胜义，化寒化热理何难。漫言变化千般状，不外阴阳表里间。"从以上例子说明，中医学很重视由于个人体质反应性不同，而引起疾病过程千差万别的情况，故在辨证论治时必须注意到病邪对人体的损害与抗损害斗争中的不同内容及人体在一定条件下生理病理变化规律中去辨别疾病的证候，预见疾病发展的趋势，帮助和调动人体内部的抗损害因素和功能而战胜疾病。本文病例二，从其苔白、脉滑知为痰阻舌本，从其健忘不眠知心神不守，但是据《黄帝内经》"诸风掉眩，皆属于肝"的理论来分析，本病人以抽搐（属肝，肝主风）为主，痰可从风化为风痰，心中相火可从阳、从肝化风，故定为"以肝为主"来论治，效果满意。病例三，据"先痰嗽后见红，多是痰积热"之说，也知痰浊久郁化热，再结合血色鲜红和右寸脉洪大而数，故诊为热证，从热论治而取效。

总之，中医很重视从人体内部找出差异变化来深入地把握病情发展转化的规律。故在学习与运用辨证论治时，应随时结合从化理论来分析考虑，则会对提高辨证论治水平，有很大帮助。

4. 循症求因，治病求本

中医学经过数千年的无数实践，在整体观念的指导下，总结出一套通过病人症状探究人体全身变化情况的方法，后人称此为"循症求因"，而把症与因统一起来。例如"风"的症状特点是善行数变，症见痒、抽搐、掉眩、游走，常与肝有关，脉弦等；"湿"的症状是病体沉重，缠绵难愈，水肿、胸闷纳呆，身热不易速退，舌苔厚腻，脉滑，常与脾有关等等。医生就可以根据因症统一的规律去"循症求因"，从分析局部病变的相互关系和症状的特点而去从整体上认识疾病的本质。本文病例一本为脑部出血，但经过问诊知道月经不潮时则鼻出血，如鼻不出血则头痛，并且有过一次因月经不来、鼻也未出血而发生脑出血的病史。这次又是月经2个月未来，所以诊为倒经。总之，学习与运用辨证论治要注意"循症求因"，不要"头痛医头，脚痛医脚"，搞"对症治疗"。

在"循症求因"的同时，还要注意"治病必求于本"。明代医家李念莪在《内经知要》中注解本句说："人之疾病，虽非一端，然而或属虚，或属实，或属寒，或属热，或在气，或在血，或在脏，或在腑，皆不外于阴阳。故知病变无穷，而阴阳为之本。"又说："洞察阴阳，直穷病本，庶堪司命。"可见中医把人体各种结构和功能，概括成相互制约、相互促进、对立而统一的阴阳两个方面，认为阴阳在互相消长的运动中保持动态平衡机体才能进行正常的生命活动，如果阴阳失调，就会发生疾病。

因此，中医治病的根本目的，主要是调整人体阴阳的偏盛偏衰，促成"阴平阳秘"以恢复和保持阴阳的相对平衡。所以在治病法则上，古代医学家强调着眼于调整阴阳这个根本。如《素问·阴阳应象大论》说："审其阴阳，以别柔刚，阳病治阴，阴病治阳，定其血气，各守其乡。"唐代王冰说："益火之源，以消阴翳；壮水之主，以制阳光。"明代张景岳说："阴根于阳，阳根于阴，风病有不可正治者，当从阳以引阴，从阴以引阳，各求其属而衰之。"比如本文病例三，本为大咳血，但并未单从止血治疗，而是辨出其出血是因为热盛；另外，此人已大咳血数日，每次出血量很大，一般应认为是虚证，但经四诊分析，确定仍属血热及痰热壅肺的实证、热证。治疗采用清热凉血降气佐以化瘀而收效，正是符合中医"治病必求于本"的治疗原则。

（二）深入理解"病""证""症"的不同

1. 什么是"证"

"证"是从整体观念出发，把通过望、闻、问、切四诊得来的各种资料，进行综合分析，运用八纲辨证、六经辨证、脏腑辨证、经络辨证、病因辨证、卫气营血辨证等辨证方法，结合病人的具体情况并联系客观条件等各种有关因素，对疾病进行去粗取精、去伪存真、由此及彼、由表及里的分析、归纳、推理、判断，进而做出对目前疾病一定阶段机体综合反应的认识——证。可以说"证"的确定过程，也是对疾病的认识过程从感性认识上升为理性认识。所以，"证"不是一堆现象的罗列，而是对疾病的各种内部矛盾的认识，对疾病现阶段邪正斗争情况进行分析归纳而得出来的判断结果，从而形成了各种"证"（也有时称证候）的概念。"概念这种东西，已经不是事物的现象，不是事物的各个片面，不是它们的外部联系，而是抓住了事物的本质、事物的全体、事物的内部联系了。概念与感觉，不但是数量上的差别，而且有了性质上的差别。"《实践论》所以也可以说"证"是"论治"的前提、"论治"的依据。并且还可以通过对"证"的认识和对其变化规律的观察，进一步总结出具有多种证候变化规律及不同特点的"病"来。例如本文病例一诊为倒经病肝肾不足兼瘀血证。病例二诊为癥瘕肝风夹痰上扰证。病例三为咳血病血热妄行证。这就已经不是卧床不起、面色青白、月经不潮、半身肢体抽搐、神情焦急、健忘、咳嗽吐痰、每晚大咳血等症状的堆积与罗列了，而是可以根据辨出的"证"进行"论治"，不是简单地对"症状"进行治疗。

2. 证、症、病的异同

知道了"证"是什么，还应注意区分"证"与"症""病"的不同。有的学者提出"症"字和"证"字可以通用，其根据是古代无"症"字，只有"证"的繁体字"證"，所以认为二字无需区别。若是仅从一个字的考证来说，这种说法没有错。但是，事物是发展的，古代没有的字现代有了；现在人们已经习惯地把"症"字特指症状而言，所以我认为在中医学领域里对症、证、病赋以明确的含义，并逐渐地推广、统一起来，对观察、研究疾病，对中医学理论的探讨等，都是有利的。兹谈点个人看法，仅供参考。"证"，前面已经谈过什么是证，故不再赘述。也有时把证说成"证候"，这与"症状"是不同的。"症"，指"症状"而言，是人体因患病而表现出来的异常状态。一般来说，有自觉的症状和他觉的症状。自觉症状如头痛、恶寒、咳嗽、发热、腹痛、泻吐、胸闷、腹满、眩晕、目花等等。他觉症状如身热炙手、四肢厥冷、腹部压痛、目黄、目赤、口臭、舌苔黄腻、腹胀、脉弦、脉数、无脉等等。这两种症状常同时存在，有的也不能截然分开。例如腹胀、高热、腹中积块等，既是自觉的症状又是他觉的症状。

"病"，是指包括一群症状，具有一定的特点，有自己的变化规律，包含各种不同阶段的不同证的不健康状况而言。中医把这种状况总称为"病"。例如伤寒病、温热病、疟疾、痢疾、中风、霍乱等等。

为帮助说明症、证、病的关系，举如下两例：

中医独立诊治时
（以伤寒病为例）
{ 症：头痛项强，严寒发热，自汗出，脉浮缓。
证：太阳表虚证。治法：调和营卫。方药：桂枝汤加减。
病：伤寒病。

中医诊治西医疾病时
（以急性菌痢为例）
{ 症：腹痛、泄泻、里急后重，大便带脓血，血多脓少，身热身重，口干不欲多饮，舌苔黄厚腻，脉象滑数。
证：中焦湿热积滞证。治法：清热利湿导滞。方药：芍药汤加减。
病：痢疾（中医的湿热痢）。

从以上举例可以看出，辨证论治的中心是首先确立"证"，有了证才能立法、处方、选药。但是，证的确定，需要根据对许多症状的分析归纳。再进一步分析，如果证是属于某病的，则对证的认识和处理以及转化趋势的分析等，就会更深刻、更有规律可循。

三、治疗西医已确诊的疾病，也要进行辨证论治

中医在诊治曾经西医诊断过的疾病时，仍需要注意运用辨证论治的理论和方法进行分析、归纳，辨出属于中医的何病、何证，然后根据证候去立法、选方、遣药。拟订处方，制订医疗措施时，当然也可以根据具体情况和条件，注意吸取西医学知识和现代科研成果，将中西医的治疗方法和药物合理地结合起来运用，但不要勉强拼凑。在运用中医辨证论治的方法治疗西医已经确诊的疾病时，要注意以下几点。

1. 不要"对号入座"

所谓"对号入座"，即固定认为西医某病即是中医某病，不进行辨证即套用

治疗中医某一病的方剂。例如把大叶性肺炎对号春温，不加辨证地套用麻杏石甘汤治疗；把乙脑对号暑温而套用白虎汤治疗，把溃疡病对号胃脘痛而套用黄芪建中汤或乌贝散治疗等等。要知道中医、西医各有自己的特点。中医对疾病的认识、归类和诊断、治疗等，均与西医不同。有的病名虽同，但其含义和概念也不一样，例如疟疾、痢疾、感冒等。举疟疾和痢疾来说，西医诊断疟疾以找到各种疟原虫为依据，诊断痢疾（菌痢）以培养出各种痢疾杆菌来确诊。治疗则以消灭原虫或细菌为主要措施。中医诊断疟疾和痢疾，则主要根据人的定期寒热多少，寒热先后，但热不寒，但寒不热，下痢赤白，里急后重，喜冷喜热，大便的赤白多少，或便如赤豆汁，或如鱼脑等等，以及舌、脉、面色、气味变化等全身反应，运用辨证方法，把它们分为正疟、瘅疟、牝疟、瘴疟、湿热痢、虚寒痢、疫毒痢等不同病症，在治疗方法上也不是针对原虫、细菌这些致病因子，主要的是随证采用和解少阳、调和营卫、清利湿热、调气和血等整体治疗的方法，帮助人体在疾病发生发展过程的不同阶段克服疾病损害，提高抗病能力和代偿能力，调整机体恢复到阴阳气血应有的动态平衡，促进机体康复。因此，中医不论是用药物还是用针灸治疗疟疾和痢疾，均可取效。由此推论，中医在治疗西医诊断的肝炎时并不专治肝，治疗贫血时也不专补血，治疗肺炎并不专治肺，治疗肾炎时也不专治肾，而是运用辨证论治的方法进行整体治疗。如果见到肝炎就专治肝，肾炎就专治肾，胆囊炎就专治胆，一病一方，对号入座，常常效果不理想。

如本文病例一我就没有单去考虑脑血管出血，而是从整体考虑进行辨证论治，取得了满意的效果。病例二也并没有单从脑占位性病变去考虑，而是从整体出发进行辨证论治，才取得了满意的效果。

2. 不要单以西医"病名"作为治疗依据

由于中西医学各有特点，理论体系不同，所以中医不要单以西医的"病名"作为依据进行治疗。如遇有高血压就想去降血压，血小板减少性紫癜就专想去升血小板，风湿性心脏病就专想祛风湿等等，这样常常效果不好。例如我带领西学中班同学实习时，曾治一小舞蹈病，第一诊时同学们根据小舞蹈这一病名也不辨证而去查《内科手册》找到一张现成的药方，结果吃了6剂，毫无效果。第二诊时吸取教训，采用了辨证论治的方法，辨证为肝经风动、心经热盛的弄舌风病，改用镇肝、清心、息风之法而愈。本文中的病例一，西医诊断为"蛛网膜下腔出血"，如据此病名用止血药，则不但不能治愈，恐还要转生其他毛病。本文中的病例二被西医诊断为脑占位性病变（脑肿瘤），我也没有据此病名采取消除肿瘤的药物，而是根据辨证论治运用了平肝息风、化痰安神之法而治愈。可见，运用中医辨证论治比单纯根据西医病名治疗效果明显优越。

3. 不要"中药西用"

近些年来，国内外不少医药工作者对许多中药进行了现代药理学的观察与研究，做出了不少成就。例如，对不少药物已清楚地了解到具有抗菌作用；有的有抗病毒作用等；这都是很可喜的成就。但是，对这些科研成果的吸收与运用，也出现了不同的方法。例如有的人认为经过西医诊断是由细菌引起的疾病，则搬用大量具有抗菌作用的中药去抑制细菌；诊断是由病毒引起的疾病，则堆砌许多具有抗病毒作用的中药去抗病毒，而且认为可以舍证（中医的证）从病（西医的病）用药。实质上这种方法是"中药西用"，经过了这些年的临床实践，证明这样用药，不如运用辨证论治的方法选用药物、组成方剂的疗效好。例如西医诊断的传染性肝炎是由肝炎病毒引起，如果不管病人的证候如何，只顾大量地使用蒲公英、败酱草、板蓝根、大青叶等清热解毒、抗病毒之品去治疗，则往往出现不但肝炎症状未见好转，而且可能增加舌苔白厚、胃部不适、大便溏泄、食欲减退等症状。因为这些药物都是苦寒之品，大量应用或长期应用，则会造成苦寒害胃、伤中伤脾的不良后果。即使所谓具有"适应原"样作用的人参，如不根据辨证论治运用于适应的证候，而认为此药力是完全向着对机体有利的方向进行的，多多益善，从而大量、长期应用，则常常是不但没有治愈疾病，反而会出现头痛、牙痛、口干、便燥、鼻衄、脘堵、胸闷、性情急躁等气盛火热的症状。我曾治疗东北一位患者，因为用人参6两炖了1只鸡，分两顿吃后即食欲全无，几个月都治不好，人瘦得十分可怜，经我调理，辨证论治服用汤剂30多剂才治愈。这都是不按理、法、方、药的规矩用药，没有考虑中药性味功用而"中药西用"的结果。本文病例一、二、三均是运用辨证论治的方法去用药的，都注意到没有生搬硬套地"中药西用"，故而都取得了良好的效果。

浅谈"同病异治"和"异病同治"的临床运用

"同病异治""异病同治"的理论是中医学理论的重要组成部分，是辨证论治中的重要法则。我们在临床上诊治疾病时，要注意随时运用，才能提高疗效。兹结合五个验案谈几点这方面的肤浅体会。现分两个部分来谈：

一、验案介绍

病例1 杨某，男，38岁，北京工人。初诊日期：1961年12月14日。

问诊：主诉腹痛2天。

前天晚上从外地回京，腹中饥饿，即饱食米面蒸糕约半小盆，食后即睡，未盖被而受了凉。次日晨即觉上腹及脐左处疼痛难忍，急来诊治。

望诊：发育正常，营养略差，弯腰捧腹，痛苦病容。舌苔白。

闻诊：言语清楚，呼吸及说话声音正常。

切诊：上腹部及脐左部均有压痛，痛处拒按，腹壁柔软，脉象弦滑。

验血：白细胞计数 $11.7 \times 10^9/L$；分类：中性粒细胞0.86。

辨证：《黄帝内经》曰："饮食自倍，肠胃乃伤"。过饱伤胃，中焦不运，水谷滞塞。气血受阻，故胃脘及脐左处疼痛拒按。升降失常故不思饮食，大便不行。舌苔白主中焦停滞，脉象弦主疼痛，脉滑主停食。四诊合参，诊为食品停滞腹痛。

治法：消食导滞。

处方：以大承气汤随证变化。

熟大黄12g	枳实12g	厚朴9g	芒硝6g
焦槟榔9g	焦麦芽9g	焦山楂9g	焦神曲9g

水煎服，1剂。

方义：本方以熟大黄推荡积滞为主药。辅以枳实下气除痞，厚朴行气消胀。更佐以焦槟榔、焦麦芽、焦山楂、焦神曲消食导滞。以芒硝苦咸涌泻为使，以助消导推荡之力。共成消食导滞、推陈去积之剂。

为了尽快解除疼痛，立即针刺双侧合谷、商阳、内关、天枢。采用中强刺激手法，不留针。针后胃脘脐部疼痛均有所减轻。

追访（1967年5月17日）：服药后排泄稀臭大便2次，胃脘及腹部疼痛完全消失，病即痊愈，脘腹疼痛至今未发。

病例2 殷某某，男，33岁，农民。初诊日期：1967年12月2日。

问诊：主诉上腹剧痛已2天多。

2天前因吃煮糖萝卜过多，食后以受寒而致剧烈胃疼，曾经当地医生给予内服阿托品片剂等，后来又注射过阿托品针剂2支，均未能止住疼痛，昨晚请医疗队医生诊治，注射哌替啶100mg才止住疼痛。今晨胃痛又作，上腹部痞闷胀满，不思饮食，疼痛剧烈，辗转不安，大便 3 日未行。要求中医治疗。

望诊：发育正常，急性痛苦病容，侧卧于被窝中，怀抱热砖熨腹。舌苔白满，中后部略浮现微黄色。

闻诊：语声略低，偶有呻吟。

切诊：脘腹痞满，疼痛拒按，喜暖。余未见异常。脉象弦滑。

辨证：高寒地带，时值严冬，饱食受寒，食滞中焦，寒食相加，胃腑气血升降、运行受阻而致胃脘疼痛。观其胃部喜暖，知有寒邪。疼处拒按，知为实证。脉弦主疼痛，脉滑而有力亦为食滞之象。舌苔白而满布，亦为中焦有滞。四诊合参，诊为寒食停滞所致的胃脘痛。

治法：温中导滞。

处方：高良姜 9g　　干姜 6g　　吴茱萸 9g　　木香 5g
　　　枳实 9g　　　厚朴 9g　　熟大黄 9g　　焦槟榔 12g
　　　焦神曲 12g　　三棱 9g　　延胡索 12g

急煎 1 剂，分两次服。

方义：本方以高良姜、吴茱萸温胃祛寒为主药。辅以干姜温中以助祛寒之力，枳实消痞下气，厚朴行气除满，熟大黄推荡积滞而定温中导滞之势。又以延胡索活血行气而祛痛，神曲、三棱化食消积而导滞，为佐药。以木香行肠胃滞气，槟榔消食、导气下行为使药。共达温中祛寒、消食导滞、通气血而止疼痛之目的。

二诊（12 月 3 日）：胃脘痛已止，脘间痞满亦除，不拒按，且能进些稀粥，喜热饮食。脐左处重按之尚有轻痛感，大便仍未下。舌苔已化为薄白，脉象滑，重按有力。据此脉症分析，知中寒已祛，滞食下行，故用温下法，以荡邪外出。仍以上方出入，结合大黄附子汤和当归通幽汤意，随证加减如下：

处方：吴茱萸 6g　　干姜 6g　　熟大黄 6g　　附片 6g
　　　枳实 9g　　　当归 9g　　桃仁泥 9g　　焦槟榔 12g
　　　鸡内金 9g　　延胡索 9g

水煎服，1 剂。

三诊（12 月 4 日）：大便已下，胃脘痛未作，腹部已舒适，舌苔、脉象均转正常。嘱其停药，注意饮食调理。

12 月 6 日、8 日，两次追访，病已痊愈。

病例 3　张某某，男，38 岁，北京某医院会诊病人。初诊日期：1961 年 4 月 21 日。

问诊：主诉高热三四天不退。

4月16日下午吃过蒸野菜后，即感到上腹部有些不适，至夜12时，上腹部胀满疼痛，并泻稀便两三次，均为消化不好的食物，无脓血及后坠感，恶心欲呕，但吐不出，于次日晨5时即到附近某医院急诊。经验血、查大便，诊断为急性肠炎而收住医院治疗。

入院后，经呋喃西林、输液等治疗，腹痛、腹泻很快止住。但自4月18日起，体温由37.5℃、37.8℃很快升高到39.3℃，高热不退。3天多来，虽经用多种抗生素、乙醇拭浴、敷冰袋、灌肠、注射复方奎宁、内服撒烈痛和阿司匹林等多种治疗，高热不退，至昨夜，病人昏迷，循衣摸床，不能安睡。查白细胞9×10^9/L，中性粒细胞0.85，血沉为26mm/h，肥达氏试验（－），外裴氏试验（－）。当时请某医大专家会诊，考虑为：①沙门菌属感染，②高热待诊。于21日下午请中医会诊。

现症头痛头胀，烦躁不安，高热口渴，喜冷饮，胸脘痞满，欲呕不出，饮食不进，大便4日未行，小便黄赤，下午4时以后，神志渐不清，夜间谵语，不认亲疏，甚则循衣摸床，已2夜未眠。

望诊：发育正常，面红耳赤，高热病容，神志轻度不清。喜凉爽，不愿盖衣被。头部汗出。舌苔黄厚少津，中部褐黄略黑。

闻诊：气粗声高，口有热臭味。

切诊：脘腹部痞满拒按，腹部发胀，肝脾未触及，四肢正常。脉象洪滑而数。

辨证：《内经》说："阳明之脉病……阳盛则使人妄言骂詈，不避亲疏而不欲食，不欲食故妄走也。"《伤寒论》说："阳明之为病，胃家实也。"《温病条辨》亦说："面目俱赤，语声重浊，呼吸俱粗，大便闭，小便涩，舌苔老黄，甚则黑有芒刺，但恶热，不恶寒，日晡益甚者，传至中焦，阳明温病也。"本病人面赤壮热，但恶热不恶寒，大便数日不行，口渴喜冷，胃满不欲食，日落神蒙，夜间谵语，循衣摸床，舌苔黄厚，脉象洪数，知为阳明实热之证。但再观其尚有恶心欲呕、头痛、头胀、胸脘痞闷、头部汗出、脉洪等症，知表邪及阳明经热邪尚未完全清解，化热之实邪，尚未全部内结于中焦阳明之腑。四诊合参，诊为阳明实热，经表之邪未全罢之证。

治法：先拟辛凉清解，继以急下存阴。

处方：金银花12g　　连翘12g　　桑叶9g　　菊花6g

荆芥6g　　薄荷（后下）3g　　生石膏（先煎）30g　　知母6g

| 黄芩 9g | 栀子 9g | 焦麦芽 9g | 焦山楂 9g |
| 焦神曲 9g | 焦槟榔 6g | | |

水煎服，1剂。

方义：本方以银、翘、桑、菊以及荆芥、薄荷辛凉轻平之品为主，散在表之余邪。辅以生石膏、知母辛凉重剂，以清阳明经弥漫之热。佐以芩、栀以助清热，使药焦麦芽、焦山楂、焦神曲、焦槟榔助消化而振胃气。

二诊（4月22日）：用药后全身有汗，身热渐退（曾一度退至37℃，但很快又升至37.8℃），头已不痛，口渴引饮，腹部痞满拒按，手足溅然汗出，今晨进稀米汤一小碗，大便仍未行。舌苔黄厚腻，脉象滑而略数，重按有力。据此脉可用急下存阴法，以大承气汤加味治之。

处方：生大黄 24g	川厚朴 15g	枳实 21g	芒硝（后下）21g
焦麦芽 12g	焦山楂 12g	焦神曲 12g	川黄连 9g
槟榔 12g	半夏 15g	陈皮 12g	

水煎服，1剂。

水煎取汁400ml，分2次服。服第1次药后4小时以上，如泻下大便则停服第2次药，如无泻下，即服第2次药。

三诊（4月23日）：上药服第1次后，大便泻1次量不多，通过电话联系，嘱其将第2次药服1/2量。药后共泻下3次，体温已降至正常，夜已能安卧，亦能进食，口中渐和，但有时嗳气，小便深黄。舌苔渐化，脉象右手滑，已不数，左手近于正常，右手脉稍大于左手。拟再调和中焦。

处方：生代赭石（先下）18g	旋覆花（布包）9g	清半夏 9g
焦麦芽 9g	焦山楂 9g	焦神曲 9g	炒枳实 9g
陈皮 6g	竹茹 9g	厚朴 6g	知母 6g
炒黄芩 9g	生甘草 3g		

水煎服，2剂。

四诊（4月27日）：体温一直正常，脘部重按之微有发堵，偶有右侧头昏，大便1日2次，色黄成形，饮食渐近正常，小便深黄。舌苔右半边尚白厚，脉略滑。再拟调理中焦，以善其后。

处方：厚朴 6g	枳实 9g	枳壳 9g	陈皮 6g
竹茹 9g	清半夏 6g	石斛 9g	葛根 9g
炒川连 3g	香附 6g	菊花 6g	大腹皮 9g

竹叶、灯心草为引。

水煎服，2剂。

4月29日痊愈出院。

于同年5月中旬、6月下旬两次到家中追访：出院后，身体健康，一直上正常班工作。

病例4 南某某，女，17岁，学生。初诊日期：1958年8月14日。

问诊：主诉患喘息病已10年，今天又发作。

于7岁时曾患过1次严重的哮喘病，此后每年秋、冬、初春，天气变化时则复发。近几个月频频发作。今天上午又感胸部憋闷，喉间发紧而喘，自觉又已发作，故赶紧来诊。现感劳累及走路时心慌心跳，睡眠不佳，夜间喘较重，口渴、思冷饮，怕热，吸气比呼气困难。食纳尚可，二便正常。因哮喘已停学10个月。

望诊：发育正常，营养一般，面色略暗，略带有着急恐慌的神情。舌苔薄白，根部厚腻。

闻诊：有轻度喘息，呼吸稍短促，言语声音正常。心脏听诊正常，肺部听诊，两侧呼吸音均粗糙，并有喘鸣音。

切诊：脉象略数，尺脉弱。腹部柔软无压痛，肝脾不大，四肢正常。体温36.6℃，脉搏80次/分，血压95/50mmHg。

辨证：据其犯喘时恶热、口渴、思冷饮，知为肺热之证。吸气比呼气困难，尺脉弱，是为肾虚不能纳气之象。四诊合参，诊为肺热肾虚之喘病，肾虚肺热证。

治法：清肺除痰，兼佐益肾。

处方：麻黄3g　　　杏仁6g　　　生石膏（先煎）15g　　甘草4.5g

　　　知母9g　　　黄芩9g　　　白前4.5g　　　　　浙贝母9g

　　　生牡蛎（先煎）9g　　　女贞子9g　　　　　灵磁石（先煎）12g

　　　桔梗4.5g

水煎服，2剂。

方义：本方以麻黄宣通肺气以平喘，杏仁肃降肺气以平喘，为主药。生石膏、知母、黄芩清肺热，止烦渴；生牡蛎咸能软坚化痰，亦能入肾；灵磁石引气归肾。女贞子补肾益气；浙贝母、白前降气逆，化痰热。桔梗引药入肺，甘草调和百药，为使药。诸药共成清肺除热，益肾化痰而平喘之剂。

二诊（8月16日）：药后症状完全消失，不喘亦不憋闷，无异常人。惟昨天又伤风感冒，现在鼻塞流涕，口渴引饮，舌润无苔，脉滑稍数。治拟辛凉解表。

处方：金银花9g　　　连翘9g　　　薄荷（后下）3g　　苦桔梗4.5g

　　　天花粉9g　　　淡竹叶6g　　　鲜芦根24g　　　生甘草3g

水煎服，2剂。

三诊（8月18日）：伤风感冒已愈，未作喘，无不适。舌上无苔，脉象稍滑数。为了能制止哮喘复发，要求常服丸药，以除病根。拟丸药方如下：

炙麻黄24g，光杏仁45g，生石膏120g，知母60g，白前36g，黄芩60g，浙贝母75g，桔梗36g，橘红30g，女贞子75g，灵磁石90g，炒栀子30g，生甘草75g。上药共为细末，炼蜜为丸，每丸重9g。每日2次，每次1丸，必要时可增量（每次2丸，每日2~3次）。温白开水送服。

四诊（8月29日）：服丸药后，一直未喘，觉得服此丸，即能制止哮喘复发。精神已大振，气力增加，食量增加，面色红润，特来开证明书以复学。诊其脉象，观其舌象，听其心肺，均无异常人，即给予开具可以复学的证明书，患者持证明书欣然而去。

1959年元旦时，到其家中追访，一直顺利上学读书，喘病未再发作。

病例5 郭某某，男，61岁，干部。初诊日期：1972年6月3日。

问诊：主诉患哮喘病已四五年，近来加重。

自1968年患哮喘病以来，每年春冬两季均发作。近几天来哮喘又作，咳嗽，咯白痰，喉响气喘，遇寒则加重。特从唐山市来这里就诊。

望诊：发育正常，呼吸气短而喘，舌苔白而腻。

闻诊：言语清楚，喉中有哮鸣声。肺部听诊：双肺呼吸音粗糙，有哮鸣，无湿性啰音。

切诊：脉象滑数，余未见异常。

辨证：舌苔白厚而腻，脉象滑，咯白痰，是痰盛阻肺之象。遇寒冷则哮喘加重，知为寒喘。脉症合参，诊为寒痰阻肺之实喘。

治法：温化痰浊，宣降肺气。

处方：麻黄5g　　　　杏仁9g　　　　陈皮9g　　　　半夏9g

茯苓9g　　　　紫苏子9g　　　厚朴9g　　　　紫菀9g

桑白皮9g

水煎服，2剂。

方义：本方以自拟麻杏二三汤加减而成。取麻黄温宣肺气以平喘，杏仁降气以助平喘，为主药。半夏、陈皮、茯苓为二陈汤之主要成分，能温化痰湿，降气和中，为辅药。紫苏子、厚朴降气宽胸，消胀平喘，为佐药。桑白皮泻肺中痰湿，为使药。

二诊（6月5日）：服上方后，哮喘明显好转，但口略发干。舌苔白，脉象弦。双肺可闻少许干鸣音。拟再投原方，实习生见口发干故在方中加黄芩9g。水煎服，2剂。

三诊（6月7日）：服6月5日方后，一夜不适，哮喘加重，不能安睡。舌苔白，脉象弦。双肺可闻少许喘鸣音。仍投上方去掉黄芩，水煎服，2剂。并把他带来剩下的一剂药中的黄芩挑拣出来，嘱仍服。

四诊（6月9日）：服上药后，哮喘已愈，整夜都能安睡。舌苔白，脉尚弦。双肺已听不到喘鸣音，只呼吸音略粗糙。病人自觉病已痊愈，遂带几剂汤药返回唐山。

二、同病异治、异病同治理论的临床运用

（一）关于同病异治理论的临床运用

同病异治这一治疗原则，最早见于《素问·异法方宜论》，其中说："医之治病也，一病而治各不同，皆愈。何也？岐伯对曰：地势使然也。……故圣人杂合以治，各得其所宜，故治所以异而病皆愈者，得病之情，得治之大体也。"《素问·五常政大论》中说："西北之气散而寒之，东南之气收而温之，所谓同病异治也"。几千年来，这一治则一直是辨证论治医疗体系的重要组成部分。它既注意了疾病的内外因素的辩证关系，也注意了治疗方法的多样性。因为同一疾病在不同条件下的变化不同，所以在辨证论治时，除分辨五脏六腑、虚实寒热等情况外，对于同样疾病还要注意根据病人所处的地区、气候、季节、生活习惯、饮食、体质等的不同，采取不同的治疗方法，使"各得其所宜"，才能更好地治愈疾病，提高疗效。如上述病例一与病例二均为中年男性，身体条件差不多，发病时间都是12月，致病因素同是伤食胃痛，主要症状同为腹痛，舌苔都是白苔，脉象均为弦滑，可说是同病，但是由于例一身居北京，虽是冬季发病，但气候较甘肃暖和，且室内取暖条件较好，故虽饱食受凉而并未出现寒证，所以治疗时除用针刺止痛外，只用大承气汤苦咸攻下、推荡食积即愈。例二则身居甘肃省西部农村，时值隆冬，气候严寒，虽室内升火炉，仍甚寒冷，因寒邪侵袭而出现腹部喜暖、喜热饮食等寒证。故在治法上采用了辛温通下、暖胃消食之剂而愈。例四哮喘发作时口渴、思冷饮、怕热而诊为肺热证；例五哮喘遇寒加重而诊为肺寒证，虽同为哮喘，但表现的证候不同，故一用清法、一用温法而形成异治，但都取得了良好效果。由此还可以看出中医的治疗方法既有很大的灵活性，又有着非常明确的原则性。如例一、例二的药方，虽然一是苦寒攻下，一是辛温通下，但在治疗原则上都属于八法中的下法、消导法，必须依法处方，不能脱离原则而灵活无度。

（二）同病异治与异病同治的近代发展

历代医家经过长期临床实践，认识到不但同病可以异治，而且异病也可同治。因为在不同的疾病中可以出现相同的病理过程而表现出相同的证候，这时就要运用异病同治的法则，采用相同的治法。如例三与例一，前者高热不退，口渴喜冷饮，傍晚及夜间神昏谵语、循衣摸床，属热证，后者不思饮食，腹部疼，属里证。一为伤寒，一为杂病，可以说两人病不相同。但是在疾病发展过程中，两人都有病在阳明（肠胃）这一相同的病理过程，一为热结阳明，一为食滞阳明，在临床表现上都具有腹部痞满拒按、大便数日未行、舌苔厚、脉象滑而有力等阳明里实的证候。据此都采用了辛咸苦降的下法，以大承气汤随证加减，都取得了良好效果。再如《伤寒论》阳明病中的阳明腑证与《温病条辨》中焦温病中的热结阳明证，虽然一为伤寒，一为温病，但因为在疾病发展变化过程中，出现了相同的病理过程而表现出相同的证候，故都可以采用下法，以承气汤为主进行治疗，这就体现了异病同治的原则。但同时我们还要注意到治疗方法的原则性、确定性，并不排斥治疗方法的灵活性、可变性。例如伤寒病的阳明腑实证与中焦温病的热结阳明证，虽然都用承气汤攻下，但在伤寒病阳明腑证中是因为寒邪已经化热，热久则会伤阴，故以辛苦咸寒的大承气汤急下以存阴，在中焦温病中，则由于温邪一开始就有伤阴的特点，故在邪入气分而出现热结阳明证时，病人阴分已经受伤，所以在下法中又常加用生地黄、玄参、麦冬甘寒润养之品，合以芒硝、大黄，成为甘寒润下之剂而发展创立了增液承气汤这种适用于温热病的下剂。从以上诸例中可以体会到，在临床上进行辨证论治时，不但要随时注意运用同病异治、异病同治的原则，并要在依法处方时经常注意同中有异、异中有同、灵活变化的用药方法。近代专家，也将这一理论，运用到中西医结合方面。

当西医学的不同疾病出现相同的中医证候时，也适于采用异病同治的原则。

（三）同病异治、异病同治的发展运用

目前在临床工作中，经常诊治西医已经诊治过的疾病，这时仍要注意同病异治、异病同治这一治疗原则的结合运用。同时学习与借鉴西医的诊断与治法，对中西医结合治疗水平的提高，也有很大帮助。例如同是消化性溃疡病，要注意分辨有的是肝胃失和证，有的是中焦虚寒证，有的是脾虚肝乘证……；同是痢疾，有的是湿热证，有的是虚寒证，有的是寒热错杂证……。对于同病异证就要异治。反之，不论是脑动脉血栓形成、血管神经性头痛、心绞痛、心肌梗死哪种病，只要临床表现为瘀血阻滞证，就可以用活血化瘀法；表现为气滞血瘀证，就

可用行气活血法；表现为气虚血瘀证，就可用益气活血法；表现为痰浊壅盛证，就可用降化痰浊法；表现为胸阳痹阻证，就可用助阳开痹法；表现为风痰阻滞证，就可用祛风化痰、活血通络法。对于这些异病，不能概用活血化瘀之法。只有辨出是相同证候时，才可以采用相同的治法。本文中例一与例二均为急性胃炎，但由于例二有明显的寒证，故用了温胃和中的下法。例一未出现寒证，只有食滞证，故用了消食导滞的下法。例四、例五都为支气管哮喘，但例四为肺热肾虚证，故用清肺除痰、兼佐益肾的治法。例五则为寒痰阻肺之证，故用温化痰浊，宣降肺气法治疗。可见中医同病异治、异病同治的治疗原则，就是要求医生因地、因时、因人制宜。

在运用同病异治、异病同治原则的同时，如能再适当结合西医诊治的特点，随证吸收运用现代科研成果，则会对中西医结合工作更有帮助。

学习辨证论治应研读的一些书籍

中医书籍浩如烟海，真有让人望洋兴叹之感。所以必须抓住重点，先将主要书籍熟读、消化、吸收，并在实践中反复应用，才能得心应手，同时再旁采诸家之长，进一步提高诊治水平。对于在临床上已经独立工作了数年的医生来说，多看些前人及近人的医案，是有很大帮助的。医案是医家诊治疾病时的临证记录，也是辨证论治的具体体现。虽然有些写得比较简略，但都能体现出理论与实践的密切结合和理、法、方、药的灵活变化。例如华岫云在叶天士《临证指南医案》凡例中说："此案用何法，彼案另用何法，此法用何方，彼法另用何方，从其错综变化处，细心参玩。更将方中君臣佐使之药，合病源上细细体贴，其古方加减一二味处，尤宜理会，其辨证立法处，用朱笔圈出，则了如指掌矣。切勿草率看过，若但得其皮毛而不得其神髓，终无益也。"从此段文字可以看出，学习医案对学习与运用辨证论治会有很大启发和帮助。大家比较常看的医案有《名医类案》《薛氏医案按》《柳选四家医案》《临证指南医案》《寓意草》《吴鞠通医案》《全国名医验案类编》《清代名医验案精华》《蒲辅周医案》《岳美中医案》《黄文东医案》《老中医医案医话选》等，可以从中选择阅读。如果对中医理论、各家学说有了深厚的基础，再读这些医案，收获就更大。如华岫云说："然看此案，须文理精通之士，具虚心活泼灵机，曾将灵素及前贤诸书参究过一番者，方能领会此中意趣。"所以我认为，欲学好辨证论治，应熟读《素问灵枢类纂约注》《灵素集注节要》《内经辑要》《内难选释》之类的书籍，选其中一种熟读为主，如能进而读读全部的《黄帝内经》则更好。其次为《伤寒论》《金匮要略》，可从读陈修园《伤寒论浅注》《金匮要略浅注》入手。近些年各中医院校均有伤寒、金匮讲义，附有白话注释，可以选用。再如《温病条辨》《温热经纬》以及《各家学说讲义》《叶选医衡》《濒湖脉学》《中药方剂学讲义》《中医诊断学讲义》《本草备要》《医方集解》一类的书籍均应研习。再结合个人专业，选读各专业书籍，通过对医案的学习、理解，逐步深入，不断提高。华岫云在《临证指南医案》中说："学者苟能默契其旨，大可砭时医庸俗肤浅呆板、偏执好奇、孟浪胆怯诸弊。"可见学习好的医案，确对临床有很大帮助。

至于《备急千金要方》《千金翼方》《外台秘要》，金元四大家的《河间医集》《东垣医集》《丹溪医集》《子和医集》，及清代名著《张氏医通》《医学从众录》等，也应阅读，至少读一遍。明代的《景岳全书》如能研读一遍则更好。

总之，对《黄帝内经》《伤寒论》《金匮要略》以及《温病条辨》《温热经纬》《本草从新》这些书，一定要熟读，深记胸中。其余医书最好尽力多读，有重点地熟记。

以上看法是我学医及临床多年的体会，介绍出来，仅供参考。学医可以有多种途径。

从中医文化自身发展看中医学应吸收
西医学和现代科学的有关内容

中国五千多年的文化，有待我辈整理发扬。中医文化这个宝库，也等待我们继续发掘，整理提高。

中医学数千年来立足于临床，以人为本，吸收了哲学、文学、天文、地理、农学、道学、佛学、气象、理学、武术以及历代医家治病救命的经验和其创造的多种理论和学说，积渐而形成的一门独特的医学科学，传至今日仍是效如桴鼓！

自从西学东渐以来，文化界有主张全盘西化者，有主张中体西用者。中医界有识之士，亦急起而追之，出现了中西医汇通者、衷中参西者和西医诊断中医治疗者等。他们都进行了良好的探索，可谓用心良苦。

根据中医学自身发展规律来看，自从党的中医政策颁布以来才有了明显提高和极大发展，但据党和人民的要求尚有差距。根据上述中医文化的发展来看，中医学不可抱残守缺，唯我独尊，也应吸取他人之长以补自己之短，目前应适当地吸收西医学和现代科学方面对中医学发展有帮助、有促进作用的部分，以提高中医学发展的速度。例如，中医学应该学会西医学的体格检查，学习体检则涉及解剖学的知识，应该学会，帮助自身的发展。再如：测体温、量血压、查心电图及做 X 线透视、B 超检查、磁共振成像检查等等，都应了解其检查结果及临床意义，至于对其结果解释的理论，应该中西医互相参照，不一定生搬硬套。其他如模糊数学理论、混沌与和谐理论、理化知识等等都应学习。可采取"择其善者而从之"的学习态度，用以促进中医学的发展，为人类的健康事业做出应有的贡献。在这些方面，我同意孔夫子的看法"君子和而不同，小人同而不和。"（《论语》）。这是孔子对西周时代史伯先生提出的"和实生物，同则不继"理论的继承与发展。"和实生物，同则不继"的意思是说，包含差异的统一才能使事物发展变化，取消差异的简单的统一，不能使事物发展，这是一种辩证的观念。

人类的文化，是世界不同民族共同创造的，不同的文化，有各自的优势和特长。抱残守缺，惟我独尊，不利于文化进步与发展。善于取人之长，补己之短，和而不同，才能促进中医学进步发展，为全世界人类的保健事业做出中华民族应有的伟大贡献。

病症篇

中　风

对于中风，历代医家认识颇不一致。唐、宋以前多从外风立论，认为"风之中人如箭之中的"。人体正气虚，邪风乘虚侵入，故"内虚邪中"是其主要原因。《金匮要略》中风历节篇说："络脉空虚"，风邪乘虚侵入，可发为中风。唐宋以后，金元时代，许多医家经过临床实践，对本病为外风入侵的病因理论提出了不同的看法，如刘河间主张本病为"心火暴甚"；李东垣则认为是"正气自虚"；朱丹溪提出由于"湿热生痰"所致。三家对中风的病因各有发挥，但皆认为本病主要是身体内在因素所致。元代王履则把唐、宋以前所论的中风称为"真中风"，把河间、东垣、丹溪所说的中风称之为"类中风"。这种见解，由于对临床辨证帮助不大，故现在很少遵其论说，已基本不用。明代医家张景岳遵河间、东垣之说，提出了"非风"之论，主张把"中风"改为"非风"，并设专篇进行了论述。至清代，叶天士综合前人诸说，结合个人临床经验，认为本病多由于年老（40岁以上）精血耗衰，肝阳偏亢，"内风动越"或"内风旋动"所致，明确指出本病多属于"内风"。同时代医家王清任则主张由"气虚血瘀"引起。

从以上诸家学说来看，不论是唐宋以前或以后，所说的中风大多是由于正气内虚，肝风内动等内在因素而引起的。近代综合了前贤诸说，认为中风的"风"字，是形容此病发病突然，来势快，变化多，进展迅速，如风之"善行而数变"。本病常常突然昏倒，不省人事，口眼歪斜，口不能言，四肢不能动或抽引不利，犹如暴风之至，如矢石之中的，故以"中风"而名之。证之于临床，也确以内风引起的为多，因外风而致的少见，故本病病因应以内风为主。

《内经》中仅有薄厥、煎厥、大厥等类似中风的记载，最早以"中风"作为病名并设专篇进行论述的，是张仲景的《金匮要略》。《金匮要略》所提出的中络、中经、中腑、中脏的临床证候分类，被历代医家沿用至今，故本书也仍遵仲景的临床分类法进行论述。

西医学的"脑血管意外"，许多与中医学的"中风"有相似或相同之处，中医治疗"脑血管意外"可参考本病的辨证论治。

《伤寒论》中把头痛、发热、恶寒、汗出、脉象浮缓的外感病也称之为"中风"，是为了与"伤寒"病相鉴别而设的另一病名。病名虽与本病相同，但病情和辨证论治内容等却与本病截然不同，是两种不同的疾病，不可混淆。

一、病因病机

综合临床观察分析，中风病的发病常与以下情况有关。

（一）风

1. 内风

以肝风为主，是本病最重要、最常见的发病因素。多因年老（40岁以上），肝肾阴虚，肝阳偏旺，若将息失宜，七情过极，肝阳亢盛，引起肝风内动，风火上越，心阳暴盛，气血上逆。尤在泾《金匮翼》曾说："无论风邪从外来者，必先有肝风为之内应，即痰、火、食、气从内发者，亦必有内风为之始基。"

2. 外风

气血不足，络脉空虚，卫外不固，风邪乘虚入中络脉而致口眼歪斜。风邪善行而数变，入络则口眼歪斜；入经则瘫痪；入腑则不识人；入脏则神昏，舌强口流涎。入皮则痒，入筋则挛，入骨节则疼痛，入肉则不仁，入肢体则半身不遂，入阳则狂，入阴则癫。

（二）火

1. 肝火

大怒伤肝，肝郁化火，肝阳暴升，火升风动，气血逆乱，而使人卒中晕倒。

2. 心火

劳神过度，心火旺盛，或血虚肝旺，肝阳助心火，肝风内动，风火上扰，导致中风；或肾阴不足，肾水不能上济于心，心火偏旺，肝风内动，风火相煽，引起中风。

（三）痰

1. 湿痰

脾失健运，湿聚生痰，痰浊阻络，蒙蔽清窍；肥人多痰，气滞膜阻，湿留痰生；肝气郁滞，气有余便是火，心肝火盛，灼液成痰，随肝风上扰，风痰上扰。

2. 痰盛

痰有作眩、作晕、蒙心、阻络等特点。中医认为"肥人多痰"，对肥人中风中医则认为是痰盛所致。

（四）气

1. 气虚

年老（40岁以上）气衰，正气不足，正虚招邪，风邪易侵。

2. 气逆（气实）

情志不遂，肝郁不舒，肝气上逆，气血逆乱，并走于上，则为中风。

（五）血

1. 血菀（郁、鬱）

《素问·生气通天论》曰："大怒则形气绝，血菀于上，使人薄厥。"

2. 血瘀

血瘀则气滞，经络阻塞，脉络不畅。

3. 血虚

血虚不能养肝，肝风易动，风性上行，上扰清空。

以上风、火、痰、气、血诸因素互相影响，在一定条件下，则可突然发病，导致中风。

总之，年老(40岁以上)肝肾不足，气血虚衰，下虚上实，是发病之本；风、火、痰浊、瘀血阻郁经络是发病之标。故本虚标实，上实下虚是本病的总病机。

二、辨证论治

（一）辨证

本病在发病前一般没有任何不适症状而突然发病。发病急、变化快是本病的特点。临床常见突然昏倒，人事不省，语言不利或失语，口眼歪斜，手足不用，半身不遂，二便失禁等；有的则是在晨间起床时，发现手足不遂和言语不利等，但睡前还与正常人一样；也有的人正在吃饭时，突然手中的筷子掉下来，人也坐不住了，而溜到桌下，被人扶起时，已出现半身不遂，言语不利，甚至小便失禁，渐至人事不省等症；极少数人在发病前有头晕、头痛、手足麻木、血压高等等。本病常在40岁以上的人群中出现，近年来40岁以下的人，也时有发生者。见到以上诸症，我们首先要认识到这是"中风"，然后再按中风进行辨证论治。

1. 中络证

本证为中风病情最轻的一种。患此证时神志清楚与正常人无异，最突出的表现是口眼向一侧（或左或右）歪斜，漱口吐水时，水向病侧流出，口不能收撮，不能吹口哨，笑时口向一侧歪斜，十分明显。个别人或感到患侧皮肤有些迟钝，似乎有些发木；大多数人面部皮肤无明显异常感觉。舌苔一般无大异常，舌体往往也略向口面歪斜的一侧偏斜，但不影响说话和饮水、吃饭。脉象一般正常，偶尔有的寸脉见弦滑之象。有的患者能回忆起坐汽车面部受风吹，或未关窗在窗口旁坐卧而引起等等。但大多数患者不记得因何而起。

（1）风寒袭络：有一侧面部曾受风吹的经历，患侧喜热敷，舌苔薄白，脉象弦或浮弦。

（2）风邪化热：风为阳邪，最易化热。遇到阳性体质的人或受风后久久未愈者，则会转化为风热袭络之证。可有面部发红、唇红、脉象略数等，治疗时则与风寒袭络有所不同。

（3）风痰阻络：肥胖之人，平素多痰湿，或中焦湿盛之人，风邪中络后，湿邪也可化为痰浊，而成为风痰阻络证。证见患侧发沉，舌苔白厚腻，脉象滑，有的或兼一些弦意。

2. 中经证

本证的特点是患者神志清楚，与常人无异，半身肢体沉重，自己不能自由支配，活动不灵便，常常是一侧的肢体不会活动，俗称"半身不遂"。舌苔一般偏白，也有的正常；脉象沉滑，或患侧的脉象大于健侧。此为风邪中于经络，经络阻塞。本证也有风寒阻塞、风热阻塞、风痰阻塞之别。

（1）风寒阻塞：患侧肢体有些窜痛，喜盖被，喜热怕凉，舌苔白或薄白，脉象多见浮弦缓。

（2）风热阻塞：可见面部略红，患侧肢体偏热，舌质略红，苔白或薄白，脉象略数等。

（3）风痰阻塞：患侧肢体略有浮肿，感到肢体沉重不易移动，舌苔厚腻，脉象沉滑或沉弦滑。

3. 中腑证

本证患者不但有半身不遂，语言错乱，而且神志昏惚，常不识亲友，多嗜睡，鼾声长作，呼之不醒，近耳处呼之或有答应，但往往答非所问。神识不清（但非昏迷不省）是本证的一大特点。化热者可见舌苔黄厚、脉象弦数、大便数日不行、尿深黄、口有热臭味等热症表现。

4.中脏证

中脏证的最大特点是病人昏迷不醒，呼之不应，口角流涎，吞咽困难，手足不能活动（或一侧或一肢），二便失禁或二便不能。正气弱者常表现为肢体瘫软，二便失禁；面瘫者肌肉下沉，面色黄白不泽，体温不高，苔薄白，脉象沉滑迟缓且无力；风痰化热者（即痰热证），可见面部微红，喉中痰声辘辘，上下肢体虽不会活动，但有些发僵发硬，二便闭，身略热，舌苔厚腻微黄，脉象弦滑较有力，略数。

中脏证中又分闭证、脱证，治法不同，故要注意分辨。

（1）闭证：患者昏迷，咬牙，口中冒痰沫，口噤不开，双手紧握，四肢抽搐或强直不动，全身无汗，二便皆无，舌象看不到（因口噤不开），脉象常弦滑有力。如身热气粗，烦躁不安，口臭，眼发红，脉弦滑数，为阳闭；如闭目安卧，体胖痰多，口无热臭，也无抽搐，脉象沉滑或弦滑，为阴闭。

（2）脱证：患者昏迷，安卧，口开，下颌软垂，四肢软瘫，两手撒开，二便自遗，手足发凉，舌苔白，脉微弱或滑而无力。此证最为危险，须极力抢救。

总之，对中风病卒倒人事不省的病人，首先要分辨是闭证还是脱证。

除了要注意辨认以上诸证外，还要辨别各证的虚、实、寒、热。

虚证：年老体衰，肢体软瘫，自汗神倦，二便失禁，舌淡，脉虚或弱。

实证：素日体壮，痰涎壅盛，声高气粗，手足劲硬，无汗有神，大便秘结，脉象有力，舌质红润。

寒证：面青白，体倦肢怠，喜暖畏寒，四肢厥冷，舌淡或青暗，便稀不臭，脉迟少力。

热证：面红目赤，口唇干燥，身热口臭，尿赤便秘，烦躁不宁，不喜盖覆，舌苔黄厚少津，脉数。

中络、中经、中腑、中脏、闭证、脱证，是中风病独有的，属于特性证；虚、实、寒、热是各病共有的，属于共性证。将此二者结合起来，参考以下的脉象，则可更好地辨识中风病的各种证候，为立法论治打好基础。

脉象大要：①虚柔者易治，坚疾者危重；②浮弦者多为风；③浮滑者多为痰；④沉弦者多为气；⑤浮数者多为火；⑥沉实者多便结；⑦沉涩者多血虚或血凝；⑧尺脉无力为下元无根；⑨尺绝多病危，难治；⑩滑缓者易治，洪大者难治。

以上诸证的辨别，对认识病邪的浅深和病情的轻重很有帮助，应当熟记。但还要注意，诸证又往往相兼出现，或相互转化。如中经中腑兼见，或中腑转为中脏，或中腑转为中经等等。闭证和脱证有时也可相互转化。有的病人，上午来诊时，辨证属中经证，至下午尚未服药，已变为中腑证，这时就应停用上午所开的处方和治疗中经证的措施，再次进行辨证，制订新的治疗措施。也有的病人来就诊时，即出现中经、中腑、中脏三证俱见者，这时应以治疗中脏证为主，经过治疗，中脏证渐愈，而只剩中经、中腑证时，应以治中腑为主，中腑证渐愈，只剩中经证时，则以治中经证为主，佐以预防中腑、中脏证的复发为治法。此种转变，中医学称之为"顺"，说明病情由重向轻转化。上面说的是经过治疗而出现的"顺"者。有的患者的证候未经治疗也由重向轻转化者，更称之为"顺"，说明病情的发展由重转轻，是顺利向愈之兆；反之，病情（经治疗或未治疗）由轻向重转化者，如初病时为中经证或中腑证，很快又转化为中脏证，则称之为"逆"，说明疾病由轻向重转化，标志着不容易很快治愈，或不易治愈。

（二）论治

辨证确切后，要根据证候的具体情况制订出治则和治法，然后根据治法进一步考虑选用何方剂。方剂选定后，再结合人、时、地等具体情况，审查该方中所用的药物，有无需要加减者，是否需要与某方合并或采用某方中的某几味药物来加强疗效等。以上所说这些都做得好，就叫作理、法、方、药清楚、一致；反之，理、法、方、药不能丝丝入扣，则不易取得理想疗效。

1.治则

治则是治疗原则，俗称治疗大法，有"战略"的含义。中风病的治法虽然很多，但从治则来归纳，主要有以下六大治则。

（1）祛风：风邪袭人，变化迅速，风为阳邪，最易上犯。中风病为风邪所伤，故祛风为重要的治则。

（2）化痰：痰浊之邪，最易乘风势上扰，发为风痰上扰之证，所以治中风，不要忘记化痰。

（3）行血：前人有"治风先治血，血行风自灭"的经验。中风病人由于风痰阻络，血行受阻而出现半身不遂等症，故应治以行血通络。结合化痰祛风的治则，可制订息风化痰，活血通络的治则。

（4）清火：前人治疗中风有"火降则痰降，火清则风息"的理论。况且风为阳邪，最易化火（热），所以注意结合清火药的应用，也是中风的治则之一。

（5）顺气：中医学认为"气降则火降，气顺则风和"，在病机变化中，又有"气有余便是火"之理论，故治疗中还应时时想到顺气。

（6）补肝肾，调脾胃：老年人中风病，常常是肝肾不足，上盛下虚所致，故调补肝肾也是治本大法。所有六项治则之中，都要时时注意保养脾胃，因脾胃为后天之本，饮食营养、药物的吸收，都需脾胃首先强健。

2. 治法

治法有"战术"的含义，针对性更强，可按证候来制订治法。

（1）中络证：可用祛风活血法治疗。兹介绍临床上常用的方剂如下。

①大秦艽汤：秦艽10g，炙甘草6g，川芎6g，当归10g，白芍6g，细辛1.5g，川羌活3g，防风3g，黄芩3g，生石膏（先煎）6g，白芷3g，白术3g，生地黄3g，熟地黄3g，茯苓3g，独活6g。水煎服。

以上用量为古方原来剂量，可根据具体情况稍事加减。心下痞塞者加枳实3~9g，冬季可加生姜3~5片；口眼歪斜明显者可加牵正散。

本方以秦艽、防风、羌活、独活祛风；以当归、白芍、生地黄、熟地黄养血，川芎、细辛、白芷芳香走窜，能行血活络，共起养血活血而祛风的作用；佐以黄芩、石膏清热，火清则风息；再以白术、茯苓顾护脾胃。共成祛风养血、活血之剂。

②正颜汤：生荆芥10g，防风10g，全蝎6~9g，白僵蚕10g，白附子6g，大蜈蚣2~3条，白芷10g，钩藤20~30g，葛根9~12g，桃仁10g，红花10g，炙山甲6g。水煎服。

此方是我多年来治疗口眼歪斜的经验方，疗效较上方来得快，每用都收到较好的疗效。本方以荆芥、防风发散风邪，且荆芥又兼入血分和血，防风散头目滞气，共为主药。全蝎入肝祛风，善治口眼歪斜；白僵蚕祛风化痰，善治人体上部之痰结；白附子引药力到面部，祛风燥痰，合全蝎、白附子为治疗口眼歪斜的著名方剂牵正散；再合白芷芳香上达，散风除热，主入阳明经络（其经络上走面部），钩藤祛风舒筋，凉肝清心，蜈蚣祛风，止抽动，共为辅药。葛根轻扬升发，入阳明经解肌开腠，以利风邪外出，红花、桃仁活血通络，以达"治风先治血，血行风自灭"之效，共为佐药。炙山甲通行经络，引药直达病邪所在之处，为使药。共成散风活血，通络化痰，善治中风中络证口眼歪斜、颜面不正之有效方剂。

（2）中经证：治法是化痰通络。常用的方剂有涤痰汤、导痰汤和补阳还五汤等，随证加减以增强疗效。

病程较久者，因为久病伤正，近代人常用补阳还五汤治之。我的经验是，患侧（不遂侧）肢体的脉象小于健侧者，可以此方随证加减应用。如果患侧的脉象大于健侧者，则不可用，或等脉象变化到对症时再用。

中经证病人，如大便经常不通畅或大便秘结，数日才能排解1次者，我的经验是用三化复遂汤治疗，效果较好。处方介绍如下：

生大黄 3~10g	炒枳实 10g	厚朴 10g	羌活 10g
全瓜蒌 30g	制半夏 10g	防风 10g	桃仁泥 10g
钩藤 20~30g	元明粉（分冲）6~9g		

本方功能通腑化痰，祛风活络。前人有"邪中于经，必归于腑"之论。证之临床，中风病中经证者，除半身不遂外，多出现大便秘结，常须通化阳明腑气，使大便通畅，才有利于半身不遂之恢复。经验证明，半身不遂的病情常常随着大便的通利而明显好转，所以前人制订了"三化汤"（大黄、枳实、厚朴、羌活）以专治中经证大便不通者。然而本证不仅是大便不通，且有风痰阻滞经络，血脉不通之证候，故此我又在三化汤的基础上加入化痰降浊、活瘀通络之品，并加强祛风之力而命名为"三化复遂汤"。

方中用大黄荡涤肠胃，通阳明腑气，排除燥结，下瘀热，推陈致新，枳实行气降痰，除痞导滞，一走血分，一走气分，共为主药；以厚朴行气除满，消痰化食，半夏化痰降气和中，羌活理游风，搜肝风，共为辅药；以全瓜蒌降气化痰，润肠滑肠，桃仁泥活血润燥，通大便血秘，防风入肝，散风行滞气，钩藤祛风舒筋，通经活络，共为佐药；元明粉咸能软坚，通肠泄热为使药。

加减：以上肢不遂为主者，可加桑枝 20~30g，片姜黄 12g，桂枝 10g，红花 10g；下肢不遂明显者（或较重者）可加桑寄生 30g，怀牛膝 12~15g，续断 15g。大便通畅后，可去元明粉。去元明粉后大便每日二三次者，可减小大黄的用量，但不可去掉不用；去元明粉后，大便虽能每日1次，但感到排便仍不太畅通者，可再加焦槟榔 10~20g，以降气除滞。时日较久，病入血分，瘀血较明显者，可加桃仁 10g，红花 10g；舌苔厚腻，食欲不振者，可加苍术、藿香、佩兰、陈皮；兼有言语不利者，可加全蝎 6g（或蝎尾 10~20 条），石菖蒲 10g，远志 10g，或加服牛黄清心丸，每次1丸，每日2次服。

（3）中腑证：治法为镇肝息风，化痰活络。常用的方剂是镇肝息风汤，药用：

怀牛膝、生赭石、生龙骨、生牡蛎、炙龟甲、生白芍、玄参、钩藤、川楝子、生麦芽、茵陈、菊花。水煎服。

方中用龟甲、白芍、玄参滋养肝肾之阴；龙骨、牡蛎、代赭石镇肝潜阳，并配钩藤、菊花以息风，又重用牛膝，佐以川楝子引气血下行，配茵陈、生麦芽以清肝舒郁，助胃和中。

加减：痰盛者去龟甲，加胆南星、竹沥去四肢经络之痰；心中烦热者可加黄芩、生石膏；尺脉弱者可加山茱萸、生地黄、熟地黄；大便溏者，可去龟甲、赭石，加赤白石脂；头痛明显者，可加生石决明、夏枯草，也可以适当加用一些通窍活络的药物，如石菖蒲、远志、地龙、红花、鸡血藤等；舌苔白厚而腻者，滋阴药应酌情减少，或加芳香化浊药佐之。

我在临床治疗此证，多用自拟的镇肝复遂汤，药用：

生石决明（先煎）25~35g	生牡蛎（先煎）30g

生赭石（先煎）20~30g　　　胆南星10g　　　　制半夏10g

化橘红12g　　　茯苓15g　　　　钩藤30g　　　　全蝎6~10g

桑枝30g　　　　红花10g　　　　桃仁10g　　　　赤芍12g

白芍12g　　　　石菖蒲10g　　　郁金10g　　　　炙山甲6~9g

竹沥汁（临服前滴入生姜汁二三滴，分两次随汤药服）50~60ml

羚羊角粉（分冲）1~1.5g

本方以生赭石镇肝降逆，生石决明、生牡蛎养肝阴而潜肝阳，为主药；以胆南星、半夏、钩藤、全蝎、羚羊角化痰息风，牛膝配代赭石引风阳下行以交于阴中，共为辅药；白芍养血柔肝，郁金疏肝以疏风，橘红、茯苓化湿健脾，石菖蒲开窍涤痰，红花、桃仁、赤芍活血行瘀，以应"血行风自灭"之理，桑枝祛风活络，通达四肢，竹沥善祛经络之痰（滴入生姜汁既有辛通之力，又防寒滑伤胃），共为佐药；以炙山甲通经活络直达病所为使药。诸药共达镇肝息风、化痰活络之效。

加减：上肢病重者，可去郁金、赤芍，加片姜黄9~12g，羌活6~9g，葛根10g；下肢病重者，减药同上，加桑寄生30g，怀牛膝12g，续断15g，地龙9g；言语不利者，可加羌活6~9g，全蝎改为9~12g；口眼歪斜明显，加白僵蚕9~12g，白附子6g，白芷6g；大便秘者，加大黄3~6g，全瓜蒌30g，将桃仁改为桃仁泥；患肢有时出现拘挛者，可加伸筋草30g，生薏苡仁30g，白芍15g，炙甘草9g。

对于中风病程较长，半身不遂之症迟迟不易减轻者，我自拟活瘀复遂汤治之。本方活血通络的力量较突出，药用：

桑枝 30g	土鳖虫 6~9g	红花 10g	桃仁 10g
皂角刺 6~9g	赤芍 9~12g	蜈蚣 2~3 条	钩藤 30g
半夏 10g	化橘红 12g	茯苓 15g	地龙 6~9g
续断 15~18g	怀牛膝 15g	炙山甲 6~9g	

水煎服。

加减：大便经常干秘而体胖痰盛者，加全瓜蒌 30g，熟大黄 5g；体瘦血虚者，加当归 9g，生大黄 3~6g；上肢不遂明显者，去地龙，加片姜黄 9~12g，桂枝 6~12g，羌活 6g；言语不利者，去蜈蚣，加羌活 6g，全蝎 6~9g；头晕者，去地龙，加天麻 9~12g，泽泻 20~30g；病情深重，久久不愈者，可加水蛭 3~5g；下肢不遂较重者，可加重续断的用量，另加炒杜仲 15g；见人易哭者，去赤芍、地龙，加天竺黄 10g，石菖蒲 10g，远志 10g，合欢花 6g；健忘者，去地龙、赤芍、蜈蚣，加石菖蒲 10g，远志 12g，生龙骨（先煎）15~20g，炙鳖甲（先煎）15~20g，水蛭 3g。水煎服。

半身不遂病人，也可以用此方 3 剂为细末，炼蜜为丸，以便于长服。每丸 9g，每次 1~2 丸，每日 3 次，温开水送下，饭后服。有的病人要配制两三次，连服数月。

（4）中脏证（闭证、脱证的抢救）：闭证、脱证的抢救，最好是针药并用。

闭证：口噤不开者，先用通关散、开关散（开关散：乌梅、天南星、冰片各等份，共为细末，手指蘸药擦牙 20 次左右，口开即可灌药）或用乌梅肉擦牙。能吞咽者，用牛黄清心丸或局方至宝丹 1 丸，温水化开灌服。必要时可用鼻饲法。针合谷（双）、太冲（双）、人中、百会、间使。

如是阳闭，可急煎羚羊角汤加减。处方：羚羊角片（先煎）9g（如为粉可用 6g 布包入煎），生石决明（先煎）30g，生赭石（先煎）30g，菊花 10g，夏枯草 15g，胆南星 9~12g，龟甲（先煎）20g，钩藤 30g，天竺黄 10g，黄芩 10g，茯苓 15g，郁金 10g。并可加服牛黄清心丸 2 丸，分 2 次随汤药服。

如是阴闭，可急灌服苏合香丸 1 丸，温开水化开灌服或鼻饲。针灸同上，并可再加双侧丰隆，然后急煎涤痰汤加减内服。处方：制半夏 10g，化橘红 12g，茯苓 20g，制南星 12g，枳实 10g，石菖蒲 10g，郁金 10g，天麻 12g，钩藤 30g，竹沥汁 60ml（兑入生姜汁二三滴分 2 次随汤药服）。

脱证：吉林人参 15~30g，急煎取药汁 100~200ml 灌服或鼻饲。针百会、神门、合谷、人中，不留针。或用人参 10~15g，制附子 9~12g，急煎服，针灸同上。

如冷汗不止者，可加生黄芪30g，煅龙骨30g，煅牡蛎30g，山茱萸15g，五味子9g。

如出现戴阳证，可投河间地黄饮子或黑锡丹。

病情稳定后，继续辨证论治，开药每次1~2剂，不可多开，因病情变化快，要随时根据病情变化而辨证论治。

（三）其他方法

针灸疗法、拔火罐疗法，应可随证选用，这也是民间常用的传统医疗方法。

1. 针灸疗法

在先兆期，如头晕、手指尖发麻，臂、腿远端有蚁行感等时，可选用祛风、通络、化痰等治法。选穴如：风池、头维、合谷、太冲、丰隆。急救时期，可适当选用针灸，可及时收效，故常应用。

昏迷：合谷、太冲、人中、百会、间使、神门。

阴闭：丰隆、复溜、间使、人中、合谷、百会。

阳闭：颊车、阳关、风池。

脱证：曲池、合谷、人中、百会、间使、足三里。

偏瘫：曲池、合谷、大椎、足三里、环跳、肾俞、阳关、太冲、昆仑、绝骨，针患肢。

可隔日针1次，一般针三四次患侧肢体后，针1次健侧的肢体，穴位可相同。一般不宜每日针刺。

2. 拔罐疗法

头痛头晕：可拔大椎、膻中。

偏瘫：可拔患侧曲池、合谷、手三里、足三里、丰隆、承山、承扶等穴，交替应用，以每日选2~3个穴位为宜。

三、名医要论

中风之病，卒然晕倒，昏不知人，或痰涎壅盛，咽喉作声，或口眼歪斜，手足瘫痪，或半身不遂，或舌强不语。(《证治要诀》)

中风之证，动关生死安危，病之大而且重，莫有过于此者。(《医门法律》)

卒中风之人，由阴阳不调，脏腑久虚，气血衰弱，荣卫乏竭，故风之毒邪，尤易乘间而入，卒致仆倒闷乱，语言謇涩，痰涎壅塞，肢体瘫痪，不识人事者，此其证也。(《圣济总录》)

不省人事，有闭证、脱证之辨，二证误认，用药则死生立决。（《医学从众录》）

中风北人多属寒，宜散寒；南人多属火，宜清火。而祛风、消痰，南北尽同。（《慎疾刍言》）

初觉大指次指麻木不仁，或手足少力，或肌肉微掣，此中风之先兆也。（《古今医鉴》）

四、验案

病例1 孙某某，女，50岁。初诊日期：1981年5月。

因近来工作较忙，家务又累，心中生急火，有时因贪凉而受风，突于3天前早晨洗漱时出现右口角漏水，照镜一看，发现右口角下垂，右眼不能完全闭合，口眼向左侧歪斜，右侧面部略感皮肤发木（不仁），即速去某大医院诊治，诊断为"颜面神经麻痹"，嘱做电疗。次日又行针灸治疗，经治2天，诸证未见好转，特来求治。询其大便较干，二三日1行，小便尚调，口略渴，不引饮，月经已停。舌苔薄微黄，脉象弦细滑微数。

辨证：操劳过度，性急而肝热，贪凉而受风，致发中风。幸风邪未深入，仅中于络脉，发为中络证。

治法：散风活络，清热息风。

处方：正颜汤加减。

荆芥 10g	防风 10g	白僵蚕 10g	白芷 10g
白附子 10g	全蝎 9g	蜈蚣 2条	红花 10g
炙山甲 6g	钩藤 30g	炒黄芩 10g	全瓜蒌 30g
菊花 10g			

水煎服，7剂。

另嘱用浓茶水调白芥子粉为稀糊状，摊纱布上（薄薄一层），贴敷患处（瘫软的一侧），夜晚敷上，早晨去掉，隔一二天1次。

二诊时，面歪明显好转，大便通畅。上方改蜈蚣为3条，加皂角刺6g，又进7剂，外用药同前。

三诊时，面部基本恢复正常，仅在大笑时口略向左偏，舌苔已不黄，脉已不数。上方去菊花、瓜蒌，加丹参15g，续进12剂。完全治愈。

病例2 李某，男，65岁，农民，河北省遵化市某医院住院病人。会诊日期：1978年5月10日。

4天前感右上下肢麻木，活动不利，但尚能活动，言语声音有些改变，说话表达较前笨拙。次日起诸症越来越重，即送来医院。经检查诊断为"脑血栓形成"而收入院治疗。经治疗未见好转，半身不遂日渐加重，遂邀请中医会诊。

患者发育正常，营养中等，意识尚清，能回答问题，但朦胧嗜睡，语言謇涩，勉强可听清楚，自诉头晕。右上肢完全瘫痪，右下肢能勉强抬离床面，不能屈伸活动，右面部瘫痪，口向左侧歪斜，右口角下垂流涎，大便秘结，已数日未行。舌苔白厚略黄，脉象弦滑有力，腹部切诊未见异常。

辨证：中风中经证，已向中腑证转化。

治法：祛风化痰，通腑活络。

处方：三化复遂汤加减。

防风 6g	胆南星 9g	半夏 9g	化橘红 12g
茯苓 9g	炒枳实 9g	生大黄 3g	羌活 6g
全瓜蒌 30g	红花 9g	片姜黄 9g	桑枝 30g

水煎服，2剂。

上药进2剂后，大便已通畅，右上肢屈伸、抬举明显恢复，右下肢屈、伸、抬、蹬等各种活动已近于正常，头晕已除。舌上有瘀斑，舌苔转为薄白。脉象右手弦滑，左手略弦，右手脉大于左手脉。上方加桃仁泥9g，元明粉15g（分2次冲服，如服第1煎后大便通利，第2煎可不再冲服之），大黄改为9g，1剂。

服药后，大便通畅，诸症均有好转。又去元明粉、桃仁泥。

再进5剂后，患者口眼歪斜已完全恢复，言语清楚，可下地行走，右半身不遂已基本恢复正常。舌苔正常，脉象略弦，病已基本治愈，又投以收功方如下：

胆南星9g，半夏9g，茯苓12g，生大黄6g，羌活6g，红花9g，桃仁9g，赤芍12g，白蒺藜9g，桑枝30g，3剂。

患者于5月24日步行出院，回家继续调养。

病例3 冯某某，男，59岁。初诊日期：1986年4月24日。

患者前天下午突然发现面部向右歪斜，口角流涎，很快又感到左侧肢体活动不灵活，随即卧床休息，次晨左侧肢体瘫痪，口面及左下肢时有抽动，并略有拘挛之象，面部略红，神情烦躁，即被送往附近医院。经CT检查发现右侧脑部有梗死灶，诊为"脑血栓形成"。治疗2天后病情无好转，邀我会诊。

观患者面部发红，神志尚清，夜间有时朦胧嗜睡，左下肢和面部时有抽动。血压170/100mmHg，左侧半身不遂，肌力0级，左面及左口角下垂，舌苔白腻，脉象弦滑有力，左手脉大于右手。

辨证：为中风中经证，并有向中腑证转化之势。

治法：镇肝息风，化痰活络。

处方：镇肝复遂汤加减。

生石决明（先煎）30g	生赭石（先煎）30g	胆南星 10g	
半夏 10g	茯苓 20g	化橘红 12g	钩藤（后下）30g
红花 10g	桃仁 10g	全蝎 9g	蜈蚣 3 条
郁金 10g	炒白芥子 6g	桑枝 30g	桑寄生 30g
怀牛膝 15g	羚羊角粉（分 2 次冲服）2g		

水煎服，3 剂。

药后口面歪斜好转，左下肢能抬离床面，用手屈腿后能自己伸直，面红已退，神志清爽，血压 150/95mmHg，又投上方 7 剂。

药后口面已恢复正常，下肢已能自主屈伸，肌力Ⅳ级，上肢亦能活动，肌力稍差，为Ⅲ～Ⅳ级，手能握但不紧，大便 3 日未行，舌苔仍白厚，脉象弦滑，重按有力。上方去郁金、白芥子、羚羊角粉，加全瓜蒌 30g，枳实 12g，熟大黄（另包，大便泻下后可去掉或减半）3g。

又投 7 剂，药后大便通畅，肢体功能恢复明显，左上下肢基本正常，血压 148/88mmHg，舌苔转薄，脉象沉滑。上方去熟大黄，加地龙 9g，炙山甲 6g，又进 5 剂而痊愈出院。

病例 4 曹某某，男，59 岁。某医院神经科会诊病人。

中风病半身不遂已半年多。初发病时曾出现朦胧急躁，右手足不能活动，经医院抢救治疗后，病情已基本稳定，西医诊断为"脑血栓形成"。目前患者神志清楚，右侧半身不遂，不能翻身、坐起，不会说话，饮水时出现呛咳，食纳一般，二便尚可，舌苔白厚，脉象滑略弦，右手脉大于左手。

辨证：为中风中经证恢复期。乃痰浊壅塞，痰阻舌本，气血瘀结，阻滞经络，血脉不通而致半身不遂之证。

治法：活瘀通络，化痰开窍。

处方：活瘀复遂汤加减。

桑枝 30g	红花 10g	桃仁 10g	土鳖虫 9g
皂角刺 6g	全蝎 9g	羌活 6g	钩藤（后下）30g
半夏 10g	化橘红 12g	茯苓 15g	石菖蒲 12g
远志 12g	地龙 9g	续断 18g	炙山甲 9g

怀牛膝 12g 　　　竹沥汁（兑入生姜汁两三滴）分冲 60ml

7剂。另用十香返生丹14丸，每次1丸，每日2次，温开水送服。

二诊时，诸症减轻，已能在床上自己翻身，舌苔同前。再投上方加水蛭3g，7剂。

三诊时，患者稍加扶持，即可坐起，饮水已不呛，病情大有好转，舌苔较前转薄，脉象沉滑有力。再投上方，桑枝改为40g，羌活改为9g，去皂刺，加片姜黄12g，另加七厘散1g，每日2次，温开水送服，7剂，丸药同前。

四诊时，患者已能由人扶起坐到沙发上，精神较前活泼，并且能说"我""好"等单词，观其舌苔已化为薄白，脉象沉滑，略见缓和之象，但右手脉仍大于左手脉。再投上方，去竹沥汁，加天竺黄10g，续断改为20g，七厘散同前，停丸药，7剂。

五诊时，患者已能在扶持下行走，并能说"你好""吃饭"等简单语言。再投上方7剂。

六诊时，诸症又有明显好转，舌苔正常，脉象滑，两手脉象大小差不多。上方去钩藤，加鸡血藤18g，伸筋草30g，7剂。

七诊时，再投上方7剂。

八诊时，患者已出院，可自己扶手杖行走，又投上方14剂，停七厘散，改用血竭粉1g，三七粉2g，分2次随汤药冲服。

五、与西医学的联系

中医学的中风病与西医学的脑血管疾病有许多相似甚至相同之处。

西医学的脑血管疾病又称脑卒中或脑中风，多发生于中、老年人。特别是急性脑血管疾病对人类健康有更大的威胁，发病率和病残率、死亡率都比较高。根据病因、发病机制和临床表现，通常将脑血管病分为两大类，即缺血性脑血管病和出血性脑血管病。今结合中医的中风病，介绍两个急性脑血管病，一个属于缺血性脑血管病，一个属于出血性脑血管病。

（一）脑血栓形成

脑血栓形成（简称脑血栓）是最常见的急性脑血管病，属于缺血性脑血管病，是脑血管疾病中最常见的、发病率最高的一种，约占全部脑血管病的70%~80%。是指由于脑动脉病变，使血管管腔狭窄或闭塞所引起的脑梗死。大部分由于动脉粥样硬化侵犯大、中动脉，发生梗死引起脑血栓形成；约1/3病例是由于高血压、动脉硬化累及微小动脉，特别是深穿动脉，引起脂肪透明变性或纤维样坏死，造成腔隙性脑梗死。

1. 临床表现

可有 3 种不同的类型。

（1）可逆性脑缺血发作：患者虽然也可有肢体麻木无力甚或运动欠灵活等症状，一般多可在 3 周以内完全缓解，而不遗留后遗症。所以称为可逆性脑缺血发作或脑缺血神经功能障碍。

（2）进展性卒中：多见于中年以上和老人，是临床上最常见的一种类型。发病前一般有先兆症状，如头晕、一过性肢体麻木、无力等。特点是起病缓慢，多在夜间睡眠中发病，次日起床时，才发现半身不遂等症状，一般无意识障碍，但半身不遂等症多缓慢进展，一般多在数小时或两三周内发展到高峰，由轻变重，直到出现完全性卒中。所以称为进展性卒中。也可因脑缺血、脑水肿的扩大引起不同程度的意识障碍。

（3）急性脑血栓形成：有少数病人脑血栓形成，发病急骤，病人很快昏迷，完全性偏瘫、失语等，很像脑出血病的症状。这是因为脑血栓累及大脑中动脉主干，伴有脑水肿，颅内高压而形成的。

2. 诊断

近些年来本病的诊断多依据 CT 和 MRI 检查。另外：经颅三维多普勒检查（TCD）对诊断脑缺血很有帮助。脑血管造影、脑脊液检查自 CT 和 MRI 应用以来，一般都不再选用。

3. 治疗

首先是让患者完全卧床，保持安静，不可乱搬乱动，尤其是头部不可乱转动；调整电解质平衡；吸氧；药物治疗。

（1）血液稀释和扩容疗法：可降低血液黏稠度，改善局部微循环。对无严重脑水肿和心功能不全的病人，可以考虑应用。常用的方法是静脉滴注低分子右旋糖酐（分子量在 4 万以下），或 706 羧甲淀粉，一般一两天 1 次，每次 250~500ml，10~14 次为一疗程。如有颅内高压，可与脱水剂同时应用。此治法国外评价不一，尚不能肯定其疗效，宜斟酌使用。

（2）脑血管扩张剂的应用：二氧化碳是一种有力的脑血管扩张剂。一般用 5% 二氧化碳加 95% 的氧，间断吸入，每次 15 分钟，每小时 1 次，共用 5 天，可扩张脑血管，增加脑血流量。也可用 4%~5% 的碳酸氢钠 250~300ml 静脉缓缓滴入，每日 1 次，7~10 天为一个疗程。碳酸氢钠在体内可释放二氧化碳。

对有急性脑水肿、血压偏低者不宜用脑血管扩张剂，出现意识障碍（可能有脑水肿）者也不宜用脑血管扩张剂。

（3）抗凝疗法和溶栓疗法：必须在有丰富临床经验的医师指导下应用，故不做介绍。

（4）控制脑水肿：一般使用 20% 甘露醇或 25% 山梨醇静脉滴注，每次250~500ml，每日 2 次，或每 6 小时 1 次。

（5）改善脑缺氧：用都可喜（Duxil）每日 2 次，每次 1 片。可增加动脉血氧饱和度，改善脑组织的氧含量。

（6）外科疗法：必要时，请脑外科会诊，近些年来，脑外科治疗取效者，常有报道。

（二）脑出血

脑出血是病死率和致残率很高的一种常见的脑血管疾病。近年来，随着 CT 的广泛应用，脑出血的诊断正确率大大提高。

脑出血多发生在 50~65 岁的老年人，男稍多于女，多发生在白天精神紧张、情绪激动或用力之时。起病急，突然头痛、头晕而昏倒在地，或有恶心、呕吐，逐渐昏迷、不省人事、失语、偏瘫，可在数小时内病情发展至顶峰。出血量大者，甚至可于 1~2 小时内死亡。检查时病人神志不清，深睡有鼾声或烦躁乱动，血压高，呼吸不规则，瞳孔散大或缩小，两侧不等大，凝视，偏瘫，失语等等。随出血部位的不同，症状和表现也有些不同，如内囊部出血多有三偏症状（偏瘫、偏身感觉障碍、偏盲）；丘脑出血者，则除严重的三偏症状外，可见两眼向下向内注视，即看自己的鼻尖；桥脑出血，可有深度昏迷、中枢性发热、呼吸不规则、四肢软瘫等，病情比较严重，预后不良。近些年来，应用 CT 检查、监测，对出血部位已较易明确。

1. 诊断

急性期可做 CT 检查，14 天后可做 MRI 检查。腰穿检查由于 CT 检查普遍应用，此已少用。但如条件不具备时，用腰穿确诊脑出血，仍是重要手段，并可同时发现脑脊液的压力增高等等。

2. 治疗

病人必须安卧，保持安静，制止众人喧哗。治疗目的：①阻止继续出血；②预防并发症；③挽救病人生命，帮助平安渡过昏迷期；④减少后遗症。

（1）调控血压：病人的血压过高或过低都于身体不利，如急性期血压超过

200mmHg，可适当降低血压以防出血加重，但也不要降得太低和降得过快，老年人以维持在 150mmHg 左右为宜。一般来说，病人常在 2 天以后，血压自行下降。

（2）降低颅内压：这是治疗脑出血降低脑水肿的重要措施之一。可静脉滴注 20% 甘露醇、25% 山梨醇或甘油盐水等。如确诊是垂体卒中，静脉滴注地塞米松 10~20mg，每日 1~2 次，对挽救生命有很大帮助。

（3）调节水电解质平衡：一般第 1~2 天采取禁食以防咽下性肺炎感染等。第 3 天则可改用鼻饲进食。每天应详记出入量，以免水失衡，每日检查电解质，随时纠正。

（4）重视护理：脑出血病人的护理非常重要，应定期翻身，防止褥疮，随时注意心脏变化情况、呼吸情况、泌尿系情况、体温变化、气管切开的护理等等。

（5）外科治疗：随着近些年来 CT 扫描的广泛应用，外科治疗方法，再次引起人们的注意。虽然手术有一定危险，但一旦成功，也可取得意想不到的良好效果。故必要时可请脑外科医师会诊。

前述闭塞性脑血管病的治疗有的也可用于脑出血疾病的治疗，可参考选用，如吸氧、加强基础护理等。

按：西医学的急性脑血管病中的脑血栓形成和脑出血病，确有许多临床症状与中医学的中风病的临床症状非常相似，如脑出血患者常常出现中脏证或闭证、脱证等，中医对这些证候的治疗还是很有效的。经过多年的临床实践观察，在急性期西医治疗的方法多一些，可适当选用，并应结合针灸疗法，但西医学对后期，尤其是后遗症的治疗则方法尚欠理想，中医可在使病人康复方面多下些功夫。病人如能坚持长期服用中药或配制中药丸剂，确能使偏瘫的恢复以及语言、吞咽等功能的恢复，收到较好的疗效。

另外，西医学的一些检查检验方法是我们中医应该积极吸收，虚心学习的。

六、体会

（1）诊治中风病人，如果是昏迷者，首先要注意分辨是中腑、中脏，中腑者应注意开窍、豁痰，中脏者病情严重要注意回阳固脱、益气醒神。

（2）如果病人神志清醒者，注意分辨中经、中络证进行辨证论治。还应注意使病人大便通畅。

（3）使用祛风药时，不可久久应用，以免风药伤阴。

（4）恢复期病人，可配制丸药常服，对肢体恢复很有帮助。此时常常扶正、祛邪药同时应用，其孰轻孰重，要细细斟酌。

（5）病家往往急于恢复，常常每日去针灸治疗。应告诉病人，不可性急，此期针灸治疗应隔1日或隔2日针治1次，以给机体有调整、康复的时间。针三四次患侧以后，可针1次健侧。

头　痛

从字面我们即可知本篇论述者为头部疼痛之疾。头痛之称，在秦汉时代的医籍中即可看到，可谓历史悠久。中医学认为对头痛需要详细辨证，不可"头痛医头"。也有的医书中认为头痛是"证"，头风才是病名（见《杂病广要》）。据此我们可以知道，凡是头部发生不适，如头皮顽痒、眉棱不适、口鼻不适等等，皆可谓之头风，但未出现疼痛，如头部不适发展到疼痛，则称之曰头痛。也有的说，新病曰头痛，久病曰头风，这也只是古代少数医家的意见。我们认为社会在发展，医学在进步，今天还是把头痛作为篇名来谈，更为实用，所以本书以头痛专立一篇加以论述。

一、病因病机

中医学认为人体有五脏六腑十二经络。十二经络中，六条属阳的经（如手太阳、手阳明、手少阳、足太阳、足少阳、足阳明诸经）皆上行于头部，所以称之"头为诸阳之会"，头部又居于人体最上部，从阴阳来分，上为阳，所以头部属阳，六腑清阳之气，五脏精华之血，皆会于头部，所以头部为人体清灵神明之所。因而，天气变异、六淫邪气，情志变化，五脏失调，六腑失治，皆可影响到头部甚至发生疼痛。

头痛的病因病机虽然有多种，但归纳起来可分为外感和内伤两大类。现分述如下：

（一）外感类

外感类，即是说这类头痛皆有外感表证。

1.伤风

即俗话所说的"受风"。受风比风寒引起的头痛，程度较轻，为起居不慎，感受风邪致使头部皮表束闭而引起头痛。

2.风寒

天气骤然变冷或起居不慎，外出时未戴帽子或身体过于劳累，卫外之气不足，感冒风寒而引起皮表束闭，恶寒发热而头痛。

3.风热

感受风寒后皮毛束闭，未能及时治疗，风寒之邪与营卫之气相斗争，不得及时解表出汗，故郁而化热而成风热头痛，或阳性体质受风寒从化为风热。

4.暑热

夏日炎热又兼暑湿相蒸，暑热过盛伤人正气，暑热之邪与正气相搏则成为暑热头痛。

5.风湿

空气中湿邪较重，此时外感风寒之邪，容易兼夹湿邪，而出现风湿头痛。或长时间在潮湿的环境中工作，又兼劳累太过，正气不足，此时若起居不慎，感受风寒时常兼加湿邪而出现风湿头痛。

（二）内伤类

内伤类是与外感类相对而言。外感头痛都兼有外感表证，内伤头痛则没有外感表证，皆为内伤所引起。常见的内伤引起头痛者，有以下种种：

1.肝气郁结

肝气不舒而抑郁结滞，肝为阳脏，肝性暴戾，肝气不顺而上逆，临床上常称之为肝阳上亢，致使头部气血失去调顺则可产生头痛。

2.肝火上犯

"气有余便生火"，肝气不舒，肝气郁滞，不得及时治疗，则容易化火，火性上炎，肝火上犯造成头部阴阳气血失去和顺，不能正常运行，则可发生头痛。实际上此亦是肝阳上亢的进一步发展。

3.痰浊上蒙

脾主人身水湿的运化，如人身水湿过盛或气机不顺则可化生痰浊，痰浊是人身不应存在的病理产物，停滞体内，常常发生种种疾病。痰浊过盛可上蒙清窍而头痛，或遇怒气伤肝，诸气膹郁，则可致痰浊上冲于头部，令人头痛。

4.宿食不化

胃中食滞或阴冷致使宿食不化，影响中气升降，浊气上冲而致头痛。

5. 瘀血阻络

头部受外伤（跌、撞、砸、打）后，即可发生瘀血阻滞经络，气血运行失畅，不通则痛。

6. 雷头风

这是一种特发性头痛，临床不常见。常因头部素伏风邪，久久不除，遇天气变化（尤其是刮大风之时）则头痛，痛有特色，详见辨证项。

7. 气虚

头为诸阳之会，如久思劳伤，大便久泄，中气不足，脾气不升，也可引起气虚头痛。

8. 血虚

过度劳累或失血过多，或妇女生育过多，月经过多，致血虚不能上荣而发生头痛。

9. 肾虚

中医学认为"脑为髓之海"，五脏之中，肾主骨、主髓，所以肾虚时，也可以导致髓海不足，髓海气血不足，荣养失调也可以产生头痛。

内伤头痛虽也有风、痰、湿、热等实邪，但其发生疾病的根本原因，是以正气虚为主（或兼有一定的实邪）。所以在证候表现上与外感引起的头痛有所不同，在临床上辨证论治，都有不同，必须分辨清楚。

二、辨证论治

（一）辨证

对头痛的辨证，首先是要分清是外感头痛还是内伤头痛。外感头痛多病程较短，兼有外感表证，内伤头痛则病程较长，没有外感表证。当然也有的内伤头痛患者，近日又患有外感伤风，内伤外感兼并出现，此时再详细问诊，再参脉象也不难辨认。

外感头痛，多为实证，因无论是风、寒、暑、湿哪种外邪，侵入人体后，则成为实邪，正如《黄帝内经》所说"邪气盛则实"。内伤头痛，则有虚证、实证的不同。

1. 伤风头痛

主要特点是病情较轻，俗话常说是"风吹着了"。头痛的特点是头部胀痛，怕风喜暖，有时出点儿汗，则感到头痛减轻，舌苔多无变化，脉象可见浮脉或正常脉。

2. 风寒头痛

头痛常兼恶寒（怕冷）发热（体温可达 38℃以上），身上无汗，头痛连及项背部不适，皮毛发紧，全身酸痛，或兼有胸部憋闷，呼吸气粗。舌苔正常，脉象浮或浮紧。

3. 风热头痛

头痛兼有面部发红，甚者目亦发红，项背酸痛，身上无汗，但不怕冷，口渴咽干，或兼咽痛，舌苔薄白或薄黄，脉象浮数。此证多为素体阳盛或身体强壮之人，或临时有些上火之人，受了风寒也未及时治疗，风寒之邪，从阳化热而出现风热头痛。

4. 暑热头痛

暑季湿热交蒸，人处其中感受暑热之邪，则出现头痛。症见头部沉重感，虽有汗出头痛仍不解，微有怕风，面部好像未洗脸之状，身有轻热和沉重感，喜卧，舌苔腻黄（或微黄），脉象濡滑。在暑热头痛中还要注意一种暑温头痛：身有发热，微恶风寒，身可有汗或无汗，头痛如劈或兼呕吐、项强、抽搐等，舌苔白，脉象滑或弦滑。此证西医称流行性乙型脑炎（参看与西医学的联系）。

5. 风湿头痛

头痛头重，来之较快，头痛如裹，身体酸痛沉重，不能转侧，口不渴，舌苔腻（白腻为湿重，黄腻则为兼热），脉象为滑或浮滑。

6. 肝郁头痛

头痛常以头部两侧为主，或偏头痛，与情绪变化有关，常在情绪低落时及与人生气时发作，有的两胁或一侧胁部亦不舒适，食欲欠佳。舌苔薄白，脉象弦。

7. 肝火头痛

头痛兼有面红，头痛以两侧或一侧为主，有胀痛感，在情绪激动时容易发作，情绪急躁易怒，怒时头痛加重，血压往往偏高。舌苔薄白或微黄，脉弦数。

8. 痰浊头痛

头痛常兼头昏晕沉重，身体偏胖，头重如裹，舌苔白厚腻，或兼呕恶痰涎，脉见滑象。

9. 瘀血头痛

头痛固定于一处，夜间常可加重，阴天下雨时也可加重，有头部外伤史，舌质发暗或舌上瘀斑，脉多见沉象，或沉涩。

10. 雷头风痛

头痛同时感到头内如雷鸣，面部、全身恶寒发热，起疙瘩如蚕豆或更大些，尤其是刮大风时容易发病，状似伤寒，舌苔正常，脉象浮略数。

11. 气虚头痛

头痛兼见身体倦怠，食纳减少，整体畏寒，或两目怕强光，舌苔多无大变化，舌质可见色淡，脉象虚大而空。此证常见于年高及劳累过甚之人。

12. 血虚头痛

头痛下午较重，烦躁口渴，或身有低热（38℃以下），妇女可兼有月经过多、赤带等症。舌苔多薄白或微黄，脉象沉细或沉细略数。

13. 肾虚头痛

头痛以颠顶部最明显，面部发暗，小便量多，或兼腰痛，不耐作劳，早泄遗精等，舌苔多薄白，脉象尺弱或兼见寸脉弦大。

14. 真头痛

《灵枢·厥论》中有关于真头痛的记载："头痛甚，脑尽痛，手足青至节"，头痛剧烈如斧砍刀劈，全头剧痛，古人认为不治，必死。但现代医疗水平已经提高，为医者应积极尽力抢救，要超过古人。

上面虽已叙述十多种头痛，但疾病是不停运动变化着的，论述虽详，但仍要临证时灵活变化，结合人体特点、病机演变等，详细辨析。再如，太阳头痛多在后头部；阳明头痛多在头的前面，尤以眉棱骨处最明显；厥阴头痛常在头颠顶部；少阳头痛多在两侧（或单侧）额角处。这些情况也要随证结合，如出现这些情况，可结合其他病情脉症，详细辨析。另如头之颠顶部痛，肾虚时可见，肝虚时亦可见，又须结合其他症状，如兼见眩晕，脉弦细者，为肝虚；兼见腰腿无力（或腰痛），无眩晕，尺脉弱者，为肾虚。主要是临床时，相互参悟而确定证候。

对头痛，首先要分外感、内伤，外感头痛多为实证（邪气盛则实），虚证较少，但也有老人、体虚（如产后、虚劳之人）者感风寒而头痛者，此又为实中夹虚。内伤虽多为虚证，如血虚、气虚、肾虚等证，还要注意证候的演变转化。凡外感头痛，终日皆痛，直至传变入里则不再头痛。所以，外感头痛，忽然不痛了，要注意分辨是否已传入里。虚证头痛，其疼痛程度常不甚剧烈而是隐隐作痛，时轻时重。另外，虚证头痛患者如临时又感受风寒也可以出现外感头痛之证，但要知道此为虚中夹实之证，与纯外感头痛不同；肝火、痰浊、瘀血等证的头痛，又可呈现虚中夹实之证。

（二）论治

兹将各证头痛的治法方药介绍如下。还要注意随证变化，以使之成为圆机活法，不可死板。

1.伤风头痛

此证的治法主要是疏风解表，多以辛温宣散为主，常用药方如：

（1）香苏饮：香附10g，紫苏叶12g。水煎服，取微汗。

（2）生姜红糖水：生姜5g（切成碎片），红糖5~6g。煎水400ml，每隔3~4小时服1次，盖被取微汗。

（3）葱姜汤：大葱白6~10cm（用刀切碎），生姜5g（切碎）。煎水600ml，每3~4小时服200ml，盖被取微汗。

2.风寒头痛

此证比伤风头痛病情重，故必须用辛温解表法治疗，此法也称辛温发汗法，是治外感风寒常用的方法。常用的药方如：

（1）麻黄汤：炙麻黄6~9g，杏仁10g，桂枝9g，炙甘草5g。此方水煎400ml，病人服200ml后，可卧床盖被休息，过4小时如未见身上出微汗，可再服药汁200ml，过10分钟再喝热粥一小碗，取全身微汗出，表邪则随汗出而解，切记不可出大汗湿透衣服、床单，否则邪不得解，汗退后不久仍会发热、头痛。

如服1剂药（2次）未能达到全身出微汗，则再服1剂，仍如前法，药后10~15分钟喝稀粥（小米、大米粥均可）。

（2）三拗汤：炙麻黄6~9g，桂枝10g，炙甘草3g，生姜3片，大枣9枚。水煎服。

（3）荆防解表汤（个人经验方）：生荆芥10g，防风10g，羌活6g，炙麻黄5g，桂枝10g，紫苏叶（后下）6g，生姜3片，大枣4枚，炙甘草3g。水煎服。

3.风热头痛

此证为风热之邪束阻肌表，皮毛不得宣通，故应采用辛凉解表之法以散表热之邪，常用药方如：

（1）桑菊饮：桑叶 7.5g，菊花 3g，薄荷（后下）2~5g，杏仁 6g，桔梗 6g，连翘 4.5g，甘草 2~4g，芦根 6g。水两杯，煎取 1 杯，1 日夜服 2 剂。

（2）银翘散：金银花 30g，连翘 30g，生芥穗 12g，淡豆豉 10g，桔梗 18g，薄荷 18g，牛蒡子 18g，生甘草 15g，竹叶 12g，共为粗末，每次用 18g，芦根 15g 煎汤。以此汤煎药，药味大出即可，不必煎时太长，每 4 小时服 1 次，白天服 3 次，夜服 1 次。

（3）辛凉解表汤（笔者经验方）：桑叶 10g，薄荷（后下）6g，生荆芥 10g，菊花 10g，豆豉 6g，牛蒡子 9g，生石膏（先下）25g，葛根 10g，芦根 15g，金银花 12g。水煎服，每日 1 剂，病重者可每日服 2 剂，每隔 4 小时服药 1 次。

方解：本方以桑叶、薄荷、荆芥辛凉解表，散风清热，配以生石膏、葛根清宣肺热，宣解肌表风热为臣，又佐以菊花、金银花、牛蒡辛凉散风热而解毒，以芦根宣肺生津为使，共奏辛凉解表散风清热之效。

4. 暑热头痛

暑邪容易伤气耗津，故暑热头痛的治法，常佐以益气之品，做到解暑清热而不伤气且兼有益气生津之用。常用方如：

清暑益气汤（《温热经纬》）：西洋参、石斛、麦冬、黄连、竹叶、荷梗、知母、甘草、粳米、西瓜翠衣。

5. 风湿头痛

本证宜用解表散风化湿（风药能胜湿）之法以表散风邪兼能祛湿，使侵于肌表的风湿之邪从汗而去，常用的药方如：

（1）羌活胜湿汤（东垣）：羌活 3g，独活 3g，藁本 1.5g，防风 1.5g，炙甘草 1.5g，川芎 1.5g，蔓荆子 0.9g。水煎服。临床上常将用量加倍而用。

（2）羌活除湿汤（东垣）：羌活 6g，独活 6g，藁本 3g，防风 3g，炙甘草 3g，川芎 3g，蔓荆子 2g，升麻 5g，苍术 6g。本方适用于不仅头痛身重而且一身尽痛者。药量可加重些。

6. 肝郁头痛

宣解肝郁、使气不上逆、常用疏肝降气法如解肝煎、六郁汤等。

（1）解肝煎（东垣）：陈皮 5g，半夏 5g，厚朴 5g，茯苓 5g，紫苏叶 3g，白芍 3g，砂仁 2g。临床应用时常把用量加重一倍，水煎服。我用此方时常常再加香附 10g，紫苏梗 10g，防风 10g，青皮 6g，以加强解肝郁理肝气之效用。

方解：本方以陈皮、厚朴调气舒郁，半夏、茯苓和中降逆，紫苏叶疏肝调胃，理气散郁，白芍柔肝解郁，砂仁调中理气，共奏解肝郁降气逆之效。加香附调气疏肝，青皮破肝气郁结，紫苏梗顺气调中，防风上行以治头痛。诸药标本同治，疗效更佳。

（2）加味苏子降气汤：紫苏子30g，半夏30g，当归30g，前胡30g，厚朴30g，肉桂（去粗皮）30g，炙甘草60g，陈皮50g，防风30g，生石决明60g，白芷50g，上药共为粗末，每次用6~9g，入生姜2片，红枣1枚，紫苏叶5片，水2杯煎至1杯，去滓热服。目前多改为汤剂（用量：前5味改为各9g，肉桂改为3g，陈皮改为10g，甘草改为5g，生石决明（先煎）30g，防风10g，白芷9g，每日1剂）。

7. 肝火头痛

治宜清泻肝火，调气降逆。常用方如龙胆泻肝汤、泻青丸等。

（1）龙胆泻肝汤：龙胆草3g，黄芩9g，栀子5g，泽泻12g，木通3g，车前子10g，当归6g，生地黄12g，柴胡9g，生草5g。

（2）泻青丸：当归5g，川芎3g，栀子6g，大黄3g，羌活6g，防风6g，龙胆草6g，生地黄9g。

（3）芎劳汤：川芎30g，独活30g，旋覆花（包煎）30g，防风30g，藁本30g，细辛30g，蔓荆子30g，生石膏15g，炙甘草15g。共为细末，每次9g，用生姜2片，荆芥穗5穗，水一杯煎至七分杯，去滓，食后热服，每日2次。

8. 瘀血头痛

治疗此证要用辛润活瘀之法，常用药方有：

通窍活血汤（王清任方）：赤芍3g，川芎3g，桃仁泥9g，红花9g，大葱白3根（切碎），鲜姜3片（切碎），红枣7枚，麝香（另绢包）0.15g。以上除麝香外，其余七味用黄酒250ml煎药取1杯，去滓，然后把麝香放入酒内，再煎二沸，临卧时服，大人每晚服1剂，连服3晚，隔1日再连服3剂，若为小儿则酌减。目前因真麝香难购到，可试用人工麝香（量可适当加大，如改为0.3g），也有时不用麝香，而将川芎量改为5~6g，主要在于临证斟酌。

9. 雷头风痛

此病常久久难愈，主要治法是祛头风，但此证古人曾有专论专方，东垣先生认为此病病在三阳（头部后为太阳，前为阳明，两侧为少阳，故曰三阳），不可过用寒药，应用清震汤治之。

清震汤（刘完素方）：升麻20g，苍术30g，荷叶1张（约10~15g）。共为末，每次用15g，水煎服。

10. 气虚头痛

气虚则清阳不升，浊阴上逆而头痛，非外邪所致，故需补益中气，使中焦脾气升发，清阳上升，浊阴下降，则头痛自愈。常用方如补中益气汤、四君子汤。

（1）补中益气汤：蜜炙黄芪 5g，当归 1.5g，炒白术 1.5g，人参 3g，炙甘草 3g，陈皮 1.5g，升麻 1g，柴胡 1g，生姜 3 片，大枣 2 枚。水煎服。

此方的用量原方甚轻，医者可酌情加重使用。我在临床用此方时常加重如下（供参考）：炙黄芪 6g，人参 5g（党参 10g），炙甘草 3g，陈皮 6g，当归 6g，升麻 3g，柴胡 3g，生姜 2 片，大枣 9 枚。

（2）加味四君子汤（经验方）：党参 9g，炒白术 9g，茯苓 10g，炙甘草 5g，夏枯草 15g，防风 10g，菊花 10g，生石决明 30g，炒黄芩 10g，香附 10g。水煎服。

11. 血虚头痛

治疗要以养血祛风为法，常用方如：

加味四物汤：当归 9g，白芍 12g，生地黄（或熟地黄）9g，川芎 5~6g，夏枯草 12g，生石决明（先煎）30g，菊花 9g。水煎服。

12. 肾虚头痛

以补肾为主，佐以交通心肾之法。常用方有加味地黄汤、养血祛风汤等。

（1）加味地黄汤（经验方）：生地黄、山茱萸、炒白芍、茯苓、泽泻、牡丹皮、生石决明、夏枯草、防风、细辛。

（2）补肾养血汤（经验方）：当归、杭白芍、生地黄、熟地黄、山茱萸、潼蒺藜、巴戟天、淫羊藿、细辛、制附片、鹿角霜、石斛、防风。

13. 真头痛

虽古人认为见此证必死，但我们仍应积极想办法抢救，要超过古人。因头痛甚手足清（凉）至节、神志发昏者，可急用野山人参 10~30g 煎服，另用艾灸百会、囟会等穴，偶有生还者。

应请西医院神经内科会诊，积极抢救。参看"与西医学之联系"项内。

14. 天白蚁

古医书中还有"天白蚁"一病，主要是头痛，头中如虫蛀响者，《医学准绳》用茶子为细末吹鼻中。盖茶子轻清行清道，可散遏伏之火，所以凡头风药中必用茶引。清代名医徐灵胎曾说这是一种奇病，医者不可不知。

三、名医要论

1. 新而暴者为头痛，深而久者为头风，头风不速治必害眼。(《杂病源流犀烛》)

2. 头痛自有多因，而古方多用风药，何也？高颠之上，惟风可达，味之薄者，阳中之阳，自地升天者也。在风寒湿者同为正用，即虚与热者亦假引经。(《医宗必读》)

3. 头痛，初宜发散，久从火治。不可专功风药，而变为头风。(《医林绳墨》)

4. 头痛有外感，必有发热恶寒之表证，发散可愈；有气虚，必似痛不痛，用参芪可愈。(《医林改错》)

5. 头痛一症，有三阴，有三阳，有风寒、风热、内热、痰厥、气虚、血虚、肾虚、头风等症，宜分经用药，对症立方，不得以川芎、白芷、藁本、蔓荆胡乱瞎撞。(《医学集成》卷三)

四、验案

张某某

患头痛数年，时轻时重，久治未愈。发作重时全头内皆痛，甚则似脑内轰响，如风如雷，每遇天气变换刮大风时，则易发重痛。舌苔略白，脉象弦滑。曾在其他医院服用过以清空膏、愈风丹、川芎茶调散、牛黄上清丸、羌活胜湿汤等方加减的汤药、丸药等，均未效。据此脉症，我诊断为"雷头风"，用清震汤法随证加减。

处方：升麻 10g　　苍术 10g　　　　　　藁本 6g　　　　羌活 10g
　　　夏枯草 18g　生石决明（先煎）30g　蔓荆子 10g　　白蒺藜 10g
　　　荷叶 12g　　吴茱萸 6g

水煎服。

本方连服 3 周，头痛痊愈。

这张药方即以清震汤（升麻 30g，苍术 30g，干荷叶 1 张约 15~20g 共为末，每服 15g，水煎服。）轻扬发越，散风化湿，为主药。辅以羌活祛风胜湿，入太阳经，治太阳头痛；藁本入督脉，散风寒，治头顶痛。佐以吴茱萸辛温入肝经，治头痛；夏枯草入肝经平肝阳，治肝郁头痛；生石决明养肝阴，潜肝阳；蔓荆子入少阳经，散头部风热，治头两侧痛。使以白蒺藜入肝肺二经，其性善破，用以开散肝肺郁结而止病久入络之疼痛。

东垣先生有"清空膏"，主治偏正头痛，年久不愈，以及风湿热上壅头目及脑苦痛不止。其方为：炒黄芩 30g，炒黄连 30g，羌活 30g，防风 30g，柴胡 20g，川芎 15g，炙甘草 45g。共为细末，每服 9g，茶调如膏，用温开水送下。为何此例头痛患者曾服此膏未效呢？因为此膏以入太阳经药最重，其次为少阳经，再次为厥阴、太阴，且用酒炒芩、连上达清热，故此方以治风湿热上壅为主。本例乃为雷头风，其病情较头痛要深重，且多在天气变化、刮大风时痛重，其痛为满头内皆痛，且重时有似风、雷之声，已非风湿热上壅之头痛证，而乃风邪深入，闭塞清窍，不得发越疏散，经络不通，风寒湿邪互相胶结，郁壅不散之证。故以清震汤为主，随证加减。全方以散风为主兼以祛寒、化湿。因其脉弦，故加入养肝阴、潜肝阳、平肝防热、温厥阴、破肝肺结气之品，气行血行，经络通畅，风寒湿邪得辛温阳性药发越升散，故很快取效。通过本例的诊治分析，我们更体会到中医治病不是针对症状进行治疗，更重要的是从病因病机的传变、转化中，抓住体内形成疾病的根本原因而立法、选方、加减药物。故前人谆谆告诫我们"治病必求于本"。

五、与西医学的联系

西医学认为头痛是一个许多人都体验过的症状，一般是指自眉骨以上往后到枕骨结节这些部位的疼痛。不包括"面痛"。

虽然国际头痛分类委员会有 1962 年、1988 年不同的头痛分类方法，但目前国际上基本用 1988 年的分类法。这一分类法，常与西医学很多科有关联；如精神科、五官科、神经科、外科等等。

现在我们把这些头痛综合起来，以临床常见为主，大致可分为以下几种。

1. 血管性头痛

常以青春期出现偏头痛，或有畏光、畏声、恶心等，可反复发作，有的患者每月可发作数次，有的可 1 年发作 1 次，情况不一。原因是由种种因素造成大、小动脉的扩张与收缩异常，导致组织缺血、缺氧等而形成疼痛，或有搏动性。做脑血流图检查，一般不会发现明显异常。

治疗方面主要是明确诊断、去除病因，也可投与不成瘾性的止痛药物。

2. 紧张性头痛

头痛呈持续性钝痛，不畏光，不畏声，也不恶心，患者常说似有东西压着头部。可与血管性头痛合并出现。可有头昏，有时还可以出现颈部转动引起的疼痛。

治疗方面，解除致病原因之外，一般可投与不成瘾性的止痛药。

3.颅内压变化引起的头痛

脑膜病变，如脑肿瘤、脑水肿等病变可引起颅内压降低，引起头痛。特点是躺卧时头痛减轻，坐时头痛加重，站立时则头痛最严重，甚或引起呕吐。腰穿后造成脑脊液渗漏，可因颅内压降低引起头痛。

治疗方面，卧床休息，输液、扩溶，可渐渐治愈。

4.头部外伤性头痛

外伤性头痛又可分为：

（1）急性外伤性头痛，此时作神经系统检查可发现阳性情况，以外科诊治为主。

（2）慢性外伤后头痛，要以问诊得知有外伤史，一般可以有过10分钟以上的意识障碍史。

慢性外伤后头痛一般是投与不成瘾性的止痛药，如阿司匹林0.9g，加安定7.5mg，既可止痛又可减轻焦虑和紧张。中医可以参照瘀血性头痛的辨证论治汤药，同时加服回生第一丹（每次0.5~1g，每日2次）或七厘散（用法用量同上药），可以增强疗效，服用1~2个月。

5.精神疾病导致的头痛

这种头痛，往往与心理因素有关，如疑病、抑郁、癔症等。

治疗时，解除心理因素之外，还要注意自我调节，如做气功等。

6.全身疾病导致的头痛

这种头痛往往可因发热、肝昏迷、尿毒症、头部缺氧、一氧化碳中毒、酒精中毒（或酒醉后）、血液病等引致。在治愈原发病后，头痛可愈。

如因发热引致头痛者，可参考中医外感头痛的辨证论治。

7.五官疾病引起的头痛

可到五官科详细诊治。

8.药物滥用导致的头痛

经一般戒治无效时，可到解毒中心进行戒断治疗。

六、体会

（1）额之上痛用川芎，两侧痛用柴胡（或蔓荆子），脑后痛用细辛（或羌活），眉骨处及眉棱上痛用白芷（或生石膏）。

（2）头痛必用川芎，不愈，另加各引经药：太阳经用羌活；阳明经用白芷；少阳经用柴胡；少阴经用细辛；太阴经用苍术；厥阴经用吴茱萸。

（3）古人虽有"风药才能上达"之说，但也不可过用风药，要时时想到"治了头风，瞎了眼睛"之戒。适可而止，主要是辨证论治，不可过用风药，如防风、羌活、细辛、川芎、白芷之类。

（4）中医治头痛有丰富的经验，如西医经过各种检查除外了器质性病变的头痛，中医采用辨证论治常常取得理想的疗效。如紧张性头痛、慢性外伤性头痛、精神因素所致的头痛、癔症性头痛，中医的疗效还是相当好的，可与西医相互取长补短。

（5）切忌"头痛医头"，必须详细辨证，治病求本。

眩　晕

眩晕作为病名，是因为"玄"为黑色，"眩"即是眼发黑，晕为头部不清，感觉周围物体好像在旋转，自己有要跌倒的感觉。所以把眩晕二字组成一词，即指眼发黑，头发晕，如坐在舟车中，甚则觉得身边物体有旋转之感，自己有要跌倒的感觉而言。关于这类疾病的记载最早可见于春秋战国时代的《黄帝内经》《素问·至真要大论》曾有"诸风掉眩，皆属于肝"的论述。其他篇中也有"脑转耳鸣""胫酸眩冒"等记述。

以后历代医家对此病的论述越来越详细，对病因病机的认识也越来越全面，治疗方法也逐步丰富，经过数千年的临床实践，可以说，中医学在本病上积累了丰富的理论和经验。

古医书中也有把眩晕称为"眩运"的，其意义皆相同。今以现今医界最通用、意义最明了的"眩晕"作为篇名。

近些年来，对西医学诊断的内耳性眩晕、高血压、脑动脉硬化、贫血、神经衰弱以及某些脑部疾病，出现以眩晕为主诉者，经用本篇所述的辨证论治方法治疗常常可取得满意的疗效。

一、病因病机

由于早在《素问·至真要大论》有云"诸风掉眩，皆属于肝"，所以后世医家对眩晕的病因病机多从"风"谈论。其实眩晕之由，并不专因于风，有因于火者，有因于痰者，有因于死血者，有因于虚者。例如：《灵枢·口问》篇中有"上气不足"，同书《海论》篇也有"髓海不足，则脑转耳鸣"等记载。可见眩晕的病因病机，可有虚、实、风、火、痰、瘀等之不同，金元时期朱丹溪提出"无痰不作眩"的看法，明代张景岳则主张"眩晕一证，虚者居其八九"，提出"无虚不作眩"的观点。可以说是经过多年的临床实践，丰富了诊治眩晕的理论与经验。到了清代综合前贤诸说，进而阐述了虚、实、风、火、痰、瘀等诸种因素相互影响而使疾病发生发展的关系，使医界对眩晕病因病机的看法渐趋全面。

综合历代医家的认识，结合临床实践，可将眩晕的病因病机归纳如下。

1. 肾虚

"肾主髓""脑为髓之海"，肾虚则不能使精气上达上荣于脑，故可产生眩晕。又肾为肝之母，肾虚肝不得荣，肝风内动，虚风上扰，亦为眩晕。

2. 体虚

久病不愈可耗损气血，或汗多亡阳，或大失血后，未得及时康复，或脾胃虚弱，不能健运水谷精华以生化气血，气偏虚则清阳不能上升，血偏虚则脑失荣养，皆可导致眩晕。

3. 肝火

长期情志不畅，肝气郁滞，气郁化火，火热伤阴，肝阴不足，肝阳暴动，肝主风，肝阳暴动则风阳上扰，清窍失聪则生眩晕。

4. 痰浊

劳倦太过，恣食肥甘，饥饱不节，脾胃受伤，中运不健，可致水谷运化失司，湿邪不化，湿聚生痰，痰湿壅盛，脾阳不能升化水谷精微，痰浊不降，痰湿中阻，中阳升降失序可发眩晕，正如金元医家丹溪先生所说："无痰不作眩也。"

5. 饮邪

由于脾阳不足，脾失运化，水湿中阻聚而成饮。饮邪与痰浊虽皆中焦所聚，但浓稠者为痰，清稀则为饮。饮邪之生，又可因肾阳不足，火不生土，致使中焦阳虚中湿不化聚而成之（如中焦火盛则可使中湿化为痰浊，中焦阳虚则中湿成饮）。中焦饮邪上泛清空，故生眩晕。

此一节可与痰浊壅盛合看，一般说，阳虚则为饮，阳盛则为痰，所以痰浊壅盛者，有时痰火相夹上扰而作眩晕者亦常有之，不可不知。

6. 瘀血

头部外伤或身体跌仆损伤后而生眩晕，盖因受外伤，瘀血阻遏经络，阴阳不得正常升降，故使人眩晕。

对以上诸因，不可孤立地去看待，应相互结合起来思考。例如：肾虚又可引起虚风内动，虚风上扰发生眩晕，肝火又可夹痰上扰而成痰火上犯之证。这些病因又可相因为病，相互兼夹，互为因果。

二、辨证论治

（一）辨证

1. 肾虚眩晕

精神不足，容易疲劳，记忆力减退，腰膝酸软，腰痛，遗精早泄，头部发空，眼发黑花，眩晕耳鸣。偏肾阳者，手足不温，喜暖畏冷，舌质淡，脉沉细；偏于肾阴虚者，五心烦热，夜间口干，失眠多梦，舌质偏红，脉弦细。此为肾精不足，不能上荣于脑所致。

2. 体虚眩晕

（1）气虚眩晕：体弱怕冷，劳累后眩晕，面色萎黄不华，心悸失眠，精神倦怠少言，饮食不香，大便稀溏，舌质淡，脉虚。

（2）血虚眩晕：面色苍白，唇淡，目花，眼黑，视力减退，烦躁少眠，头发干枯易折，舌质浅淡不红，脉象沉细。

（3）气血两虚眩晕：上述二证均具，并且喜卧懒动，动则心悸气短，眩晕欲倒，四肢无力，舌质淡，脉沉（弱）细乏力，或浮大无力。

3. 肝阳上扰眩晕

头胀耳鸣，急躁易怒，头胀而晕或伴头痛，偏头痛，怒时眩晕加重，大便干，尿偏黄，面红头胀如饮酒，如伤阴可见连及胁痛，口苦，舌质偏红，脉象弦或弦数。

4. 痰浊眩晕

形体偏胖，头重昏蒙，胸脘满闷，呕恶痰浊，身重懒动嗜卧，大便溏软，眩晕常在饭后或饱食后，舌苔白厚腻，脉滑或濡。

5. 痰饮眩晕

饮食不生肌肤而人渐瘦，口干不喜饮，饮水多时，容易发生眩晕或下午易发作。腹中有水响声，大便或稀或干，舌苔多白，脉象弦滑。此证较之痰浊眩晕者，中焦阳气更虚，无力运化水气，而渐成饮证。

6. 瘀血眩晕

有头部受伤或跌伤等病史。眩晕常伴眼黑及固定的疼痛之处，舌上或有瘀斑，脉象或沉或涩。

（二）论治

治疗眩晕一般均以风论治，采取息风的治则，当然在具体治法上又分调肝息风、镇肝息风、养肝息风等，临床常用的风药有钩藤、防风、全蝎、蜈蚣、白僵蚕、天麻等。

但是中医的治病原则是"治病必求于本"，上述之治"风"的原则，还是要与治"病本"结合起来才能有效，如补肾养肝以息风、化痰降火清热以息风、祛瘀活血调肝以息风等等。

治疗眩晕虽然多以治"风"为原则，但还要结合病人具体情况来辨证立法。例如痰浊盛者要结合化痰，甚则再结合健脾；肝阳上亢者要结合舒郁平肝，甚则再加潜阳等。另外还要注意疾病的转变从化，如肝郁不舒，若治疗不及，可转变为肝阳上扰；肾阳不足也可转化为阴阳俱虚；痰浊壅盛者，如发生在阳性体质的人，可从阳化热而成为痰火上犯证，如发生在阴性体质的人，可从阴化寒而成为中湿不化脾阳受阻之证。对这些转变、从化的情况要有所预见。有的患者本为痰浊为患用了二陈汤加味治疗，但其为阳性体质，因用药偏温，复诊时已转化为痰热证。类似这类的变化，都要随时注意，所以说："圆机活法，存乎其人。"今把临床常用的治法与方药分述如下：

1. 肾虚眩晕

肾阴阳俱虚（一般说肾虚）的眩晕可采用桂附八味丸加息风药：生地黄15~20g，熟地黄 15~20g，山茱萸 10g，山药 15g，茯苓 20g，泽泻 15g，牡丹皮10g，制附子 6~10g，肉桂 5g，防风 9~12g，钩藤 15~30g，天麻 12g，全蝎 6~9g，蜈蚣 2~3 条。

偏阴虚者，可用六味地黄汤加味：生地黄 20g，山茱萸 10g，山药 15g，茯苓20g，泽泻 12g，牡丹皮 10g，防风 12g，潼蒺藜 10g，白蒺藜 10g，杭菊花 10g，地骨皮 10g，龟甲胶（烊化）6~9g，全蝎 6~9g，蜈蚣 2~3 条。

偏阳虚者可用六味丸加味：生地黄 15g，熟地黄 15g，山茱萸 10g，山药15g，茯苓 20g，泽泻 15g，牡丹皮 10g，附子 6~9g，肉桂 6g，淫羊藿 10g，补骨脂 12g，紫河车 6~9g，仙茅 6~9g，甚者可加鹿茸粉（分冲）1~2g。

2. 体虚（气血两虚）眩晕

十全大补汤加味：党参 10g，白术 10g，茯苓 12g，炙甘草 6g，陈皮 10g，黄芪 12g，当归 10g，白芍 12g，熟地黄 12g，川芎 3~6g，肉桂 5g，防风 10g，钩藤 20g，菊花 10g。眩晕甚者，可再加全蝎 6~9g，蜈蚣 2~3 条，天麻 6~9g，僵蚕 10g。

气虚为主者，补中益气汤、四君子汤加味。

血虚为主者，人参养荣汤加味：人参 3~9g，白术 10g，白芍 12g，黄芪 12g，当归 10g，茯苓 10g，熟地黄 12g，甘草 5g，陈皮 10g，肉桂 3~6g，远志 10g，五味子 6g，防风 12g，钩藤 20g，天麻 10g，全蝎 6g。

3. 肝阳眩晕

治法：养肝息风或镇肝息风、柔肝息风。

（1）镇肝潜阳息风：用于性急易怒，性情暴躁，脉弦有力者，如镇肝息风汤。

（2）养血调肝息风：用于肝阴不足，肝阳亢旺者，加味柴胡饮：柴胡 6g，生白芍 12g，当归 9g，陈皮 3g，甘草 3g，生石决明 30g，防风 9g，生龙骨 30g，生牡蛎 30g，天麻 10g，钩藤 20g，生地黄 15g。

（3）柔肝养阴息风：用于肝气郁滞，悒悒不乐，加味逍遥散：当归 10g，白芍 12g，白术 10g，柴胡 10g，云苓 15g，甘草 3g，生姜 3 片，薄荷（后下）3g，防风 10g，钩藤 20g，香附 10g，黄芩 10g，全蝎 6g，生白芍 10g。

（4）平肝潜阳，清火息风：用于肝阳化火者，天麻钩藤饮加味：天麻 10g，钩藤 20g，生石决明（先煎）30g，黄芩 10g，栀子 6g，牛膝 9g，杜仲 15g，桑寄生 20g，夜交藤 10g，茯苓 20g，菊花 10g，白蒺藜 10g，夏枯草 15g，防风 10g，全蝎 6g。

4. 痰浊眩晕

痰浊由脾运不健而湿聚成痰，但日积久远，则痰浊壅盛而为患，所以治痰浊之法应是燥湿祛痰，佐以健脾化湿。常用药方有：

（1）加味二陈汤：制半夏 10g，化橘红 12g，茯苓 15g，炙甘草 3g，细辛 3g，苍术 6g，防风 9g，川芎 3~5g。

（2）半夏白术天麻汤：二陈汤加白术健脾化湿，祛痰生之源，天麻化痰祛风除晕而润，既祛风又润燥不伤阴。

5. 痰饮眩晕

治以健脾助阳，利湿化饮，仲景常用方为苓桂术甘汤：茯苓、桂枝、白术、炙甘草。以白术、茯苓健脾化湿，以桂枝助脾阳以化痰饮，甘草和中益脾。临证可加防风，风可燥湿；加钩藤以祛风、除晕；加天麻祛风除晕而不燥，则成标本兼顾之方。如湿盛饮多者，可加重茯苓之用量，再加泽泻泻水化湿，加车前子利湿不伤阴；如兼肝阳上亢者，还可加生赭石、生牡蛎以镇肝潜阳。

6. 瘀血眩晕

最常用的治法是行血治瘀佐以理气（气行则血行，血行风自灭）。最常用的药方是：通窍活血汤（见头痛篇）。

三、名医要论

徇蒙招尤，目瞑耳聋，下实上虚，过在足少阳、厥阴。(《素问·五脏生成》)

肝风上攻，必致眩晕。(《严氏济生方》)

痰饮眩晕证，胸前饱闷，恶心呕吐，膈下辘辘水声，眩悸不止，头额作痛，是痰饮眩晕之证也。(《症因脉治》)

凡肝脉溢大必眩，宜预防之。(《医学入门》)

上实者治以酒大黄，上虚者治以鹿茸汤。欲荣其上必灌其根。乙癸同源，治肾即治肝，治肝即息风。(《陈修园医书十六种》)

四、验案

病例 1 赵某某，女，47 岁，干部。初诊日期：1973 年 6 月 8 日。

问诊：主诉头晕、失眠，血压低已两三年。

两三年来，经常头晕、失眠、食纳不香，饮食量少，大便干燥，数日才 1 行，精神不好，倦怠乏力。经过几个医院诊治，均诊断为低血压（78/50mmHg），经治疗未效。又经中医诊治，投以补中益气汤，服用多剂，诸症不减，血压不升。性情急躁。

望诊：发育正常，营养稍差，面色略黄，无光泽，舌苔正常，舌质润。

闻诊：言语、声音基本正常，呼吸亦调匀。

切诊：两手脉象均略细，余未见异常。

辨证："诸风掉眩皆属于肝"，症见头晕久久不愈，知病在肝。观其面黄、脉细、易急躁，知为血虚肝旺，肝风上扰。血虚不能上荣心，心神不守而失眠。肝旺害胃，中运不健而食欲不振，大便干而少。四诊合参，诊为血虚肝旺而致眩晕、失眠之证。

治法：养血潜阳，柔肝息风、育心安神。

处方：

生白芍 12g	生龙骨（先煎）24g	生牡蛎（先煎）24g
当归 9g	钩藤 21g	珍珠母（先煎）24g
龙齿（先煎）21g	制香附 9g	炒黄芩 9g
远志 9g	柴胡 3g	甘草 4.5g
全瓜蒌 30g		

水煎服，6~10 剂。

方义：本方以白芍养血柔肝，生龙牡敛纳潜阳，为主药。当归补血养肝，钩藤平肝息风，香附疏肝理气，黄芩清肝除热，为辅药。珍珠母、青龙齿育心阴、安心神，远志交通心肾，瓜蒌降气润燥而通大便，甘草甘缓调中而和胃，为佐药。柴胡入肝胆升少阳清气，为使药。

追访（1973 年 7 月 30 日）：上方服用 6 剂后，即能安然入睡，头晕消失，继续服药，食欲增加，大便亦正常。服药 20 多剂后，血压 100/70mmHg，体重亦增加，现已增加体重 9kg。如工作累、睡不好时，就照原方买几剂，一吃药即能睡好。现在工作效率明显提高。面色红润，血压正常，与初诊时，判若两人。

病例 2 王某某，男，30 岁，沈阳人。北京某医院急诊观察室住院病人。会诊时间：1976 年 2 月 26 日。

问诊：主诉头晕、头痛、恶心 1 个月。

自今年 1 月 24 日无明显诱因突然头痛，按感冒处理后疼痛缓解。2 月 3 日再次发作，头痛比前加剧，伴有恶心、头晕。此后头痛呈进行性加剧，自觉实在难以忍受时则欲撞墙，呕吐不止，自 2 月 6 日至 9 日滴水未进。头痛时大汗淋漓，面色苍白，不敢讲话，神志有些不清。当时血压为（190~210）/（110~130）mmHg。查尿蛋白（+++）。当时某医院诊断为恶性高血压，经治疗无效。2 月 12 日，小便时突然晕倒。2 月 17 日来北京。2 月 18 日在北京某医院测血压为 170/111mmHg，服西药治疗。2 月 20 日血压突然降至 100/60mmHg，排尿时仍有晕倒现象(当时被陪人抱住，未跌倒)。2 月 23 日收住于急诊观察室。做肾图检查：双肾功能极差。胸部 X 线透视：心肺未见异常。眼科会诊：双眼高血压视网膜小动脉痉挛。2 月 24 日，集体讨论，考虑：①肾性高血压（恶性）；②嗜铬细胞瘤待除外。继续服用降压药。头晕与体位有明显关系，站立时则头晕眼黑而致晕倒。站立时血压较卧时为低。今夜 12 时因起立排尿时，感到头晕不能支持，即赶紧躺倒在床上往裤中排尿，自己虽知道正在往裤中排尿，但因头晕、难受而不能自止。后头部不适，颈项部发紧、向后紧张、自感烦热，不怕冷，尿清长。

望诊：发育正常，面色较苍白，舌苔白。卧床而不敢起立。有焦虑害怕神情。

闻诊：言语清楚，语调稍低。

切诊：胸腹未见异常，腰部两侧有叩击痛，右侧明显，脉象弦，趺阳脉尚好。

辨证：督脉行于人体之后往上行，足太阳经亦行于背后而上头部，手阳明经上肩、出髃与太阳经会于大椎。《素问·骨空论》中说："督脉为病，脊强反折。"《金匮要略》论痉病时说："太阳病，发热汗出，而不恶寒，名曰柔痉。"痉者，项背急也。此病人头痛、头晕、颈项部向后背发紧而急，故知为督脉、太阳经之病，并波及于阳明之经。督脉督管一身之阳气，阳气不振，气化不利，经络不和，营卫失调，故欲作柔痉而项背发紧。阳虚故尿清而长，不能自止。督脉和足太阳经均与肾脉相通，肾虚故见脑转头晕、尿出、腰痛诸症。《金匮要略》说："夫痉脉，按之紧如弦，直上下行。"今病者六脉皆弦，故四诊合参诊为督脉、太阳二经阳虚欲作柔痉之病。

治法：助阳气，和营卫，益肾督。

处方：

桂枝 9g	葛根 30g	羌活 6g	鹿角霜 9g
白芍 12g	桑寄生 30g	续断 12g	制附片 3g
钩藤 15g	天花粉 15g	川木通 6g	

水煎服，6 剂。

方义：本方综合瓜蒌桂枝汤、桂枝加葛根汤、桂枝加附子汤之意，再加升助督阳之品而组成。方中以桂枝通助太阳、督脉之阳气，葛根解阳明经项背之紧急，为主药；羌活、鹿角霜升助督脉阳气，附片振奋全身阳气，为辅药。桑寄生、续断补肾而益督，钩藤祛风而治晕，白芍配桂枝和营卫，栝楼根（天花粉）生津，涵养筋脉，为佐药。木通宣通血脉，为使药。

二诊（3 月 4 日）：服药后，头晕明显减轻，颈项强紧之状也减轻，未再尿裤，尚口渴，喜冷饮，腰痛，腿软，尿多。舌苔根部发黄，脉象略弦。药已合宜，病情减轻。观其腰痛、腿软、尿多，知为肾虚。其口渴，喜冷饮，实为尿多及以往汗出淋漓津液耗伤所致，并非实热之证，故仍守前法，去天花粉、木通，易以生地黄、石斛等，加强补肾养液之力。

桂枝 9g	葛根 24g	羌活 6g	鹿角（镑）9g
桑寄生 30g	续断 15g	附片 6g	覆盆子 12g
生地黄 12g	石斛 12g	白芍 12g	钩藤 15g
生麦芽 12g			

水煎服，6剂。

附：病程日志择录：3月5日：肾区叩击痛减轻，腰痛较前好转。血压较前稳定，体位性差异已无（卧时血压 132/80mmHg，立时血压 130/84mmHg）。告嘱家属准备出院。3月8日：腰不痛但酸，右侧肾区叩击痛不明显。3月10日：自昨天开始，食欲好转，1日约食300g。

三诊（3月11日）：病人已能自己走到大门口，来回走亦不头晕，后头部不适及项紧亦均消除，已无明显自觉症状，食纳增加，1日约400~500g。精神、面色均转佳。舌苔根部微黄。脉象沉、略弦。血压稳定在（140~150）/（90~100）mmHg。法药合拍，病已近愈，再守原法，稍事出入。

桂枝 9g	葛根 24g	羌活 6g	鹿角（镑）9g
桑寄生 30g	续断 15g	制附片 5g	覆盆子 9g
生地黄 12g	白芍 12g	钩藤 15g	生薏苡仁 15g
炒山药 15g	生麦芽 12g		

水煎服，6剂。前3日，每日1剂。后3日，隔日1剂。可以出院。

次日病人出院，与陪来之人等高高兴兴回沈阳而去。

附注：治疗期间曾服用一些西药如呋喃妥因、氯霉素等消炎药，主要是使用中药。

五、与西医学的联系

西医学认为，眩晕是一种症状，是机体对于空间关系的定向感觉障碍或平衡感觉障碍，是一种运动错觉。病人感到外环境或自身在旋转、移动或摇晃。在发作时常伴有站立不稳、易倾跌、行走有偏向、恶心、呕吐、出冷汗、面色苍白等症状。

眩晕可包括3种不同的感觉：①真性眩晕：往往由于前庭功能障碍，这种眩晕在站、坐、卧时都持续存在。②平衡障碍：一种走路不稳或不踏实感，难以站立或行走。③头重脚轻，似乎自己的头部和周围物体，晃动浮动感。

病人常把运动性共济失调、精神运动性发作、癫痫等都说成是眩晕。所以必须详细询问病史，进行体格检查和神经系统检查，以确定是否有眩晕。

1. 病理生理要点

机体维持平衡和定向、定位主要依靠视觉、本体觉（肌腱、关节中）及前庭平衡觉的协同作用而完成。前庭系统损害时，自主神经系统功能紊乱，眩晕常伴恶心、呕吐、出冷汗、血压降低、心率加快等等。

2. 病因分类

眩晕的病因分类虽有多种，但临床最适用的、结合解剖部位分类的方法有2种：

（1）前庭系统性眩晕：如耳源性病变（包括梅尼埃病），前庭神经病损，脑干病变，小脑病变，大脑病变，颈体病变。

（2）非前庭系统性眩晕：如眼性眩晕，心血管病变，血液病变引起的眩晕，全身中毒性、代谢性、感染性病变，神经官能症自主神经功能失调。

3. 诊断

（1）详细的询问病史非常重要。

（2）检查：①内科检查，②神经系统检查，③耳科检查，④听力检查，⑤前庭功能检查，⑥其他检查。

（3）辅助检查：头部 X 线像，内听道 X 线像，颈椎正侧位像，脑脊液，必要时做头颅 CT 和 MRI 检查。

4. 经验

对任何一位主诉为眩晕的病人，临床医师应从以下3个方面来分析：

（1）鉴别是前庭性眩晕（耳源性眩晕）还是非前庭性眩晕。前庭性有环境或自身旋转感，伴有恶心、呕吐、脸色苍白、出冷汗等。非前庭性者无上述特点，病人多主诉头昏、头胀、头重脚轻、脑内转动等，一般无恶心、呕吐、脸白、出冷汗等自主神经反应。

（2）如果已判定是前庭性眩晕，还要鉴别是中枢性还是周围性的。要根据眼震图试验和 BAEP（脑干听诱发电位）做鉴别。

（3）不论是哪种眩晕都要做进一步辅助检查，以明确原因。作为中医师，可转请神经科会诊或转神经科诊治。

引起眩晕的常见病，一是梅尼埃为内耳迷路的膜迷路积水，属耳科疾病，多数有复发性，间歇期有长有短，有的数月一发，有的一两年犯 1 次。本病的发病原因还不太清楚；二是脑科疾病，脑或神经肿瘤，药物中毒等。

真正来找中医诊疗的多是梅尼埃病，患者常是已经西医院确诊，但因时常复发来找中医治疗。所以这里仅谈谈该病的中医治疗。

梅尼埃病因有呕吐、恶心、眩晕，中医多辨证为痰浊壅盛，风痰上扰证，多从风痰上扰论治，我的经验是用温胆汤加味，效果颇佳，可资参考。处方：

半夏10g，化橘红12g，茯苓20~30g，炙甘草3g，炒枳实10g，竹茹6g，生石决明（先下）30g，钩藤30g，防风10g，南红花10g，天麻12g，生龙骨（先下）30g，生牡蛎（先下）30g。还可临证加减，如肝火旺者可加黄芩，气郁者加香附，胃脘满闷者加厚朴。

另外对眩晕病人，还应注意有无高血压等全身疾病。至于其他主诉眩晕的疾病，除应劝其到西医院详细检查有无器质性病变，看能否去其原因外，还可以根据前述中医辨证论治方法进行治疗，往往能取得理想的疗效。

六、体会

中医治疗眩晕要注意从整体观念出发，虽然中医对眩晕常从肝主风论治，但疾病常因五脏互相影响，证候有虚实不同，实可以转虚，虚可以转实，实又有痰、火、瘀、气之不同，故必须详细辨认以何证为主，治病必求于本，不可只用祛风药，仅仅对症处理。同时还要了解患者有无高血压或低血压等。要从整体出发，全身辨证，不可执一。例如验案第一例为低血压，第二例为急性高血压，两例都是从整体出发，详细辨证而治愈的。眩晕愈后，血压也稳定了，以实践再次证明了整体观念的重要性及辨证论治的艺术性。我们除大量临床外，还应熟读经典著作和历代医家经过长期实践而积累的宝贵经验和对本病的论述，才能提高临床疗效。

肝阳上亢（扰）之证，临床较为多见。

感　　冒

感冒是人体感受了风寒之邪而引起的以头痛、鼻塞、流涕、喷嚏、恶寒、发热、咳嗽等为主要临床表现的常见外感疾病。虽然常年都可发病，但以春季、初冬较为多见。

感冒之病，有轻有重，所以有人患了轻度感冒而自己认为是伤了风、受了寒而不去治疗，自己喝点儿姜汤水，发点儿汗，也可以渐渐得愈，但这不是好办法，应该请医生诊治，以免留有后遗症。

由于人体素质的不同，所处地区不同，所受风寒的程度不同，所以感冒病又可以表现为风寒证、风热证或温病等，有的患者可能夹湿，有的可能夹暑，有的甚至可夹有几种兼证，所以患感冒时应及时请医生诊治。"万病皆从感冒起，感冒不治可成痨"这样的警告，就是提示人们得了感冒要及时治疗。

"感冒"一名，始见于宋代。本病与"伤寒"不同，感冒外邪侵入较浅较轻，只犯及皮毛，所以也称伤风；"伤寒"则寒邪深入经络，遍传全身，或专主某经，甚至危及生命。

无论感冒或伤寒都以"早治为好"，这是要提醒病家注意的。

如果在春冬季节，好多人都患感冒病，并且越来越多的人患同样的感冒症状，则称为"流行性感冒"，更应及早防治。

一、病因病机

1. 素体虚弱

体虚卫外之气不足，遇到大风降温或意外之寒气，易感受风寒之邪，而生感冒。

2. 风寒袭表

风寒之邪袭人肌皮，皮毛束闭，而产生风寒表证，成为风寒感冒。

3. 劳动后受风

身体虽然强壮，但在劳动工作之时，劳累出汗，皮毛开张，如此时脱换衣服，风寒之邪往往乘此袭人，可使人得感冒之疾。

二、辨证论治

1. 风寒表证

头痛，项僵，发热，恶寒，鼻塞流涕，咳嗽，咯白痰，喜暖，畏冷，无汗，舌苔一般无大变化，脉象或浮或滑。治法辛温解表，发微汗则愈。常用方如香苏饮、藿香正气散、荆防解表汤等，随证加减。

（1）香苏饮：木香、藿香、防风、苇根、生姜、大枣，水煎服。

（2）藿香正气散：藿香、防风、陈皮、白芷、生姜、大枣，水煎服。

（3）荆防解表汤：生荆芥、防风、紫苏叶、香附、川芎、白芷、生姜、大枣，水煎服。

以上三方，服药后可卧床盖上棉被，出些微汗，发小汗的时间可长些，但不可发大汗。若发汗太大，病必不解，过几小时后，还会发热（体温又高）。

（4）单方验方

①生姜15g切碎，用水煮10分钟（可加红糖15g），去滓顿服，服后取小汗出。

②大葱白约3~6cm长一段，生姜10g，红糖6g。前两种用刀切碎，煎水100ml，顿服，服后盖棉被，取微汗出，出汗时间可长些，但不可出大汗。

2. 风热表证

以发热（体温可达38℃以上）为主要症状，但恶寒（怕冷）不明显，鼻塞流涕，头痛咽干（或痛），口渴（欲多喝水）舌苔或见黄苔，或白苔，或白苔上浮有黄色，脉象多见数象（浮数或滑数有力）。此证之治，应用辛凉解表法，常用方如银翘散、桑菊饮、薄荷芦根汤等随证加减。

前两方见风温证。

薄荷芦根汤（自拟经验方）：薄荷6g，芦根15g，煎水100ml。服后取汗。

3. 伤风咳嗽证

头痛，鼻塞，咳嗽，声音发闷或声哑，咯白痰（或兼些微黄），胸闷，无汗恶寒，喜暖，舌苔薄白，脉象浮滑或滑略数。此证治法为宣肺解表，常用方如止嗽散、杏苏饮等随证加减。

（1）止嗽散：桔梗、荆芥、紫菀、百部、白前、甘草、陈皮，共为末，每服9g，开水调服。

（2）杏苏饮：杏仁、紫苏叶、半夏、茯苓、前胡、苦桔梗、枳壳、甘草、生姜、大枣。水煎服。

（3）经验方：麻黄6g，杏仁10g，炒紫苏子10g，炒莱菔子10g，炒白芥子6g，半夏10g，化橘红12g，紫菀15g，枇杷叶15g，生姜3片。水煎服。

4. 风温证

头痛，微恶风寒，身热，自汗，口渴或不渴而咳，午后热甚，舌苔无大变化，脉象两寸独大，余脉动数。此证属于温病范畴，如恶寒甚者，可投以桂枝汤，调和营卫，温散风寒。如不恶寒但恶热者，千万不可投以辛温之桂枝汤，应投以银翘散、桑菊饮等辛凉解表、轻清透散之剂。

（1）银翘散：金银花、连翘、苦桔梗、薄荷、竹叶、生甘草、荆芥穗、淡豆豉、牛蒡子。水煎服。

（2）桑菊饮：杏仁、连翘、薄荷、桑叶、菊花、苦桔梗、甘草、芦根。水煎服。

（3）辛凉清解汤（笔者经验方）：桑叶10g，菊花10g，薄荷（后下）6g，苦桔梗5g，牛蒡子10g，金银花10g，连翘10g，玄参10g，生甘草3g，绿豆衣9g，芦根15g。水煎服。

5. 老人、虚人感冒证

头微痛，头昏，周身不适，似发紧似痛，咳嗽，咯白痰，无汗，恶寒，舌苔正常，脉象略数（或兼浮意）。老人和虚人患感冒，理应发汗解表，但因年老体弱，尤要注意发汗不可伤正。常用方有参苏饮，可随证加减应用。

参苏饮：木香、紫苏叶、葛根、半夏、前胡、人参、茯苓、枳壳、生姜、大枣。共为粗末，每用12g，水煎服。

三、名医要论

六气袭人，深者为中，次者为伤，轻者为感冒。(《医方考》)

风邪袭人，不论何处感受，必内归于肺。(《杂病源流犀烛》)

更衣脱帽，沐浴当风，皮毛之间，卒然受邪，内舍于肺者，外因也；衣被过厚，上焦郁热，内热生风，似乎伤风者，内因也。(《证治汇补》)

伤风恶风，伤寒恶寒，犹伤酒恶酒，伤食恶食也。(《医碥》)

治外感如将，兵贵神速，机圆法活，去邪务尽，善后务细，盖早平一日，则人少受一日之害。(《医贯》)

治疗伤风，当以当地风土、时序、人事三者作为考虑治疗的基础。(《菊人医话》)

凡人有感冒外邪者，当不时即治，速为调理，若犹豫隐忍，数日乃说，致使邪气深入，则难为力矣。(《景岳全书》)

四、验案

李某某，女25岁，中日友好医院职工。初诊日期：1985年2月15日。

问诊：主诉近3天来，因着凉而恶寒发热（38℃），头痛，无汗，微有咳嗽，周身疼痛，懒倦无力，无口渴、咽痛，大便正常，月经正常。

望诊：神情倦怠，舌苔薄白略浮有微黄苔。

闻诊：言语正常，神智清楚，略有声重。

切诊：胸、心、肺、肝、脾、腹均未发现异常，脉象略浮滑。

辨证：病由着凉引起，恶寒发热，身痛无汗，四诊合参，诊为感冒病风寒表证，治拟辛温解表之法。

处方：荆芥 10g　　防风 10g　　　紫苏叶（后下）5g　　川芎 3g

　　　羌活 10g　　独活 10g　　　炙麻黄 5g　　　　　杏仁 10g

　　　生姜 3 片　　大枣 4 枚

水煎服，3 剂。

嘱服上药后，卧床盖被，取微汗出，时间长些，汗后注意不可再受凉；体温正常后，则只服药，不必卧床取汗。

二诊（2 月 19 日）：服上次药后，第 1 剂药，如法取微汗出，次日体温正常，全身已不痛，尚有些咳嗽吐白痰，余感渐渐正常，已上班，今日再来治咳，以免遗留支气管炎。诊其脉平平，舌苔正常，面色正常，声音正常。再投以宣肺止咳之药方：

炙麻黄 6g　　　杏仁 10g　　　　制半夏 10g　　　化橘红 10g

茯苓 15g　　　炒紫苏子 10g　　炒莱菔子 10g　　炒白芥子 6g

紫菀 15g　　　枇杷叶 15g

水煎服，3 剂。

随诊（2 月 25 日）：上方又服 3 剂，咳嗽已愈，现已上班工作。

五、与西医学的联系

近些年来出版的内科书籍中，一般都无感冒（普通感冒）专篇的介绍，但有流行性感冒（简称流感）的论述。故此，本篇仅就流感（流行性感冒）的一些内容，加以介绍。

流行性感冒简称流感，是流感病毒引起的急性呼吸道传染病。本病通过飞沫传播，传染性强。临床特点为起病急，发热，头痛，全身酸痛，疲软无力，而呼吸道症状一般较轻。婴幼儿、老年人及体弱者，易并发肺炎及其他病症。

本病的发病机制为流感病毒进入上呼吸道在纤毛柱状上皮细胞内进行复制，借神经氨酸酶的作用释放至黏液中，又侵入其他细胞引起感染蔓延。其病毒毒素对全身器官有广泛的毒性作用，老年人、婴幼儿易发流感病毒性肺炎与继发性细菌感染。

本病潜伏期 1~3 天，最短者数小时。根据临床表现可分为：

1. 单纯型流感

急性起病，畏寒发热，体温可达39℃~40℃，有明显的头痛、全身痛，乏力，鼻塞、流涕、咳嗽、咽痛，少数病人有腹泻，大便呈水样。发热一般在 2~3 天内减轻，多数症状可在 1 周内消失，但全身体力的恢复，有的需要 10 天或两三周。老年、体弱者可持续到数周才能恢复。

轻型者，类似普通感冒，一般病程在 2~3 天，即渐恢复。

2. 肺炎型流感

此型较为少见。主要发生于老年人、婴幼儿及有心、肺、肾慢性疾病者，或应用免疫抑制剂治疗的患者。初起时症状与单纯型流感差不多，但 1~2 天后，病情很快加重，持续高热、咳嗽、血性痰、胸痛，气促患者 X 线检查，双肺可见弥漫性结节阴影，以近肺门处较多。痰培养无常见的病原菌生长，痰内易分离出流感病毒。特别严重的患者，多在 5~10 日内，发生呼吸与循环衰竭而死亡要注意本型流感常并发继发性细菌性上呼吸道感染、继发性细菌性气管炎和支气管炎及继发性细菌性肺炎等。

3. 胃肠型和中毒型

少数病人以腹痛、腹泻等胃肠道症状为主要表现，此型称为胃肠型流感。中毒型者，极少见，主要表现为高热，循环功能障碍，也可引起脑炎、脑膜炎等神经系统症状。

此外，流感病毒还可导致心肌炎、心包炎、肌炎及 RETE 综合征等。

实验室检查：①血象：白细胞正常或减少，淋巴细胞相对增多。如合并细菌感染时，白细胞及中性粒细胞可增多。②病毒分离：发病 3 天后取咽含漱液或鼻咽拭子作病毒分离。③细胞学检查：鼻甲黏膜印片或鼻咽部涂片染色检查可见柱状纤毛细胞病变及胞质内的嗜酸性包涵体。用单克隆荧光抗体检查流感病毒抗原，特异性好，阳性率较高，有助于早期快速诊断。

西医治疗本病一般从以下几方面入手。

（1）一般治疗：呼吸道隔离 1 周或至症状消失，卧床休息，多饮开水。注意鼻、咽、口腔清洁。

（2）对症治疗：酌情选用解热镇痛剂。高热病人，饮食减少，应根据入量不足而补液。

（3）抗病毒治疗：金刚烷胺和甲基金刚烷胺可阻断甲型流感病毒的复制，病初 48 小时内用药，可缩短病程，预防感染向下呼吸道蔓延，减少肺炎的发生率。成人每次 100mg，每日 2 次，儿童每千克体重 4~5mg（每日量），可用 3~5 天。这些药副作用有口干、头晕、嗜睡、失眠和共济失调等，停药后则消失。甲基金刚烷胺用量与上药相同，但副作用比上药明显降低。

（4）利巴韦林：对甲、乙两型流感均有效，用 5mg/ml 溶液滴鼻，或雾化吸入可缩短排毒时间并改善症状，但口服效果差。

六、体会

（1）中医学对感冒的辨证论治比较详细，治疗效果也很可靠，所以中医学者，要深入理解中医的辨证论治，打好中医理论基础，熟练地运用辨证论治。

（2）流行性感冒流行时，中医学还要熟练地运用温病学中关于瘟疫病的理论进行辨证论治。

（3）中医学预防瘟疫流行的方法很多，需要深入钻研。新中国成立后，我们有预防和治疗乙型脑炎、麻疹后肺炎、非典型性肺炎等的经验，均可借鉴。

咳　　嗽

咳与嗽，在中医文献中有一定的区别。有声无痰叫作咳，有痰无声叫作嗽，有痰有声叫作咳嗽。但是也有不主张这样区分的，例如金元四大家之一的张子和先生就认为咳嗽是一证。从临床实际来看，咳、嗽大多互见，所以一般都通称咳嗽。

咳嗽是临床上常见的症状之一，并且常与其他症状同时并见，也不是只患肺病才发生咳嗽，如《素问·咳论》开篇即说："五脏六腑皆令人咳，非独肺也。"说明咳嗽之证包括甚广，牵涉面也很大。治疗咳嗽也必须是用辨证论治的治病方法，寻求其因，治疗其本，兼顾其标，进行全面彻底的治疗。如果不辨证论治而只是用一些镇咳、止嗽的药物对症治疗而不治其本，轻则迁延难愈，重则病情加重，或成痨瘵之疾。

中医治疗咳嗽的理论与方法非常丰富，常能收到满意的疗效。所以本书专把咳嗽立为专篇，进行临床辨证论治等各方面的探讨。

一、病因病机

引起咳嗽的原因很多，归纳起来却不外内伤、外感两大类，如张景岳先生云："咳嗽之要，止惟二证……一曰外感，一曰内伤而尽之矣。"现分述如下。

（一）外感因素

1. 风
若伤于风邪，风邪犯肺，肺气失宣，可令人咳。

2. 寒
肺主皮毛，最易受风寒，若冬季伤于寒，或入寒冷之室，或天气骤冷，形寒伤肺则能令人咳嗽。

3. 暑
夏季受暑，暑热伤肺（金受火刑），可令人咳嗽、少气。

4. 湿
骤受雨淋，或坐卧湿所，或久着湿衣，皆可伤湿而咳。

5. 燥
肺恶燥，燥邪伤肺，肺失清肃，能令人咳。

6. 火
肺属金，火克金，若火热刑金，则令人咳嗽。

（二）内伤因素

1. 情志怫郁
情志不遂，久膹郁火，火上乘肺而令人咳。

2. 饮食劳倦
劳倦可以伤脾，脾为肺之母，脾气受伤，土不生金，可致咳嗽。如《医学入门》说："劳倦伤脾，咳而短气无力。"

3. 房室劳损
房事过度而伤肾，肾为肺之子，子病累母可致咳嗽。

4. 嗜酒厚味
膏粱积热，酒客湿火致积热伤肺而咳。金元医家张从正先生说："富贵之人一切涎嗽，是饮食厚味热痰之致然也。"

5. 瘀血内阻
跌仆损伤，瘀血阻络，或过度努挣而伤肺络，皆可致人咳嗽短气。

内伤因素所致伤肺者，还有肺痿、肺痈、痰饮等病，均可引起咳嗽，可参阅各专篇，兹不赘述。

引起咳嗽的原因很多，非限于肺也，但"肺之动变为咳"，所以《素问·咳论》说咳嗽"无不关乎肺"，就是说病邪影响到肺，肺气宣发、肃降失职，气道失利，均可引起咳嗽。

清代名医程国彭曾说：肺"譬若钟然，钟非叩不鸣，风寒暑湿燥火，六淫之邪自外击之则鸣，劳欲情志饮食炙煿之邪自内攻之则亦鸣，医者不去其鸣钟之具，而只磨锉其钟，钟岂能保乎。"可见在治疗咳嗽之前，了解其病因病机有多么重要。

二、辨证论治

（一）辨证

怎样来辨认和治疗这样多种的咳嗽呢？首先要分清外感咳嗽和内伤咳嗽。一般说来，外感咳嗽多为实证，内伤咳嗽多为虚证。但是外感咳嗽中并非没有虚证，有的可以由实证转化为虚证。内伤咳嗽中也并非无实证，甚至有些内伤咳嗽绝对不能使用补药。

其次是要辨有痰无痰。痰多的多为有湿，干咳无痰的多为肺燥或内伤耗津。黄痰黏稠属热，清稀凉痰属寒。

还要结合其他症状辨证。一般说，兼有发热、恶寒、无汗、头痛者多为外感咳嗽，兼有喉痛、口渴者多为火热，兼有声嗄、咽干者多燥邪，兼有少气、气短者多为内伤。还要注意有些不常见的症状，如咳嗽时遗尿者为膀胱咳，咳嗽时矢气、遗屎者为大肠咳，等等。

然后再结合病史、舌苔、脉象、声音等全面地进行以整体观为主的详细辨证。抓住主证，才能立法，进行论治。兹将外感咳嗽与内伤咳嗽在临床上常见的证候分述于下。

1. 外感咳嗽

（1）风寒咳嗽：头痛鼻塞，或流清涕，发热，恶寒，无汗，咳嗽声重，痰白易出，舌苔或白，脉象浮或浮紧。

（2）风热咳嗽：常兼头痛，鼻塞，鼻孔发热，或患病之初稍有恶寒，痰黄黏，不易咯出，口渴咽痛，舌尖略红或舌边略红，舌苔薄黄或黄，脉象浮数。

风热咳嗽虽属热性咳嗽，但又与暑热和火热咳嗽不同。暑热者多见于夏季，兼有身倦，身微热，口渴，多汗，烦热，气短，面垢，苔黄，脉濡数。火热咳嗽则可兼口渴思冷饮，能饮，吐黄色黏稠痰，痰不易出，面红赤，咽干痛，尿少色深黄，大便干燥，舌红苔黄，脉象洪数或洪滑大。

（3）燥邪咳嗽：又可有热燥和寒燥的不同。热燥者可兼见咽干、鼻干、口唇干燥，痰少不易咳出，甚或痰中带少量血丝，声音嘶哑，口渴思冷饮，饮而不多，舌质红少苔，脉象细数或大而无力。寒燥者兼见口鼻发干，干咳少痰，唇干口燥，舌上或有白苔少津，脉象浮涩少力或细涩。

2. 内伤咳嗽

（1）气火咳嗽：急躁易怒，情绪不好时咳嗽增多，胁肋不适，面青，喜长吁，咳而少痰，食欲不振，口苦，尿黄，舌苔黄或黄厚，脉象弦或弦细数。

（2）痰湿咳嗽：咳嗽多痰，身重懒动，胃脘堵闷，或有泛酸漾水，夜间咳嗽偏多。因痰多而咳，大便溏软，舌苔白腻或厚腻，脉象滑或沉滑。本证须与痰饮咳嗽作辨别。

痰饮咳嗽多为老年人，兼有心悸、气短或腹中水声辘辘，冬季加重，痰多而清稀多泡沫，舌苔多不厚腻，脉象弦或滑细带弦。

（3）瘀血咳嗽：咳而胸闷、气短，或有固定之痛处，或吐痰兼有紫黑色小血块（一般如米粒），睡眠不稳，有外伤史或努伤史，舌上或有瘀斑或舌质发暗，脉象弦涩或沉涩。

（4）气虚咳嗽：此证也可称阳虚咳嗽，但习惯上常称气虚咳嗽。常兼见气短体弱，食思不振，吐痰清稀白色或觉痰发凉，咳嗽得温则减，遇寒加重，精神不振，少气懒言，四肢倦怠，大便溏软，舌苔多无大变化，少数也可有白苔，脉象虚软无力，或尺部沉细弱。偏脾肺阳虚者，常痰多而稀，食欲不振，大便溏泄，四肢无力，面色㿠白，舌有白苔，脉多濡软。偏肺肾阳虚者，肾不纳气（肾为气之根），也可致咳，其特点为咳引百骸，吸气不能深纳丹田，腰膝畏冷，自觉脐腹部似有冷气上逆而致咳，面色晦暗，尺脉沉、小、弱。

（5）阴虚咳嗽：下午咳多，干咳少痰，兼见五心烦热，两颧发红，或下午、前半夜有低热，盗汗，少眠，或痰中带血丝，舌质红，脉象细数。

（6）久咳叶张：中医理论有肺举叶张之说，肺本喜和降，今久咳而令肺气浮散，致肺叶张举不合敛而气逆不顺，使咳嗽更难治愈。此证多兼声嗄、气喘、胸闷、胸满等症，脉象可见寸长而弦滑等象。

（二）治疗

治疗总则：临床上外感咳嗽比内伤者多见，外感咳嗽中又以风寒咳嗽最多见（尤其是在我国北方地区）。其他暑、湿、燥、火等邪气也多与风寒互见，渐经传变、从化等而形成，不过是各有季节、体质、气候变化等不同的特点而临床表现各异而已。可见外感咳嗽具有共同点，因之治疗也有一定的共同规律。外感咳嗽的治疗，一般可分为以下3种情况：第一，发病初期多有表证存在，如恶寒、发热、头痛、身痛、鼻塞、流涕等。这时应以解表宣散外邪为主，外邪得到表散疏解后，肺气得宣，咳嗽自然减轻，此时最忌不知解表散邪，而一味地去止咳、镇咳，甚至用罂粟、乌梅、诃子等收涩药，致使邪气留连不解，使咳嗽变证百出。第二，咳嗽已数日（或更久些），表证或已解或尚存，或已出现半表半里之证，或有欲转里证之势，阳性体质之人则邪气有从阳化热之势，此时可出现咽干、口渴、咽痛等症。此时应用宣解外邪兼清化内热，或表里双解（清、宣同用）之法。第三，咳嗽已有一段时间，通过机体与病邪的斗争，有的可能化火、化燥等，此时治疗要注意除解表祛邪之外，同时要在药方中佐以润肺降火之品，与早期单用解表法有一定不同。

对内伤咳嗽，治法虽多，但也有共同之处，概括起来有三点：第一，治阴虚要以润肺育阴为主。第二，治阳虚要叫补肺气为主兼顾脾肾之气，尤其是出现寒湿等证时，不要专去治咳而应补其阳气而咳即止。第三，久咳成痨，渐变痨瘵咳嗽，此时可能气阴皆损，已非咳嗽篇之证，应按"痨瘵"篇所论进行辨证论治。

兹将咳嗽的治法归纳为七法，名曰治咳七法。今介绍如下。

1. 宣法

"宣"，有宣散发表、宣通郁壅、宣畅肺气、宣肺通窍等意。因为肺窍清虚，喜宣通而恶壅塞。如感受外邪，皮毛束闭，则肺气不得宣畅而致咳嗽。或因肝气不舒，七情郁结而致肺气郁壅，气机失畅，而致胸胁胀闷、气滞、咳嗽、痰不易出诸症。这都需用"宣"的方法，开"宣"肺气，舒畅气机。在"宣"法中，临床上常用的具体治疗方法为辛温宣化法。该法适用于治疗外感风寒，皮毛束闭，肺气不宣所致的咳嗽。常用方剂如杏苏散。

2. 降法

"降"，有肃降、降气、降痰、整肃下降的意思。肺喜清肃和降，苦气上逆，如有痰浊、瘀血、逆气阻滞于肺，使肺失去肃降的功能，可导致肺失清肃、气逆不降、肺气不利而引起咳嗽。对这种咳嗽须用降痰、祛瘀、肃肺诸法，使肺气整肃和降，其咳自止。常用的具体治法例如：

（1）降气化痰法：适用于肺气膹郁，痰浊不降，肺气失去肃降而致的咳喘。常用方如：①苏子降气汤：紫苏子、厚朴、陈皮、半夏曲、前胡、沉香、当归、甘草、生姜。②加味沉香降气汤：香附、陈皮、紫苏子、桑白皮、砂仁、沉香、桔梗、莱菔子、炙甘草。

（2）豁痰肃降法：适用于咳嗽多痰，胸闷懒食，痰涎壅盛诸症。常用方如：①三子养亲汤：炒紫苏子、炒白芥子、炒莱菔子。②加味半瓜汤：半夏、瓜蒌仁、贝母、桔梗、枳壳、知母、杏仁、橘红、葶苈子等。

（3）祛瘀肃肺法：适用于胸背部跌仆损伤、瘀血内阻所致的咳嗽。这种咳嗽往往久咳不愈，夜间较多，胸背受伤部隐痛等。常用方如：①桃仁散：桃仁、桑白皮、茯苓、橘络、紫苏梗、紫苏叶、槟榔。②加味当归饮：大黄、当归、苏木、生地黄、赤芍、桔梗、贝母。

降法最常用的药物有紫苏子、杏仁、桃仁、旋覆花、白前、沉香、半夏、川贝母、枇杷叶、瓜蒌仁、瓜蒌、地骨皮、槟榔、莱菔子、葶苈子、青礞石等。

3. 清法

"清"，有清泄肺热、清肺泻火、清燥肃肺等意。根据中医理论，肺喜凉润，畏热怕火，易为热邪所伤。邪热上犯，火热灼肺，或受燥热侵袭，肺体不清，肺失肃降的功能而发生咳嗽。这时须用清法清泄肺热，清肃上焦。常用的方法如：

（1）清热化痰法：适用于肺热痰多的咳嗽。症见咳嗽、咽痛、口渴、痰黄稠难出，便秘，脉数。常用方如：①清咽宁肺汤：桔梗、栀子、黄芩、桑白皮、前胡、知母、生草。②清肺汤：黄芩、桔梗、茯苓、桑白皮、陈皮、贝母、天冬、栀子、杏仁、麦冬、生甘草、当归。③清肺化痰汤：黄芩、栀子、桔梗、麦冬、桑白皮、贝母、知母、瓜蒌仁、橘红、茯苓、甘草。

（2）清燥养肺法：适用于肺燥咳嗽。症见干咳少痰、咽干、咽痒、少津，甚或痰中有少量血丝，舌干唇燥等。常用方如：①桑杏汤：桑叶、杏仁、沙参、象贝母、淡豆豉、栀子皮、生梨皮。②四汁膏：雪梨汁、藕汁、生萝卜汁、生薄荷汁，加糖慢火熬膏。

（3）清泻肺火法：适用于火热咳嗽。症见咳嗽声高，痰黄黏稠，甚或味臭，口渴牙痛，唇裂鼻干，咽喉肿痛等。常用方如：①二母宁嗽汤：生石膏、知母、贝母、栀子、黄芩、瓜蒌、茯苓、陈皮、枳壳、生草。可去陈皮加玄参。②清肺降火汤：陈皮、杏仁、桔梗、贝母、茯苓、黄芩、前胡、瓜蒌仁、生石膏、枳壳、甘草。可把陈皮改为桑白皮。③石膏散：生石膏、炙甘草共为细末，冷开水送服三钱。可酌加枇杷叶、贝母、桑白皮、桔梗、黄芩、栀子等。兼有大便秘结者，可重用瓜蒌，并把杏仁捣碎，同时加用生大黄、槟榔、元明粉等。

（4）清暑益肺法：适用于暑热伤肺，咳嗽气短，脉数烦热等症。常用方如：①加减洗肺散：天冬、麦冬、五味子、沙参、杏仁、桑白皮、枇杷叶、六一散。②加味玉露散：生石膏、滑石、寒水石、天花粉、生甘草、桑白皮、枇杷叶、麦冬、竹叶、五味子、桔梗。③清肺白虎汤：生石膏、知母、竹叶、党参、桑白皮、地骨皮、桔梗、甘草、乌梅。

清法最常用的药物有桑白皮、栀子、生石膏、寒水石、黄芩、知母、青黛、滑石、青果、桑叶、连翘、大青叶、板蓝根、山豆根、锦灯笼、芦根等。

4.温法

"温"，有温肺祛痰、温肺化痰、温肺理气、温阳化饮、温中化痰、温肾纳气等意。肺性本凉，易受寒邪侵袭。形寒饮冷、脾胃的寒邪也可以从胃脉上合于肺，而致脾肺俱寒产生咳嗽。脾肺阳虚，痰饮不化，也可导致咳嗽。肺与肾也有密切关系，肺主呼气，肾主纳气，肾阳不振，也可使肺中寒冷，肾不纳气而致咳喘。所以，对寒邪引起的咳嗽、气喘、吐稀痰涎沫等症，须用温法治疗。常用的具体方法如：

（1）温肺化痰法：适用于肺寒咳嗽，吐痰白稀或凉。常用方如：①温肺汤：干姜、半夏、杏仁、陈皮、甘草、细辛、阿胶、生姜、大枣。②八味款冬花散：桑白皮、紫苏叶、麻黄、款冬花、紫菀、五味子、杏仁、炙甘草。③苏子汤：苏子、干姜、桂心、人参、橘皮、茯苓、甘草等。

（2）温肺行气法：适用于肺寒、气机不畅而咳嗽上气、胸膈不利。选方如：①加减三奇汤：陈皮、桔梗、青皮、紫苏、半夏、杏仁、枳壳、厚朴、干姜、沉香。②九宝饮：陈皮、杏仁、麻黄、桂枝、桑白皮、薄荷、紫苏叶、大腹皮、甘草，酌加旋覆花、紫苏子等。

（3）温中化痰法：适用于形寒饮冷，脾肺俱寒，咳嗽吐凉痰稀涎。常用方如：①半夏温肺汤：半夏、茯苓、细辛、干姜、桂心、桔梗、陈皮、旋覆花、党参、白术、甘草。②加味理中汤：党参、白术、干姜、甘草、茯苓、半夏、陈皮、细辛、五味子、款冬花等。

（4）温肾纳气法：适用于肾虚寒不能温阳化气，寒邪上犯，肾虚不能纳气而产生的咳嗽气喘。症见吸气不能深纳丹田，呼气较难，夜间咳喘加重，腰膝畏冷，面色发暗等症。常用方如：①金匮肾气丸：熟地黄、山茱萸、山药、茯苓、泽泻、牡丹皮、肉桂、附子，可加五味子。②加味补肺汤：熟地黄、肉桂、人参、蜜炙桑白皮、紫菀、黄芪、五味子。③黑锡丹等。温法最常用的药物有白芥子、干姜、紫菀、款冬花、桂心、白蔻衣、百部、薤白等。

5. 补法

前人有"肺无补法"之说，意思是告诫后人治疗咳嗽不可骤用补法。故补法须在久咳肺虚，确无实邪之证时方可使用。肺虚又多与肾虚、脾虚兼见，更有阴虚、阳虚之分。所以治疗虚证咳嗽又需与"虚劳""痨瘵"的治法互相参看。兹仅简举数法如下：

（1）培补肺气法：适用于肺气虚的咳嗽。证见面白、气短、咳声低、言少声低、神疲、脉虚等。选方如：①补肺汤：党参、黄芪、紫菀、五味子、熟地黄、桑白皮、蜜少许。②黄芪汤：黄芪、白芍、麦冬、五味子、前胡、党参、细辛、当归、茯苓、半夏、大枣、生姜等。

（2）补阴保肺法：适用于肺阴虚咳嗽。证见潮热少痰、盗汗、颧红、夜间咽干口渴、声哑、痰中带血、脉细数等。选方如：①加味生脉地黄汤：沙参、麦冬、五味子、熟地黄、山药、山茱萸、茯苓、牡丹皮、泽泻、冬虫夏草、蜜紫菀。②宁嗽膏：天冬、白术、茯苓、百合、款冬花、百部、杏仁、贝母、紫菀、阿胶、饴糖、蜂蜜、熬为膏剂。

（3）补肾益肺法：适用于肾阴虚损而致咳嗽咽干，五心烦热，盗汗，干咳少痰，下午颧红，腰酸腿软，梦遗滑精，尺脉弱等症。选方如：①加减地黄汤：生地黄、熟地黄、山药、山茱萸、麦冬、川贝母、茯苓、炙甘草、牡丹皮、枸杞子、五味子、知母、地骨皮。②加减紫菀汤：紫菀、前胡、麦冬、天冬、桔梗、知母、百合、甘草、杏仁、生地黄、熟地黄、女贞子、阿胶等。

（4）补脾益肺法：适用于脾肺俱虚、咳嗽少食、短气虚怯、四肢懒倦。方如：①加味人参黄芪汤：人参、黄芪、白术、陈皮、茯苓、炙甘草、当归、五味子、麦冬、紫菀、款冬花。②加味白术汤：党参、白术、橘红、半夏、茯苓、贝母、炙甘草、前胡、附片、神曲等。

余如常说的益气养肺、生津保肺、培土生金等法，皆属"补"法范畴，兹不多述。收敛肺气之法，也有一定的补法意义，可适当结合运用，请参看第七法"收"法。

补法最常用的药物有黄芪、党参、人参、白术、山药、冬虫夏草、蛤蚧、石钟乳、甘草等。

6.润法

"润",有润养、濡润、润肺、润燥等意。肺性燥,燥邪最易伤肺。治肺燥须用生津养阴的药物,润养肺阴以除燥邪。常用的方法例如:

（1）甘凉滋润法:适用于温燥咳嗽,气喘咽痒,痰少难出,口渴,声嘎,脉细而数。常用药方如:①清燥救肺汤:桑叶、生石膏、甘草、麻仁、阿胶、党参、麦冬、天冬、杏仁、枇杷叶。②加减安嗽汤:天冬、麦冬、阿胶、黄芩、杏仁、五味子、生草、川贝母、桑白皮、梨皮、天花粉、蜜枇杷叶等。

（2）养阴润肺法:适用于肺燥阴虚,津液不布所致的咳嗽。证见声哑,干咳,盗汗,口渴,饮水不解渴,甚或咯少量血丝,口鼻干,皮肤干燥,脉涩等。常用方如:①紫菀散:蜜紫菀、阿胶、白人参、麦冬、川贝母、甘草、茯苓、桔梗、五味子,可加玄参、地骨皮。②二冬汤:天冬、麦冬、蜂蜜等,熬膏服用。

（3）甘寒生津法:适用于热病以后,热伤肺胃阴分,证见咳嗽少痰,口渴引饮,唇舌干燥,食少便干,消瘦,四肢倦怠,饭后迟消,舌红瘦,苔剥脱,脉细数等。选方如:①沙参麦冬汤:沙参、麦冬、玉竹、生甘草、桑叶、生扁豆、天花粉。②玄霜雪梨膏:雪梨汁、藕汁、生地黄汁、麦冬汁、生萝卜汁、白茅根汁,煎炼适度加入白蜜、柿霜取膏,再加姜汁少许,每服1~2羹匙,用开水冲服,每日2~3次。

润法最常用的药物有麦冬、沙参、阿胶、蜂蜜、天冬、梨、梨皮、生地黄、玄参、杏仁泥、藕、柿饼、柿霜等。

7.收法

"收",有收敛、合敛、合降敛肺、收敛肺气等意。肺喜清敛,恶浮散。久咳则肺张叶举,肺气浮散。治宜收敛肺气,使肺合降。因收法也有补的意思,故收法只可用于久咳不愈、干咳少痰、肺中确无实邪之证。外感咳嗽及尚有实邪者,均不可用。

（1）敛肺化痰法:适用于咳嗽日久,声哑失音,痰少气逆。选方如:①润肺丸:诃子肉、五倍子、五味子、甘草,蜜丸噙化。②加减人参冬花散:诃子、人参、款冬花、贝母、乌梅等。

（2）收敛肺气法:适用于久嗽不止,肺张叶举,肺气浮散,呛咳气短之证。选方如:①九味散:党参、款冬花、桔梗、桑白皮、五味子、阿胶、贝母、乌梅、罂粟壳、姜、枣。②加味诃黎勒丸：诃子、海蛤粉、瓜蒌仁、青黛、杏仁、香附、炙马兜铃、百合、乌梅、五味子。

余如常用（或常说的）收合肺气、合肺敛气、收肺润养等法，均属收法，不再一一列举。

收法最常用的药物有五味子、乌梅、罂粟壳、百合、炙马兜铃、诃子、五倍子、白及、白果、白蔹等。

以上七大法则，必须根据病人的具体情况，按照辨证论治的原则灵活运用，不可乱用。如果当宣反润，可致咳嗽久久难愈，痰腻难出，胸闷少食。如果当收反宣，可致咽燥干咳，甚或咳血失音。

临床上根据病情需要，常把两个或两个以上的法则结合起来使用。例如：宣降合用，润收合用，清中加润，补而兼收，宣降加清润，补佐收，等等。还可以斟酌病情需要调整药量的轻重。例如在组织药方时可用七分宣三分降、三分润七分收、四温六补、八补二收、五宣二降三清、三清五润二降。如此，七大法则又可以变化出许多治法，以应疾病的变化。正如前人经验所谈："病有千端，法有万变，圆机活法，存乎其人。"

为了更容易掌握，结合各种证候，再进一步具体介绍一下。如：治风寒咳嗽，可选用"宣"法中的"辛温宣化"法所介绍的药方；治风热咳嗽，可选用"清"法中的"辛凉宣肺"法中介绍的药方；治暑热咳嗽，可选用"清"法中的"清暑益肺"法中介绍的药方；治燥邪咳嗽，可在"润"中法选用清燥救肺汤、沙参麦冬汤之类的药方随证加减。总之，外感的咳嗽常以"宣"法灵活地与清、降、润等法结合运用，气火咳嗽也可在清法中选用宣郁清热法的方剂结合清法中清火的一些药方随证加减。若为痰湿咳嗽则可以"降"法的降气化痰法中介绍的药方，少量结合"补"法中的一些助脾健运的药物。中医有气降则痰消之说，故痰多者可运用"降法"的精神，结合健脾化湿诸法以治其本。至于气虚咳嗽，可在"补"法中具体结合健脾或补肾而选择药方。阴虚咳嗽，除在补法中选方外，还要在润法、清法中选用适当药方。如伤阴肺津受损，可结合润肺药再适当用些清热药。必要时，可结合"虚劳"、"痨瘵"中的治法。

总之，治咳嗽七法互相搭配可治各种咳嗽不必偏执一法。

三、名医要论

肺咳之状，咳而喘息有音，甚则唾血。心咳之状，咳则心痛，喉中介介如梗状，甚则咽肿喉痹。肝咳之状，咳而两胁下痛，甚则不可以转，转则两胁下满。

脾咳之状，咳则右胁下痛，阴阴引肩背，甚则不可以动，动则咳剧。肾咳之状，咳而腰背相引而痛，甚则咳涎。(《素问·咳论》)

五脏之久咳，乃移于六腑。脾咳不已则胃受之。胃咳之状，咳而呕，咳甚则长虫出。肝咳不已则胆受之。胆咳之状，咳呕胆汁。肺咳不已则大肠受之。大肠咳状，咳而遗失。心咳不已则小肠受之。小肠咳状，咳而矢气，气与咳俱失。肾咳不已则膀胱受之。膀胱咳状，咳而遗溺。久咳不已则三焦受之。三焦咳状，咳而腹满，不欲食欲。皆聚于胃，关于肺，使人多涕唾而面浮肿气逆也。(《素问·咳论》)

形寒饮冷，内外合邪，因而客之，则为肺咳。(《圣济总录·冷嗽》)

夫咳嗽痰喘之病，浅则在肺胃，深则属肝肾。(清·王旭高《临床医案》)

善治咳者先导痰，善导痰者先顺气。(《国医宗旨》)

肺为气之市，诸气上逆于肺，则呛而咳，是咳嗽不止于肺而亦不离乎肺也。(《医学三字经》)

诸病易治，咳嗽难医。夫所以难治者，缘咳嗽根由本甚多，不止于肺。今世遇有咳嗽即曰肺病，随用发散消痰清凉润肺之药，药日投而咳日甚，有病之经脉未蒙其治；无病之经脉徒受其殃。至一月不愈，则弱症将成，二月不愈，则弱症已成，迎至百日，身命虽未告殂，而此人已归不治之症。呜呼，本属可治之病而坏于凡医之手，举世皆然，莫可如何，余因推本而约言之。(《医学真传》)

四、验案

病例1 王某某，女，61岁，家庭妇女。初诊日期：1982年7月31日。

自前年11月感冒后，咳嗽未愈，时轻时重，干咳少痰。每于咳前自觉有似刮风样之感从左下腹部向上行走，冲至咽喉部即咳嗽不止，一阵过后即不咳。但过一会儿又发作而咳嗽，每日无数遍。多次按气管炎治无效，食欲不振，易生气，二便正常，腹部喜暖。舌苔剥脱，脉有弦象。

辨证：气郁不畅，肾寒上逆，发为奔豚气嗽。

治法：宣畅气机，温肾宣肺。

处方：紫苏子 10g　　　紫苏梗 10g　　　香附 10g　　　焦槟榔 10g

炒川楝子 10g　　台乌药 10g　　　炒小茴香 6g　　川桂枝 10g

杭白芍 10g　　　炙甘草 5g　　　　生姜 3 片　　　大红枣 4 枚

紫肉桂 3g　　　　杏仁 10g　　　　生牡蛎（先煎）30g

水煎服，5 剂。

二诊时，左少腹向上冲之气消失，气不再上冲故也不再咳嗽。嘱再服6剂。上方稍加厚朴、香附、半夏、枳壳等调理气机之品。共诊3次而愈。

国庆休息期间，到家中去追访：多年痼疾已愈，每日带领外孙上街玩耍。

病例2 朱某某，女，15岁，甘肃高台县东联村人。初诊日期：1967年11月17日。

1个多月以来，咳嗽，吐白稀痰，心跳，气短，不能平卧，言语声低，先重后轻，在炕上半坐位，不能下地劳动。曾服止咳糖浆等未效。西医诊断为风湿性心脏病。舌苔白，脉象细数。

辨证：据其咳吐白痰，言语声低，先重后轻，心跳气短，脉细，知为心脾两虚，胸中阳气不振，肺失宣肃之能，水湿不得布化，肺气不利而致咳嗽。诊为虚证咳嗽。

治法：健脾益肺，养心助阳，化湿祛痰。

处方：党参9g　　　白术6g　　　茯苓皮12g　　　化橘红6g

当归6g　　　生白芍9g　　　桂枝5g　　　枳壳9g

丹参9g　　　杏仁9g　　　炙甘草9g　　　生牡蛎（先煎）12g

珍珠母（先煎）20g　　　远志9g

水煎服，6剂。

二诊（12月2日）：上方服后已不咳嗽，心跳气短之症亦愈，能平卧，睡转佳，小便增多，食纳好转，大便3日未行，口干，唇部有微裂。舌苔薄白，脉象细，已不数。仍投上方，加半夏9g，车前子9g，全瓜蒌15g，改橘红为9g，改茯苓皮为茯苓12g。再服4剂。

追访（12月16日）：服药后，12月4日，大便通畅，未再咳嗽，现在能吃、能睡，病已痊愈，已能下地干活。

五、与西医学的联系

咳嗽是一种保护性动作，通过这个强有力的呼气动作，可将呼吸道的异物和分泌物排出，但这个动作又可发生有害的作用，使呼吸道感染扩散，加重心脏负担，甚至可致咯血、气胸、呕吐等。

咳嗽常由上呼吸道感染、感冒、鼻窦炎、扁桃体炎、急性咽喉炎、急慢性支气管炎、支气管扩张、病毒性或支原体性肺炎、肺脓肿、肺结核、胸膜炎、急性肺血吸虫病、钩虫病、麻疹、百日咳等病引起。另外，气雾刺激、吸烟以及过敏、胃食管反流等亦可致咳嗽。

诊断要靠详细地问诊和详细的检查，包括体检，查X光、CT、MRI等，以找到原发病为主。治疗原发病是治疗咳嗽的根本。所以治疗咳嗽要细加追究病因。

能确诊原发病者，如气管疾病或肺疾病者，将在相关疾病中再详谈。如有器质性病变，应请西医会诊，或治疗。

那些经过西医学的详细检查均未能确诊原发病，或多次经过检查而很难找出咳嗽原因的病人，往往找中医来治疗。我们可运用治咳七法来随证加减变化，细心治疗。

六、体会

治疗咳嗽，中医确有一定的优势。对引起咳嗽的病因病机，中医论述较为深入且确能指导临床治疗。好多疾病如感冒、急慢性支气管炎、肺痈、肺痿等，往往以咳嗽为主诉来求治，我们除建议其积极治疗原发病外，可同时予以辨证论治，常常由于咳嗽的治愈，也促进了原发病的好转。所以，不要认为治疗咳嗽只不过是"对症处理"而不注意深入钻研。

西医学治咳主要是要明确诊断以治疗原发疾病。但是，有时在治疗原发病时咳嗽症状不见减轻，使病人忧心忡忡，此时如能应用中医治疗咳嗽的方法，减轻咳嗽，对病人是十分有利的。

我在几十年的临床工作中，十分注意积累经验，在治疗咳嗽方面创立了一方，名曰麻杏二三汤。处方如下：炙麻黄6~9g，杏仁10g，制半夏10g，化橘红12g，茯苓18g，炒紫苏子10g，炒莱菔子10g，炒白芥子6~10g，紫菀15g，枇杷叶15g，炙甘草3g。水煎服。本方治疗各种咳嗽均有良好疗效，但要在辨证论治精神的指导下随证加减，才能发挥更神效的作用。

哮　　喘

哮喘之病，中医文献中有分而言之者，认为气喘而喉间同时发出吼鸣声者为哮；呼吸急促而气喘，但喉间无吼鸣声者为喘；也有合而言之者，认为哮必兼喘，故合称之为哮喘。中医一般将此病叫作"哮喘"，这是符合临床实际的。哮与喘在病因病机、证候转化、治疗原则等方面常有极为密切的联系。但是也应注意到，哮与喘确有一定区别，虽然哮者必兼喘，但喘者不一定兼哮。哮经治疗后也可以仅剩喘而不再哮；喘久或治不得法，也可转化为哮。

中医所说的哮喘与西医学中的"支气管哮喘"在临床症状上极为相似，但在病因病机和治法上又有不同，不可混为一谈，生搬硬套。

《灵枢·五阅五使》中说："肺病者，喘息鼻张。"《太平圣惠方》认为："诸脏气，上冲胸中，壅滞不行，故令上气喘急也。"明代虞抟《医学正传》则有"哮以声响名，喘以气息言"的观点。后世医家，如李梴、李用粹、叶天士、陈修园等，又皆认为"哮有宿根，为频发频止之痰"等。可见中医学对哮喘的认识由来已久，积累了丰富的理论和临床经验。

此外，哮喘与咳嗽有一定的联系，应互相参看。

民间俗语又有"内科不治喘，治喘易丢脸"之说，可见哮喘是不易治疗的病证，应当细心学习领会，才能有所悟得。

一、病因病机

1. 六淫外袭

风、寒、暑、湿、燥、火六淫之邪从外袭人，影响了肺气的升降宣通，则可引起哮喘。现分述如下：

（1）风寒束表：风冷寒邪伤人，常使人体的皮毛束闭，由于肺主皮毛，皮毛被风寒所侵而束闭不开，影响了肺气的宣通肃降，使肺之呼吸紊乱，胸中壅滞，导致气逆作喘，甚则上焦津液不布，聚生寒痰，气道闭塞引动寒痰宿根而发生哮喘。

（2）暑热伤肺：暑伤气，热伤阴津，久受暑热侵袭，气阴耗伤，肺失清肃，气乱于胸中而致喘，久则可发生哮喘。

（3）湿邪郁肺：外湿侵入，湿盛生痰，肺为贮痰之器，胸中痰盛，气逆不利，肺失肃降，气逆作喘。

（4）燥邪害肺：肺恶燥而喜清润，燥邪过盛伤人，致使肺津受损，肺失清润，气机不利而作喘作哮。

2. 情志内伤

七情内伤一般以郁怒、忧思为多，但惊恐悲伤也常致哮喘。兹分述如下：

（1）郁怒伤肝：气有余便生火，肝火刑金，使胸中气乱，火热伤肺，肺失清肃，气逆作喘。

（2）忧思气结：过度忧思，思则气结，气结则影响肺气之升、降、呼、吸，气逆而喘。

（3）惊恐伤肾：肾主恐，过度惊恐，可伤肾气，肾为气之根，肺为气之主，肾气受伤致气机失利而作喘。

（4）过度悲喜：悲则气消，喜则气缓，过度悲喜可影响气机升降，致使气乱而上闭下胀，哮喘遂作。

3.痰浊阻肺

此与上述之湿邪郁阻不同，因前者为外因，此为内因，但二者又有一定的联系，因为湿邪易生痰浊，若再加之恣食生冷、过食肥甘，或酒醴伤中，湿积不化，胃腑受伤，脾失健运，湿聚生痰，痰浊阻肺，肺气失利而作喘作哮。

4.肺肾虚弱

久咳久喘伤肺，致肺气失主；过度作劳，房室不节，皆可伤肾，致肾不纳气，或水气上乘，均可致肺气失主，气乱胸中而作喘作哮。

总括以上这些致病因素，外感者以风寒袭肺最为多见；七情内伤以郁怒伤肝者较多见；痰盛者，以生冷、肥甘、酒醴损伤脾胃者常见；肺肾虚弱者，以肺虚较多，但久病、重症者又常兼肾虚。这些因素常互相影响，或内伤外感兼见，或肺肾本虚又兼痰浊壅盛等，不可拘泥死板。

二、辨证论治

（一）辨证

首先要辨认虚、实二证。《内经》中曾说："邪气盛则实，精气夺则虚。"故实喘和虚喘可有各种邪盛和（或）各脏腑正气虚的种种表现，但最主要的是要抓住实证、虚证的总纲，然后再结合某邪盛或某脏虚的特点进行辨证。抓住了总纲，就比较容易辨认具体证候了。下面就将喘的辨证分为实证、虚证两大类，每类先谈其总纲，继谈各证的特点。

1.实证

多见于年轻体壮者，多为新病，病程较短。症见胸胀气粗，声高息涌，膨膨然若不能容，欲长呼为快，张口抬肩，摇身撷肚，神情不衰，舌苔白厚，脉象多数而有力，或兼弦，或兼滑。从这些症状来看皆为实邪壅塞于肺所致。正如《内经》所说："肺之壅，喘而两胠满。"

掌握以上总纲后，再结合以下各证特点，则辨证不难。

（1）风寒犯肺：肺主秋令，肺性本凉，易受寒侵，形寒饮冷皆易伤肺。本证的临床特点是恶寒畏冷，喘哮无汗，气候寒冷或冬季时容易发病或病情加重，得温稍舒或症状减轻，痰色白而稀，喜着厚衣，喜热饮食，舌苔白，脉象迟缓，或紧，或浮弦。或兼有风寒表证，如头痛、身痛、恶寒发热、无汗等。

（2）热邪伤肺：肺属金，性怕火热，其位居于五脏之上，名曰"华盖"。外来之风、火、燥、热侵袭，内脏之郁火热邪上犯，均会伤肺，影响肺清肃宣降之能，气乱于胸中而发哮喘。本证的特点是气喘声粗，痰黄口渴，恶热喜凉，常想袒胸露腹，每遇天热或夏季则病情加剧或容易发病，有时进食凉的食物或饮冷，喘可暂时缓解，舌苔黄，脉象数。

（3）痰盛阻肺：本证的特点是气喘痰多，胸闷纳呆，体或偏胖，有时或兼呕恶，咳痰频频，舌苔厚腻，脉象滑。

（4）气郁伤肺：本证的特点是喘兼胁肋隐痛，胸胁胀满，性情急躁易怒，情绪不佳时症状加重，舌苔薄白，脉象弦或弦细略数。

2. 虚证

虚喘多见于年老或体弱者，多为久病，病程较长。证见慌张气怯，声低息短，惶惶然若气欲断，提之若不能升，吞之若不相及，劳累则病益甚，常急促似喘，但得引一长吸为快，精神倦怠，舌苔薄白，脉象弱或虚大无力。

抓住虚证以上的总纲，再结合以下各证特点，则辨证少误也。

（1）肺虚喘：声低气喘，言语乏力，自汗，易罹风寒感冒，舌苔白，舌体胖大，脉象濡软或虚，此肺气虚之喘；如兼见舌质发红、口干舌燥、脉象细数少力者，为气阴两虚之喘。

（2）脾虚喘：一般而言，喘疾主要在肺，但病久则可影响到脾而致脾虚气喘。也有平素脾虚，中焦运化不健，水湿不化，湿聚生痰，痰浊上泛贮于肺，影响肺气的疏利宣畅，气机紊乱而发生喘疾的。脾虚喘的特点是兼有面黄体倦，少食气短，饭后迟消，大便溏软，舌苔白，舌体胖淡，脉象濡滑。

（3）肾虚喘：病程较久，喘发作时吸气难，不能将气深纳入丹田，兼见早泄遗精，腰膝冷痛，面色晦暗，舌上少苔，脉象沉，尺小或弱。中医文献有"呼出心与肺，吸入肾与肝。"之说，认为呼气与心肺有关，吸气与肝肾有关。肾虚故吸气困难，并且不能把气深纳到小腹丹田部位。这又与肺与肾存在着"金水相生"的关系有关。一般来说，肺可帮助肾化生精津，肾精又可上润于肺，而使肺气肃降。所以，前人又把这种关系归纳为"肺为气之主，肾为气之根"。故此，临床上要详细询问呼或吸的情况，也是辨认肺虚或肾虚的一个重要指标。

肾虚极时，还可出现"戴阳"之证，其主症是患者烦躁，吸气困难，气短难续，身出冷汗，颧部发红，双足冰凉（过膝则难治），舌苔常发黑而润，脉象沉细或尺脉欲绝。此证很危险，须及时救治。此证不仅可见于喘久伤肾之人，而且老年久病或病情危重者也时有出现。

根据中医"动变制化"的学术思想，认为宇宙间所有事物都是不停运动变化着的。所以，虚实之证也可在一定条件下互相转化，或相互兼夹。如风寒犯肺兼痰浊壅盛，风热犯肺兼痰浊阻肺，渐渐转变为痰热壅肺，等等。另如喘疾初起，本多实证，但如久久不愈，年久病深，正气日损，又可渐成虚证或虚中夹实证。再如年老久病，气短而喘，虽属肺虚，但又感受风寒，皮毛束闭，喘必加重，此即《内经》所谓"虚而受邪，其病则实"，为虚中夹实或本虚标实之证，按中医"急则治其标"的原则，此时可先治标实兼顾一点本虚，实证愈后本虚也可望有所好转，俟实证愈后再治其虚。所以临证时，要先辨虚实，再审兼夹转化，辨准证候，才能据证立法，提高疗效。以上对虚实各证所做的临床特点的介绍，只是为了便于记忆和掌握，虽然很清楚，但在临床上疾病往往是混合夹杂出现的，绝不可死板硬套，拘泥于各证的单纯描述，而应当灵活掌握，随机应变，结合疾病当时的各种情况，因人、因地、因时、因证制宜，综合辨证，抓住主证，兼顾兼证，力争做到"圆机活法，存乎其人"。

（二）论治

一般来说，喘疾发作严重，喘息难支时，应以治标为主，待喘平息后，再议治其本。如年老体弱及久病体虚之人，感受风寒，肺气不得宣畅而喘者，应先解散风寒，风寒疏散后，肺气宣利，呼吸平顺后，再治疗其体虚，此即"急则治其标"。再如喘因肺肾两虚，动则气喘，常年气短气喘者，宜补益肺肾，其喘即可渐平，此又是"缓则治其本"之法。关于标本缓急的掌握，也是辨证论治的重要学术思想，临床宜常熟思之。

1.实证

（1）风寒犯肺证：治以辛温解表之法，发散风寒，开宣肺气。风寒得散，皮毛舒缓，肺气宣畅，呼吸通利，喘息自然痊愈。常用处方有：

①麻黄汤：麻黄、杏仁、桂枝、炙甘草。

②自拟麻杏苏茶汤：麻黄 3~9g，杏仁 10g，桔梗 3~5g，炒紫苏子 10g，紫苏

叶（后下）6g，上等茉莉花茶叶5~9g，诃子3g，干姜3~5g，炙甘草3g。

本方以麻黄发散风寒，辛温解表为君；杏仁降肺气以顺呼吸，桔梗开宣肺气以平喘为臣；佐以紫苏叶以助辛温发汗，苏子降气利肺，茶叶、诃子敛收肺气，以防麻黄、桔梗、紫苏叶宣散太过，干姜配甘草可除肺中之风寒，并且炙甘草甘缓，调和诸药，和中解毒以为佐使。共奏辛温宣散，发汗解表，疏散风寒之功。通过辛温发汗，风寒得以解散，肺气恢复宣通肃降之本能，呼吸通利，喘息自平。

加减法：如兼见身痛、头痛、恶寒高热者，可再加桂枝6~9g，荆芥9g；胸闷痰黏不易出者，加旋覆花（包煎）10g，槟榔10g，炒枳壳10g；痰浊盛，舌苔厚腻，食纳不馨者，可加制半夏10g，化橘红12g，茯苓20g，炒莱菔子10g，炒白芥子6g，枳实10g；喉中痰鸣如水鸡声者，去诃子，加射干10g，紫菀12g，款冬花6~9g，细辛3g，五味子3g；形寒畏冷，喜热饮食，腹部喜暖，大便溏烂者，去诃子、桔梗，加重干姜用量，再加炒白芥子6g，细辛3g，五味子5g，桂枝6g，制半夏9g，炒山药20g，茯苓20~30g。

（2）热邪伤肺证：肺质柔嫩，素有"肺为娇脏"之称，其性又怕寒又畏火，无论内郁之火热，还是外来之火热，均可伤肺，肺失清宣肃降之令，则肺气乱于胸中而喘。治宜清宣肺热，降气豁痰为法。常用方有：

①清金降火汤：生石膏3g，瓜蒌仁3g，炒黄芩3g，陈皮4.5g，制半夏3g，茯苓3g，桔梗1g，炒枳壳1g，川贝母1g，前胡1g，杏仁1g，甘草1g，生姜3片。

②自拟麻杏蒌石汤：麻黄6g，杏仁10g，瓜蒌20~40g，生石膏（先煎）20~40g，桑白皮10g，葶苈子6~10g，槟榔10g，金沸草10g，地骨皮10g，甘草3g。

本方以瓜蒌宽胸降气，消痰开结，生石膏清泻肺胃中火热，二药合用以降火清金，治疗肺热喘咳为君药。以麻黄开宣肺气，宣肺以平喘，主治肺气壅遏之喘咳，杏仁降肺气以顺呼吸，降气平喘，二药共为臣药。桑白皮清肺中之火热以泻肺平喘，地骨皮清肺降火，主治肺热咳喘，二药合用取"泻白散"之义；葶苈子为泻肺猛将，功专泻肺气之实而下气定喘；槟榔性如重石，最善降气，以应肺气肃降之令；甘草顾护正气，且甘以缓之，调和诸药，上药共为佐药；金沸草专入于肺，主治喘咳为使。诸药合用，共奏清宣肺热，降气平喘之功。

加减法：兼有表热证者，去金沸草，加薄荷、金银花、桑叶；痰热壅盛者，重用瓜蒌或瓜蒌仁，另加竹沥、天竺黄、桔梗、黄芩；气逆明显者，加生赭石、旋覆花；里热重，咽痛，目赤，便秘，口臭，痰黄稠而有热臭味，舌苔黄厚者，去金沸草，加栀子、黄芩、知母、玄参、大青叶、牛蒡子、生大黄等。

（3）痰盛阻肺证：痰浊不化，阻碍气道，肺失宣肃，气道失利则生喘咳。对于痰盛，前人曾有"见痰勿治痰"之说，主要应用肃肺降气以化痰浊之法，气降则痰浊消，湿除则痰源竭。常用处方有：

①苏子降气汤（《太平惠民和剂局方》）：炒紫苏子 75g，陈皮 75g，半夏 75g，当归 45g，前胡 30g，姜厚朴 30g，肉桂心 30g，炙甘草 60g。共为细末，每服用 6g，水一盏半，入生姜 3 片，红枣 1 枚，紫苏叶 5 片，同煎至八分，去滓温服，不拘时候。现在用法是取饮片煎服，1 日 1 剂，每药用量亦可随证加减。

②自拟麻杏二三汤：炙麻黄 6~9g，杏仁 10g，制半夏 10g，化橘红 12g，茯苓 18g，炒紫苏子 10g，炒莱菔子 10g，炒白芥子 6~10g，紫菀 15g，枇杷叶 15g，炙甘草 3g。

本方以麻黄、杏仁宣降肺气以平喘；三子养亲汤顺降肺胃之气，气降则痰消；又加二陈汤以助理中化痰除湿而杜绝生痰之源，恐降气力薄，故再加枇杷叶和胃降气，紫菀利肺气以治喘咳。诸药共奏宣肺降气，祛湿化痰，和中运脾之效，主治痰盛致喘之证。此方治风寒咳嗽，效也甚佳。

加减法：胸闷痰黏者，加枳壳、槟榔、旋覆花；痰黄，舌苔黄腻者，去半夏，加葶苈子、瓜蒌、黄芩；大便干秘者，加熟大黄、枳实；食欲不振者，加焦麦芽、焦山楂、焦神曲、香谷芽或生麦芽。

（4）气郁伤肺证：所说"伤肺"是指"肝火刑金"而言。前人有"气有余便生火"之说，因知肝火之生皆由气郁，所以治气郁伤肺，主要是舒解气郁，气不郁则火不生，火不生则不刑金，肺气因之得以宣降，其喘自平。故此证的治法是行气解郁，降逆化痰。常用方有：

四七汤（《太平惠民和剂局方》）：半夏 150g，茯苓 120g，紫苏叶 60g，厚朴 90g。上药共为粗末，每服用 120g，用水一盏半，加生姜 7 片，红枣 1 枚，煎至六分，去滓热服，不拘时候。

此方又名"七气汤"，功能行气降逆，疏肝解郁。主治七情郁结，郁而生热，上逆犯肺而作喘咳之证。方用厚朴、紫苏舒郁消胀，茯苓、半夏和中降逆，利湿化痰。诸药共奏行气舒郁，降逆化痰之效。因为用四种药治疗七情之病，故名"四七汤"。现在临床多用饮片而少用粗末，每药的剂量可适当减少。一般用半夏 9~10g，茯苓 20g，紫苏叶（后下）5~6g，厚朴 9~12g，水煎服。

加减法：如心悸善惊，失眠者，可加远志 10g，石菖蒲 6g，生龙骨、生牡蛎（先煎）各 20~30g；如性情急躁易怒，胸闷脘胀者，加紫苏梗 6~9g，青皮 6g，枳实 10g，白豆蔻 5g，炒槟榔 6~9g；如痰浊壅盛者，可加重半夏用量，再加化橘红

12g，葶苈子 6~9g；气喘甚者，加炙麻黄 6g，杏仁 10g，紫苏子 10g。

此方在临床常随证加减用于治疗"梅核气"，也每收满意疗效。

2. 虚证

（1）肺虚证：肺主气，肺虚则气也不足，故此证治法是补肺益气，畅胸平喘。常用方有：

①补肺汤（《保命集类要》）：人参 30g，黄芪 30g，紫菀 30g，五味子 30g，熟地黄 60g，桑白皮 60g。上药共为末，水煎入蜜少许，食后服，每服 9g，每日 1~2 次。

②自拟麻杏补肺汤：麻黄 3~6g，杏仁 9g，黄芪 9g，党参 6g，五味子 5g，熟地黄 12g，紫菀 12g，紫苏子 10g，陈皮 6g，白术 6g，茯苓 10g。水煎服。

本方在补肺汤的基础上又加麻黄宣肺平喘，杏仁降气平喘，陈皮、茯苓、白术以健脾开胃，助中焦运化，吸收五谷精华而化生气血，培土以生金。

加减法：如见舌质红，舌上少津，口干舌燥，夜间口渴，脉细者，可加北沙参 6g，麦冬 6g，乌梅 1 枚，生地黄 10g 以养阴润肺。

（2）脾虚证：治宜健脾益气，畅肺化痰以平喘。常用方：

自拟麻杏六君子汤：麻黄 3~5g，杏仁 10g，党参 10g，白术 6g，茯苓 12g，陈皮 10g，半夏 10g，炙甘草 5g，焦麦芽 9g，焦山楂 9g，焦神曲 9g，香稻芽 10g。水煎服。

本方以麻黄、杏仁宣降肺气以平喘；六君子汤以益气健脾，燥湿化痰，主治脾胃虚弱，旨在杜绝"生痰之源"；焦麦芽、焦山楂、焦神曲、香稻芽开胃进食，以利饮食水谷的消化吸收。

加减法：若舌苔厚腻，胸闷少食者，加炒莱菔子、紫苏子、焦槟榔；水湿不化，浮肿、尿少者，茯苓加大量，另加冬瓜皮、泽泻、桂枝、猪苓等。

（3）肾虚证：治宜补肾纳气，豁痰平喘。常用方有：

①安肾丸（《太平惠民和剂局方》）：肉桂心、制川乌各 480g，桃仁、白蒺藜、巴戟天、茯苓、山药、肉苁蓉、石斛、萆薢、白术、补骨脂各 1440g。上药共为细末，炼蜜为丸如梧桐子大，每服 30 丸。现在多用汤剂，改为安肾汤，本方各药的用量，可参考原方比例结合临床随证加减。参考处方如下：

紫肉桂 3~6g，制川乌 3~5g，桃仁 10g，白蒺藜 10g，巴戟天 10g，炒山药 10~30g。水煎服。

此方主治肾虚寒不能纳气而气逆作喘之证。方用肉桂、制川乌，一守一走，温补肾阳；肉苁蓉、巴戟天补肾而养精，补而不燥；山药、补骨脂温肾暖脾；白术、茯苓健脾益气利水除湿；白蒺藜益肾调肝；石斛补五脏，益肾生精；肾阳不足，则水液凝为痰浊，血气运行因之受阻，故用桃仁活血化瘀。诸药共奏补肾助阳，益精纳气，降痰止喘之效。

②自拟麻杏都气汤：炙麻黄 3~6g，杏仁 10g，熟地黄 10~30g，山茱萸 10g，山药 10~20g，泽泻 6~9g，牡丹皮 3~6g，紫肉桂 6g，灵磁石（先煎）12~20g，焦神曲 10~12g，蛤蚧尾粉（分冲）1g。

此方以六味地黄丸加紫肉桂，名都气丸；又加麻、杏入肺以宣肺平喘；灵磁石镇纳肾气，引气归原，焦神曲保胃并助磁石之吸收；蛤蚧尾粉补肾助阳，为治喘之专药。因此在临床使用效果较安肾丸为佳，常用于肾虚不能纳气之喘证。

如肾虚极出现戴阳证（喘脱证），张口气喘，冷汗出，足冰冷，面色晦暗而两颧发红，躁扰不宁，吸气困难，舌苔白或黑而润，脉沉细，尺脉欲绝，应急投黑锡丹，镇补肝肾而引气归原，再急煎本方，有时可以抢救成功。

临证时，如见肺脾两虚，可将治疗肺虚、脾虚证的方药合起来应用；见肺肾两虚，可将此两证的方药综合使用；对肺、脾、肾三脏俱虚，也可权衡其孰轻孰重，将三证的药方综合起来随证加减。实证者也仿此，如风寒犯肺又兼痰浊壅盛者，将治疗二证的方药结合起来，权衡轻重，随证加减。总之，不可死板拘泥，要在领会其精神，随证灵活变通。

我早年曾把自拟的麻杏苏茶汤、麻杏蒌石汤、麻杏二三汤、麻杏补肺汤、麻杏六君子汤、麻杏都气汤称为"治喘六麻"。因为每一方中皆用了麻黄，这并不是我好用麻黄，或专用麻黄，而是巧用麻黄，渐达善用麻黄。考麻黄确为治喘良药，虽然哮喘不发作时也可不用麻黄，但哮喘发作之时加用麻黄，则标本同治，确有显效。当然，在用麻黄时也要注意到其副作用和病人的耐受情况，如心慌、出汗、少眠等，应加用适当药物以克服之。如心慌者，加珍珠母、生龙骨；多汗者，加浮小麦、煅牡蛎；失眠者，加远志、夜交藤、珍珠母等。关于麻黄的用量也应注意，一般来说，北方之人用量可稍大些，如 5~9g；大西北之人可再大些，如 9~12g；南方之人用量要小一些，如 3g 左右。另外，也可结合气候时令适当调整其用量，如冬春之季用量可稍大些，而夏秋之季用量可小些。上述六方，也需要随证灵活运用，不可呆板。总之，用药选方一定要因时、因地、因人而制宜，做到方中有方，法外有法，圆机活法，随证变通。

治哮证要加用劫痰之药。如皂角、明矾、砒石（此药有剧毒）等。常用方如：①大萝皂丸（《医学入门》）：天南星、半夏、杏仁、瓜蒌仁、香附、青黛、陈皮各 15g，莱菔子 60g，皂角（烧灰）30g。共为细末，神曲煮糊为丸，如梧桐子大。每服 60 丸，姜汤水送服。②小萝皂丸（《医学入门》）：莱菔子 60g，蒸皂角（煅）

15g，制南星、瓜蒌仁、海蛤粉各30g。共为细末，姜汁和蜜捣为丸，如玉米粒大，每用1丸，含化止喘。③千缗汤（《医学入门》）：半夏7枚，皂角、甘草各3cm，生姜6g。用生绢袋盛，水煎，顿服。治哮喘不得卧或风痰壅塞。④冷哮丸：麻黄、生川乌、细辛、川椒、生白矾、皂角、半夏曲、胆南星、杏仁、生甘草各30g，紫菀、款冬花各60g。共为细末，姜汁调神曲末为糊丸。每次服3~6g。⑤紫金丹（《医宗金鉴》）：红砒石5g，淡豆豉45g。将豆豉湿润后捣成膏状，合入砒石粉，捣匀为麻仁大小，每服10~15丸。

以上5方，在哮喘或哮证发作时可用之，单纯的喘证则不可使用。临床上，以冷哮较为多见，冷哮发作者可在应证汤药中加服冷哮丸或紫金丹；热哮发作者可在应证汤药中加服大萝皂丸或小萝皂丸；哮喘痰涎甚多者，可服用千缗汤或将此汤的药物加入应证的汤药中。

此外，在治疗哮喘时必须遵循哮喘发作时治以祛邪为先，哮喘未作时治以扶正为主的原则。

三、名医要论

人之惊恐恚劳动静，皆为变也，是以夜行则喘出于肾，淫气病肺；有所堕恐，喘出于肝，淫气害脾；有所惊恐，喘出于肺，淫气伤心；度水跌仆，喘出于肾与骨。（《素问·经脉别论》）

肺主气，上通于喉咙，肺经客寒则喉咙不利，痰涎凝结，气道奔迫，喘息有声如水鸡。（《圣济总录》）

肺以上升清阳之气，居五脏之上，统荣卫和阴阳，升降往来，无过不及，六淫七情之所感伤，饱食动作，脏气不和，呼吸之息不得宣畅而为喘急。亦有脾肾俱虚，体弱之人，皆能发喘。又或调摄失宜，为风寒暑湿邪气相干，则肺气胀满，发而为喘。又因痰气皆能令人发喘。治疗之法，当究其源，如感邪气则驱散之，气郁则调顺之，肺肾虚者温理之，又当于各类而求。（《丹溪心法》）

治实者攻之即效，无所难也，治虚者补之未必即效，须悠久成功，其间转折进退，良非易也，故辨证不可不急，而辨喘证尤为急也。（《医宗必读》）

夫外感之喘，多出于肺，内伤之喘未有不由于肾者。（《医学心悟》）

四、验案

病例1 郭某某，男，61岁。初诊日期：1972年6月3日。

患哮喘病已四五年，每年春冬季发作。近几天来发作加剧，咳嗽，咯白色痰，喉间气喘，遇寒加重。观其呼吸气短而喘，喉间闻之哮鸣音，舌苔白而腻，脉象滑数。听诊双肺呼吸音粗糙，有哮鸣音，无湿啰音。

辨证：苔白而腻，脉滑，咯白痰，是痰盛阻肺之证；遇寒则喘加重，知为寒喘。脉症合参，诊为寒痰阻肺之实喘。治法：温化痰浊，宣降肺气。

处方：麻黄 5g　　　　杏仁 10g　　　　陈皮 10g　　　　半夏 10g

茯苓 10g　　　　紫苏子 10g　　　　厚朴 10g　　　　紫菀 10g

桑白皮 10g

水煎服，2 剂。

二诊（6 月 5 日）：服上方，哮喘明显好转，但口略发干。舌苔白，脉象弦，双肺可闻及少许干鸣音。再投原方 5 剂。

三诊（6 月 9 日）：服上药后，哮喘已止，整夜可安睡。脉尚弦，舌苔白。双肺已听不到哮鸣音，呼吸音略粗糙。患者说病已痊愈，要求再带几剂药，以备再发时用。

病例 2　南某某，女，17 岁，学生。初诊日期：1958 年 8 月 14 日。

自幼患哮喘病 10 年，今又发作。于 7 岁时曾发过 1 次严重的哮喘，此后每年秋、冬、初春或天气变化时则复发，近几个月来频频发作，今晨起又感胸部憋闷，喉间发紧而喘。自觉又犯病，遂急来求治。行走时心慌心跳，食纳尚可，二便正常，夜眠欠佳。每次发作均感夜间加重。口渴，思冷饮，怕热，吸气比呼气困难。因喘而停学 10 个月。观其发育正常，营养一般，面色略暗，神情有着急恐慌之状；可听到轻度喘息声，言语声音正常，呼吸稍短促。舌苔白，根部厚腻，脉象滑略数，尺脉弱。双肺呼吸音粗糙，并可闻及哮鸣音。

辨证：据喘发时恶热口渴，思冷饮，知为肺热之证；吸气困难，尺脉弱，是为肾虚不能纳气之象。四诊合参，诊为肺热肾虚之喘病。

治法：清肺除痰，兼佐益肾。

处方：麻黄 3g　　杏仁 6g　　生石膏（先煎）15g　　甘草 5g

知母 10g　　黄芩 10g　　白前 5g　　　　浙贝母 10g

生牡蛎（先煎）10g　　女贞子 10g　　灵磁石（先煎）12g

桔梗 5g

水煎服，2 剂。

二诊（8 月 16 日）：药后症状完全消失，不喘亦不憋闷，无异于常人。惟昨天又伤风，现鼻塞流涕，口渴引饮，舌润无苔，脉滑数稍浮。拟以辛凉解表，处方：

金银花 10g	连翘 10g	薄荷（后下）3g	桔梗 5g
天花粉 10g	淡竹叶 6g	浙贝母 10g	鲜芦根 24g
生甘草 3g			

水煎服，2 剂。

三诊（8 月 18 日）：上药服 2 剂，伤风感冒愈，未喘，无不适症状。为防止哮喘复发，要求常服丸药。处方如下：

麻黄 24g	杏仁 45g	生石膏 120g	知母 60g
白前 36g	黄芩 60g	浙贝母 45g	化橘红 30g
生地黄 90g	生牡蛎 75g	灵磁石 90g	炒栀子 30g
生甘草 75g			

上药共研细末，蜜丸每个重 6g，每日 2 次，每次 1 丸，白开水送下。必要时可增量（每次 2 丸，每日 2~3 次）。

四诊（8 月 29 日）：服丸药后一直未喘，觉得此药可制止喘病发作。精神已大振，气力增加，食量增多，面色红润。特来开证明以复学。诊其脉象，观其舌象，听其心肺，均无异于常人。即给开具可以复学的证明书，患者持证明书欣然而去。新年时到其家中追访，告曰已顺利上学读书，未再作喘，身体较前更健康。

五、与西医学的联系

西医学认为喘为一个症状，可有肺源性喘、心源性喘、中毒性喘、神经精神性喘和血源性喘等，只要将原发疾病治愈，则喘也自止。惟有支气管哮喘一病与中医学所论之哮喘相似，故本篇也以支气管哮喘为主与中医学之哮喘加以联系。

（一）临床表现

支气管哮喘为气流阻塞性疾病，其发病机制方面，虽然有的学者曾认为是小气管的一种特殊炎症，但近些年来有人认为含胞病毒和腺病毒可能在微生物诱导的哮喘中占有一定的地位。其发病与变态反应原、环境因素、职业因素及运动等都有一定的关系。

支气管哮喘的临床主要表现是呼气困难，咳嗽，咳痰，肺部听诊可有弥漫性的哮鸣音，根据患者哮喘发作的情况，一般将其分为轻度、中度、重度三种。轻度者发作有间隙，每一二周发作 1 次，肺功能检查基本正常，间歇期如正常人一般无症状；重度者每周发作超过 2 次，每月在夜间发作也多于 2 次，肺功能检查变异率约在 20%~30%；重度者哮喘经常发作，且常在夜间发作，因哮喘而活动受限，肺功能检查低于正常，血清中 IgE 升高，白细胞分类中嗜酸性粒细胞增多。

（二）诊断

对于支气管哮喘的诊断，主要根据哮喘发作的特点，排除能引起哮喘发作的其他疾病，血中嗜酸性粒细胞增多，肺功能检查有一定的减退，FEV1（最大呼气量）或 PEF 的基础值低于 20% 以上，吸入支气管扩张剂后增值超过 15% 者，即可诊断。

（三）治疗

1. 脱敏疗法

2. 定喘药

3. 氧疗

4. 抗胆碱类药和皮质类固醇药物

5. 中医药治疗

根据本病是呼气困难，所以知为肺实证，可按照前面所讲的治疗实证哮喘的方法进行辨证论治。如上呼吸道感染引起的，可用宣肺降气法治疗，以麻杏苏茶汤随证加减；如咳黄痰，口唇发红，脉数，乃肺实热之喘，可用麻杏蒌石汤随证加减；如痰浊太多，咳吐不尽，痰声辘辘，脉滑者，是痰浊壅盛之证，可用麻杏二三汤加旋覆花（布包）10g，槟榔 10g，海蛤粉（布包）6g，痰黄者加葶苈子 10g，瓜蒌仁 10g，黄芩 10g；个别情况兼见吸气困难、腰痛、遗精等症状者，乃肺肾两虚证，可按本篇"辨证论治"部分中肺虚证、肾虚证等治疗方法，均能收到良好的疗效。但此种虚证情况在哮喘发作时少见，在不发作时才可能出现，因此同样要遵循"不发作时以扶正为主，发作时以祛邪为先"的原则，进行详细的辨证论治。

按：目前在支气管哮喘的治疗方面，中医学的方法和药物比西医学的迴旋、变化多，且能灵活选用，在疗效上也较为理想。所以，应深入学习领悟中医治疗哮喘的理论和精神。中医治喘的最大特点是从整体观出发，既重视治肺，又注重全身的治疗，对中医多年经验的结晶如"呼出心与肺，吸入肾与肝""肺为气之主（海），肾为气之根""发作时祛邪为主，不发作时扶正为先""兼哮者加劫痰药"等等，都应牢记于心，临床时不可或忘，这是中医治喘时提高疗效的保证和依据。

六、体会

中医辨证论治总的要求是"治病必求于本"，故治疗哮喘，一定要治本，要时时以元气为念，必使元气渐充，才可望哮喘渐愈，若攻伐太过，常可致"喘未治好而病人已危"，一定要切记！切记！

治疗哮喘一般要注意喘分虚实，哮分寒热；实喘治多在肺，虚喘又要分肺肾的不同，各有侧重。临床上寒哮比热哮多见，且哮必兼喘，因此要在治喘的基础上再加用劫痰之品，虽然应用劫痰药获效迅捷，但劫痰之药多是力猛有毒之品，如天南星、半夏、白矾、皂角、砒石等，故在临床使用此类方药时，要注意中病即止，不可久服或大量服用。切记不可随意增量。

肺　　痈

肺痈是肺内发生痈疡的疾病。早在张仲景《金匮要略》中即对肺痈的病因病机、临床表现以及治疗方药等有了专篇论述，所提出的方药用到今日，仍疗效卓著。此后又经过历代医家在此基础上的深入观察继承发扬，可说是积累了丰富的医疗经验。

我经过几十年临床运用与观察古代方药的过程中深刻体会到，只要辨证准确，随证用药，都可以取得理想的疗效。在科学发展一日千里的今天，这些药方还能取得惊人的疗效，不得不让我们惊叹不已。我们必须深入细致地继承这些宝贵经验把它发扬光大，走向世界，造福于人类。

治疗方面张仲景先师告诫我们"始萌可救，脓成则死"。关于"死"字应当活看，这句话指示我们要早期治疗，等到病情严重时再治疗就不容易了。

在方药方面，仲景先师给我们留下了桔梗汤、葶苈大枣泻肺汤、苇茎汤等有效的方剂，今天辨证应用仍是效如桴鼓。从此可知我们对肺痈病的认识与辨证论治经验的总结，已有数千年的历史，对本病我们是有发言权的。

西医学的肺脓肿一病，从其临床来看与我国数千年前记载的肺痈极为相似，西医学虽然有详细的治法与药物介绍，但花费比较多。中医学对肺痈的治疗既经济又有效，药源也广，仍是今天非常值得提倡的。

一、病因病机

1.外感风热

风热外袭，肺先受邪，热伤于荣，蕴郁成痈。

2.过饮酒浆

酒性如火，辛热入胃，肉热郁蒸。或嗜食辛热，上犯于肺，肺热壅郁不散。

3.胸背部跌仆外伤

外伤则生瘀血，血瘀阻滞不行，郁而生热，热邪伤肺。

4.阳性体质

肺部素有积热，如外感风寒，寒从阳化，寒邪化热，内外热郁，壅塞不化而伤肺。

人体受邪后，即开始病机的演变发展，由于各人的体质和受邪的时间、轻重等不同，病机演变各有不同。一般说，其始为风热初客（或风寒化热），肺卫同病，邪未表散，肺失清肃，邪热壅郁于肺，邪热化毒，毒热渐成痈。痈者，壅也。壅结最着之处，终因未得及时治疗，壅塞久久不散，毒热郁蒸，血败肉腐，热蕴成脓，脓成之后，痈疡溃破而排脓，脓汁与痰混合排出因而有腥臭味。

二、辨证论治

肺痈的临床特点是高热、咳嗽、胸痛、吐腥臭脓痰。但病情在不同阶段会出现每个阶段的不同主证，据其主证，综合四诊所得，辨认其表、里、虚、实、寒、热，进行治疗。一般把辨证论治的整个过程分为初起、成痈、排脓、脓尽4个不同的阶段，也称4个期，今介绍如下。

1.初起期

主证：恶寒发热，咳嗽胸痛，咳时尤痛，呼吸不利（胸闷）口燥痰黏，舌苔薄黄，脉象浮滑略数。或兼有头痛、头晕、无汗、气喘，用手按痛处感到不适，舌质略红等。

主证分析：因风邪客表卫气失和表证不解，故见恶寒发热（表寒很快从阳化热故恶寒之症不久即可消失，可问病史）；肺失宣肃故胸闷咳嗽；肺被热蒸，肺气郁结不通，不通则痛，故胸间闷痛；外邪化热，热灼肺津，故口燥痰黏，舌苔薄黄；表证未解，故脉象尚有浮象，内有湿热故见滑象略数，也是邪气欲化热之象。此证属风邪袭表，邪热客肺，痰热郁滞之证。

鉴别法：（1）用铅笔或筷子点按"中府"穴及附近处，有明显压痛，即可考虑肺痈。

（2）用生黄豆让患者嚼之，如是肺痈则无豆腥之气味，如有豆腥气味则不是肺痈。

治法：辛凉解表，宣肺清热。

处方：加减银翘散。药用金银花、连翘、桔梗、甘草、牛蒡子疏散风热，清泄肺热；豆豉、桑叶辛凉解表，鲜芦根清热润肺。

咳嗽加杏仁、炒紫苏子、浙贝母、枇杷叶；热盛者加黄芩、栀子；胸痛重，发热重，痰带腥味，可加服西黄丸（1日2次，每次1丸，或1小管）以解毒清热，活瘀散结。

2. 中期（成痈期）

主证：胸闷疼痛，甚则喘气急，转侧不利，咳逆上气，吐浊痰，其味甚腥，时有振寒，热势增重，继则但热不寒，口燥不渴，有汗烦躁，胸中甲错，舌苔黄腻，脉象滑数，或数而有力。

主证分析：邪热壅结不散，血瘀气阻，故胸闷疼痛转侧不利，热郁化毒，毒热壅肺，肺气不降，热逼上逆，故咳逆上气。毒热、痰浊交阻郁蒸，凝滞不散，内结成痈，故吐痰浓浊腥臭。热结在里，邪正交争于外，故时有微恶风寒，毒热正炽，表证已无，毒热内争，邪实热盛，故很快即不恶寒，但恶热，热势增重，有汗烦躁。毒热已伤血分，故口中干燥，咽干而不渴。毒热内蒸，伤其津液，而感到肺内不适，如鳞甲之相错而不适，故胸中甲错。里热已盛并兼湿毒，故舌苔黄腻，痈脓已成，故脉象滑数而有力（脓未成脉浮数，脓已成脉滑数）。总之，此期为肺有实热毒邪之证。

治法：须用清热解毒、泻肺活瘀之法以冀痈肿消散。

方药：加味千金苇茎汤。

生薏苡仁 30g	冬瓜子 20~30g	桃仁 10g
苇茎（现多用鲜芦根代之）30g		金银花 15g
连翘 15g	黄芩 30g	栀子 6~10g

方解：本方主药生薏苡仁 30g，冬瓜子 15~25g 利肺除痰，排脓；活瘀散结，苇根（芦根）清肺热，解毒润燥，利肺，为臣；金银花、连翘清热解毒，连翘为疮家圣药，能使痈肿消散，脓肿未破时用之可消退痈肿，已溃时可排脓生肌为有力之佐药。

还可随证加入赤芍、牡丹皮、鱼腥草、瓜蒌、贝母、天花粉等药。

此期如每日随汤药送服西黄丸 3~6g 以解毒活瘀清热，效果更佳。

胸闷气喘不得卧者，可加葶苈大枣泻肺汤，以泻肺去壅，除痰降逆。也可在药方中加葶苈子 6~10g。再加大枣三五枚。

3. 排脓期

主证：胸痛减轻，咳嗽增多，咳吐脓血如米粥状，带少量血液，腥臭异常，颧赤烦渴。舌苔黄腻舌质红，脉象数而有力。此期由于肺痈已溃，排出大量脓痰，因血败肉腐所以其味极臭（脓汁），胸痛、胸闷可逐渐减轻；毒热尚未清除故舌质红，苔黄腻；正欲排邪，故脉有力。

试痰法：①令患者把痰吐在清水中，大部分沉入水底，用木筷分之可开，乃脓痰。②令病人把痰吐在玻璃瓶中，从旁边观之，痰可分为三层，上层为泡沫，中层为稀痰或夹血样物，下层为脓液或脓块。证属，肺内实热已极，血津受伤之证。

治法：排脓解毒，清热利肺。

方药：桔梗汤（桔梗甘草）加味。

桔梗 6g	生甘草 6g	生薏苡仁 30g	金银花 15g
连翘 10g	白及 10g	化橘红 10g	浙贝母 10g

方解：桔梗开肺排脓，生甘草解毒清热，生薏苡仁排脓，银翘清热解毒治疮疡，白及祛瘀排壅利气，橘红、浙贝母化痰散结。如痰血凝滞、脓多而不易排出者，可加服桔梗白散：桔梗 12g，浙贝母 12g，巴豆 3g，共为细末，壮人可服 1~1.5g。服后，脓偏在上者则吐出，脓偏左下者则泻出，若泻不止者，饮冷水一杯即止。体质虚者勿轻用。

4. 后期（脓尽期）

主证：吐脓痰渐少，咳喘减轻，胸痛缓解，热势亦退，胸部渐舒，食纳渐增，舌质微红，黄苔渐退，脉虚数，较前变细。

肺痈破溃吐出大量脓汁，故此脓痰渐少，胸部不适诸症都得缓解而感到胸部松快；热毒排出故热势亦退，病至后期机体急需后天补养正气，故食纳渐增，舌苔渐退；毒热随脓血排出大量，病亦日久，故脉象呈邪退正虚之象。此期证属热毒已退，气阴两伤，邪退正虚。

治法：清解余毒，佐以养阴益气。

方药：济生桔梗汤。

桔梗 6g	生甘草 5g	贝母 9g	瓜蒌 20g
生薏苡仁 30g	杏仁 10g	桑白皮 10g	防己 10g
黄芪 15g	百合 20g	当归 6g	

水煎服。

本方仍以桔梗、生甘草排脓利肺为主药，臣以瓜蒌、贝母清热解毒，舒气散结；佐以生薏苡仁排脓利湿，杏仁肃降肺气，桑白皮泻肺中余热，防己利湿祛痰浊止气喘，黄芪补气生肌托毒外出；使以百合润肺益阴，当归和血生血。既能排脓吐痰，清肃肺气，又能益气养血（阴）。阴虚明显者可加麦冬 6g，阿胶珠 6g。

若脓毒已排净，只是肺虚体弱之证者，就可以投以调养收功之药，也可以投以丸药缓缓补养身体，以促进恢复健康，如清金宁肺丸（人参、白术、甘草、生地黄、熟地黄、当归、川芎、人参、天麦冬、黄芩、川贝母），蜜丸（可作为收功之剂）。

如肺痈后期，病人突然出现面红高热，吐臭痰又增多，脓色如败卵，气喘不止，饮食大减，脉象反见实大弦急之象，为危险重证，故遇此须细心辨治，并通知家属。

总之，肺痈的辨证特点是吐极腥臭的脓样之痰，这是该病最主要的诊断依据，当然还有恶寒发热、胸痛咳嗽等重要的兼症。从脉象看，脓未成时紧实而数，脓已成时脉滑数，脓已溃时脉多见数而转虚。

治法：初期辛凉解表、清散肺热为主；中期脓未成时清热解毒活瘀散结为主，脓已溃时以排脓祛毒为主；后期则以祛余毒、扶正气为主。中医治疗肺痈疗效确切，可取得满意效果，但须注意应早期进行治疗为好。后期疗效也很好，能帮助病人很快恢复健康。

三、名医要论

若口中辟辟燥，咳即胸中隐隐痛，脉反滑数，此为肺痈，咳唾脓血。（《金匮要略》）

肺痈者，由风寒伤于肺，其气结聚而成也。肺主气，候皮毛，劳伤血气，腠理则开，而受风寒，其气虚者，寒乘虚伤肺，寒搏于血，蕴结成痈，热又加之，积热不散，血败为脓。（《诸病源候论》）

问曰：振寒发热，寸口脉数而滑，其人饮食起居如故，此为痈肿病。医反不知，而以伤寒治之，应不愈也。何以知有脓？脓之所在，何以别知其处？师曰：

假令痛在胸中者，为肺痈，其人脉数，咳唾有脓血。设脓未成，其脉自紧数。紧去但数，脓为已成也。(《脉经》)

肺痈由五脏蕴崇之火，与胃中停蓄之热，上乘于肺，肺受火热熏灼，即血为之凝，血凝则痰为之裹，遂成小痈。(《医门法律》)

始萌可救，谓肺伤尚浅。脓成则死，谓已坏矣，盖示人图治于早，又特为肺痈而谆谆言之也。(《医宗金鉴》)

四、验案

张某某，男，农民，40 岁，顺义人。初诊时间：1967 年 5 月 6 日。

问诊：主诉，左胸肋部胀痛 1 年多。去年 3 月，患咳嗽、吐血，血中带脓，其味腥臭，经某医院胸部 X 光透视，确诊为肺脓肿。经用抗生素等治疗，肺脓疡治愈，但遗留下左侧包裹性脓胸，病刚愈后，曾到医院去抽脓液 3 次，每次抽脓汁 100 多毫升，但以后再去医院抽脓时，说包囊太厚，不能抽出脓液。近日又感胸闷发憋，遂来中医院求治。

望诊：身体发育正常，面色正常，舌苔白厚腻。X 光胸片示左侧胸膜厚，有液平面，印象为脓胸。

闻诊：呼吸略短，说话声音正常。

切诊：胸部左侧切诊，深吸气时有胀痛感平时略有胸闷。脉象左手无大异，右手脉象滑，寸脉滑而有力。肝脾不大，腹部、四肢均正常。

辨证：结合病史及右手脉滑，知为肺痈后遗脓胸。四诊合参诊为脓液蓄于胸膈，郁肺脓毒之证。

治法：排脓解毒。

处方：生薏苡仁 30g　　　冬瓜子 25g　　　桔梗 5g　　　金银花 15g

连翘 15g　　　南红花 10g　　　桃仁 10g　　　败酱草 20g

干芦根 20g

水煎服，2 剂。

二诊（5 月 8 日）：药后咳嗽时吐出痰液增多，仍有臭味，自觉吐痰后胸部轻松，呼吸通畅，胸闷明显减轻，左胸亦不胀疼。观其舌苔已化薄，脉象虽滑已现缓和之象。据此脉证，知上方有效。拟再加大药力，以破其包裹而大量排其脓液。处方如下：

生薏苡仁 40g　　　冬瓜子 30g　　　桔梗 6g　　　甘草 6g

金银花 15g　　　连翘 15g　　　桃仁 10g　　　南红花 10g

干芦根 30g   皂角刺 9g   白蒺藜 12g

水煎服，1剂。

三诊（5月9日）：服药后，次日晨起吐出如米粥样臭痰约一碗，吐出痰浊后胸部豁然开朗，胸部不憋不闷，呼吸畅快，即参加劳动，感觉如好人一样。特来告诉大夫已经痊愈。观其舌苔已渐退，右手脉象已不滑。嘱病人再服下方2剂以善其后。

西洋参 5g	生白术 10g	茯苓 20g	炙甘草 5g
陈皮 6g	生薏苡仁 30g	冬瓜子 15g	桃仁 6克
杏仁 6g	麦冬 6g	川贝母 9g	

水煎服，2剂。

理论分析：第一方取千金苇茎汤结合桔梗汤方意，虽有排脓之效，但是药力不足，不能打破肥厚之胸膜，脓液不能尽除，故又仿外科用代刀散以破脓痈之精神又加入皂角刺、白蒺藜二药并加重苦桔梗用量，1剂而愈。皂角刺味辛温，功同皂荚，但其锋锐利，能直达患处，溃散痈疽。白蒺藜三角有刺，泻肺气，散肝气，专入胸胁部，能破胁下恶血。

五、与西医学的联系

中医学之肺痈与西医学所论之肺脓肿极为相似。

肺脓肿一般为各种病菌混合感染，早期为化脓性炎症，继而坏死形成肺部脓肿，再继而溃破排脓。由肺管排出。坏死区可大可小，大者可占一个肺段。肺脓肿常是单个的，偶有多发的，如有许多微小脓肿限于基本同一肺组织区并融合，则称为坏死性肺炎。

病因一般可分为：①吸入性肺脓肿（右肺多于左肺）；②血源性肺脓肿（两肺边缘部，多发性），他处细菌性感染经血液流入肺；③继发性肺脓肿。

病理：致病细菌感染物附入肺段的支气管内，使支气管发生阻塞，致病菌迅速滋生繁殖，引起该部位发炎，继而小血管栓塞，使肺组织迅速坏死，约1周左右，坏死物质液化形成脓肿。若脓肿与支气管相通，脓液可排出，形成空洞，空气可进入。如脓液排出顺利，兼给以适当治疗，病变可获愈合。若引流不畅、致病菌毒力强或未及时治疗，病变可蔓延扩大，大者可占一个肺段，甚至侵犯邻近肺段或全肺。如在急性期未及时控制，迁延至3个月以上时，就形成慢性肺脓肿，可导致支气管变形，发生程度不等的扩张或闭锁，使病变区的肺组织发生收缩和纤维组织增生。

临床表现，多发病急，与支气管肺炎相似，出现畏寒，高热，胸痛，咳嗽，咯黏液痰或黏液脓性痰，体温可高达39℃~40℃，可伴有全身乏力、气急、食欲减退等。1~2周后，脓肿破溃，脓汁流到支气管，咳嗽增多，痰量大增，咯出很臭的（因多为厌氧菌感染）脓汁痰，每日可达300~500ml。但也有一部分脓痰无臭味，痰液静置后，可分3层，有的病人痰中可带血。脓痰大量咳出后，全身症状可好转，体温下降，胸痛减轻等。

自从抗生素使用以来，此病多可在2周左右迅速得到控制，数周内痊愈。

体征与病变的部位、大小有关，如病变位于肺的深部，可无异常体征，如病变较大较浅叩诊可呈浊音或实音，听诊呼吸音减弱或听到啰音。慢性肺脓肿者可有杵状指。

实验室检查：①血：白细胞增多，中性粒细胞增高。②痰：细菌培养可阳性。③经支气管镜经皮取标本送作厌氧菌培养。④胸脓作涂片细菌培养，革兰阴性染色。⑤急性期可作血的细菌培养。

X光片：此为确诊的依据。

诊断：主要靠X光片及痰血检查（不难）。

鉴别诊断要注意：①细菌性肺炎；②空洞性肺结核；③支气管肺癌，必要时做CT检查。

治疗：①抗生素治疗：疗效比较好，80%以上可治愈。首选青霉素、羟氨苄青霉素等，60万U每4小时肌内注射1次，或链霉素每日1g，可连用7~10天，病情会有所缓解。②引流排脓。③病灶注抗生素。④对症治疗、支持疗法等。

久治不愈，诊断有疑，可考虑外科治疗。血源性者，以抗生素为主，寻治原发疾病。

六、体会

对肺痈的诊治，中医已有数千年历史，诊断与治疗均有相当经验，且疗效可靠，可以运用。尤其是发病初期，如能辨证准确，治疗及时，不但可以治愈，而且可以预防病情向成痈成脓期发展，可以在成脓期以前治愈。

如遇排脓期的患者，进行辨证论治可以痊愈，医者要有信心。尤其在边远地区，患者不能及时找到抗生素治疗时。中医的辨证论治尤显得重要。

肺 痿

肺痿从字义来看，是肺得了萎缩之病，但中医学是把肺痿作为一个病名来论述它的发病原因和诊治等等内容的。就是说患了中医学所说的肺痿病的人，其肺的功用、职能方面发生了病变，而其肺脏从解剖学的角度来看并无萎缩之处，与西医学对肺的认识有很大不同。

关于肺痿的认识，中医学的经典著作《黄帝内经》中已有关于"肺热叶焦"的记载。但设专篇论述肺痿病因病机、辨证论治的书，则首推汉代医圣张仲景先生的《金匮要略》。后世医家又根据临床经验结合前人理论，对本病的内容又有不少补充和发展。

一、病因病机

1. 重亡津液

即津液过度耗伤。中医理论认为"肺主敷布津液"，所以津液的过度耗伤会影响到肺。关于这一点，张仲景先师在《金匮要略》肺痿篇中说："肺痿之病从何得之？师曰：或从汗出；或从呕吐；或从消渴，小便利数；或从便难，又被快药下利；重亡津液，故得之。"此外，高热病后，大量咳血、出血以后，津液消亡，也可引起肺痿。

2. 热在上焦

素体阴虚火旺者，又受燥热之邪所伤，虚火上炎，熏灼肺金，伤津劫液，肺阴日虚，肺失所养而成肺痿。如《黄帝内经》所说的"肺热叶焦"。

3. 胸中寒冷

胸阳虚衰，肺金清冷，津液不布（如同植物的花叶被霜所害），肺叶失荣，而发生肺痿。

肺为娇脏，寒热之邪都能伤肺，肺主敷布津液，为水之上源，若重亡津液，肺阴不足，阴虚生内热，热邪灼肺，更加重肺津之耗损，而致肺失布化津液之能；或热在上焦，肺热气燥清肃之令不行，热灼肺阴，肺失濡养，渐至肺痿。

病成肺痿，肺不能敷布津液于全身，因而脾气散精上归于肺之五谷精华，反被热逼而从热化，化为黏涎浊唾被吐出，故此全身得不到后天五谷精华之荣养，身体日虚，又促进了病情的加重变化。

如果上焦阳虚，肺中寒冷，肺气虚寒津液不布，气不化津，肺自身也失去荣养，失其气化之职，不能温摄津液下制膀胱，而致膀胱失约，小便频数而多。正如魏荔彤所著《金匮本义》中所说："肺如草木之花叶，有热之萎，如日之炙则枯；有冷之萎，如霜杀之则干矣，此肺中冷之所以成痿也。"这一比喻，可以帮助我们理解肺因热因寒而形成肺痿之机。

二、辨证论治

肺痿之病，虽属于虚证，但有阴虚阳虚之分。即肺痿阳虚证和肺痿阴虚证。阴虚证因五脏有金生水之关系，金（肺）病不能生水（肾），母病及子，因而肺阴虚证可兼有肾虚。阳虚证，因五脏有"土生金"之关系，常常累及于脾（土），子病累母。所以，阳虚证，有时也表现为肺脾阳虚证。辨证论治时，应注意到此等关系。

1. 肺痿阴虚证

此证为热在上焦所致。主要证候为咳嗽、气短，时时咳吐浊唾黏痰，形体瘦弱，皮毛干枯，潮热声嘎，咽干唇燥，大便干燥，舌干少津，脉细数或濡数。

肺阴不足，阴虚生内热，虚火灼肺，肺气不能下降，故气逆为咳为喘（气短）；津受灼煎，化为浊唾涎痰；津不上承，则咽干唇燥；肺不能布化津液，皮毛不泽，故皮瘁毛枯；金被热灼，阴虚生内热，故潮热；肺主声，肺失濡润，故声嘎；肺津不能上承生津，故舌红少津；阴虚生内热，故脉象细数且少力。

治法：养阴清热。

方药：①麦门冬汤：麦冬七升，半夏一升，人参二两，生草二两，粳米三合，大枣十二枚，水一斗二升，煎取六升，日三夜一服。

②清燥救肺汤：霜桑叶 9g，生石膏 7.5g，甘草 3g，人参 2.1g，胡麻仁 3g（炒打），阿胶 2.4g，麦冬 3.6g，杏仁 2.1g，枇杷叶 1 片。水 1 碗，煎 6 分，频频分二三次、滚热服。

近现代医家常把此方的用量适当加重，用水煎后分 2 次服用。今把现代医家常用的药量介绍如下，以供临证参考。

霜桑叶 9~10g	生石膏（先煎）15~25g	麦冬 9g
生晒人参（另煎兑入）3~5g	阿胶（烊化）9g	火麻仁 6~9g

杏仁 9g　　　　　　　　　　枇杷叶 6~9g　　　　　　　炙甘草 5g

上方的用量可随证加减。上方在临床上应用，确有良效，深入理解方义，精确辨证随证加减，取效尤佳。

如兼有肾虚者，可兼见遗精，盗汗，五心烦热，腰膝酸痛，动则气喘，或强中或阳痿，尺脉可见弱小之象等。此时可用补肾滋肺降火之法，方选加味地黄汤：生地黄 30g，山茱萸 10g，茯苓 20g，炒山药 15g，泽泻 12g，牡丹皮 10g，麦冬 10g，沙参 10g，石斛 15g，五味子 6g，玉竹 10g，玄参 15g。

2. 肺痿阳虚证

肺阳虚则肺中冷。症见头眩，频吐白色泡沫状涎沫，口不渴，全身乏力，胸中不温，心烦，小便频数或遗尿，畏冷喜暖。舌质淡舌苔白滑，脉象虚或兼迟缓。

肺气虚寒，无力温化，气不化津，津液不能输布敷陈，故化为大量涎沫吐出；因阳虚无内热，故不渴，阳不卫外故畏冷，津液不能敷布全身故全身乏力。上虚不能制下故小便频数或遗尿。阳气虚弱故舌质淡，水湿不运故苔白滑，脉象虚濡迟缓亦是阳虚之象。

此证的治法，主要是复阳温肺，方用甘草干姜汤随证加减。

甘草干姜汤：炙甘草四两，炮干姜二两，以水 3 升，煮取 1 升五合，去滓，分温再服。

此方为仲景原方，用量乃为汉制。现已改用"g"为单位，但要注意甘草的用量要比干姜多 1 倍。如甘草用 6g，干姜则用 3g。

如出现饭后迟消，大便溏软，四肢乏力，面色萎黄，思维能力下降，语言气怯，腹部喜暖，全身轻度浮肿，舌苔白滑，脉象濡软等脾阳虚证者，可适当加入白人参（或党参）、白术、桂枝、茯苓等温中健脾药。脾肺兼顾，补土生金，子母同治。

治疗此病切不可舍本逐末而只去消痰逐涎，若对此虚证误治以攻逐之法，反会促其死亡。

服甘草干姜汤后口渴明显者，为消渴病。应按消渴病去治疗，如服后不渴，各症状都有所减轻，则随证加减，继续服用。所以说本方不但是治疗用的方剂，还具有鉴别是否消渴病的作用。

个人经验体会：本病临床上虽较少见，但以津液过度耗伤而出现肺阴不足之证较多，症以咳嗽，吐涎沫，全身消瘦，皮毛干枯不润为主。由于阴虚内热，病人面部似有红润而不难看。肺中冷，肺阳虚证则较少见。

本病的治法虽然都是补法，但要注意分清补阴补阳，不可混淆。还要注意不可舍本逐末而只祛痰逐涎，要注意治本。治本病不可求速效，要缓缓图之。

三、名医要论

肺痿者，肺虚气惫而肺叶枯萎，此乃清燥之甚为秋树之枯叶，非由火热，与肺痈大不相同，纵有热而咳血者，亦属燥淫所郁之阴火，非实火也。（《金匮要略阐义》）

治肺痿，专在养肺、养气、养血、清金。（《丹溪治法心要》）

肺痿一证，概属津枯液燥，多由汗下伤正所致，夫痿者，萎也，如草木之萎而不荣，为津亡而气竭也。（《临证指南医案》）

凡肺痿病，多不渴，以其不渴，漫然不用生津之药，任其肺日枯燥，医之罪也，以其不渴，恣胆用燥热之药，势必熇熇不救，罪加等也。（《医门法律》）

肺既枯萎，非湿剂可滋者，必生气行阴以致津，盖津生于气，气至则津亦至也。（《金匮要略心典》）

四、验案

肺痿之疾，临床少见，故未积累验案，甚憾！今择录《临证指南医案》中肺痿案数例，以合本书之编制。

病例1 洪某某，男，32岁。

劳烦经营，阳气弛张，即冬温外因咳嗽，亦是气泄邪侵。辛以散邪，苦以降逆，希冀嗽止，而肺欲辛，过辛则正气散失，音不能扬，色消，吐涎喉痹，是肺痿难治矣。仿《内经》气味过辛，主以甘缓（本病案为苦辛散邪，伤肺津液所致）。

处方：北沙参，炒麦冬，饴糖，南枣。

病例2 查某某，男，24岁。

脉细心热，呼吸有音，夜寤不寐，过服发散，气泄阳伤，为肺痿之疴。仲景法以补母救子，崇生气也。《金匮》麦门冬汤。

病例3 徐某某，男，41岁。

肺痿，频吐涎沫，食物不下，并不渴饮。岂是实火？津液荡尽，二便日少。宗仲景甘药理胃，乃虚则补母，仍佐宣通脘间之扞格。

处方：人参，麦冬，熟半夏，生甘草，白粳米，南枣肉。

五、与西医学的联系

肺痿的主要临床见为轻度咳嗽，吐多量涎沫（有的1天可吐两三碗），人体日渐消瘦。根据这些特点，尚难以与西医学的某一疾病相联系。故应进行详细的呼吸系统检查，以及精神方面的检查，以便确诊，随着科学的日益进步，可能在不久的将来，本病能会得到认识。

六、体会

本病，我在未行医时曾见过一例，但经过万国红十字会的医生进行"说病"治疗（可能是今日之心理医疗），未效，最终病人死亡。但我行医以后，数十年中未见过此种疾病，所以也没有体会可谈。只记得病人所吐的涎沫，色白，泡沫状很小，如小米粒，很轻，病人吐时须将痰碗接近口边，否则被风一吹，会四处飘落而落不到痰碗内，看样子很轻很轻。所以，我认为我们为医者，还需要对肺痿一病，进行深入细致的观察、研究。

肺　　胀

肺胀之病名，首见于《黄帝内经》。记载有证候及治法者，则最早见于汉·张仲景的《金匮要略·肺痿肺痈咳嗽上气病脉证治第七》中。因本病是临床少见病，故后世医家多不立专篇论述，但现时统编教材《中医内科学》中对此病有专篇论述。因此，有必要重新复习本病，并将其与肺痿、肺痈等加以鉴别，这对于提高本病的临床疗效是很有意义的。

一、病因病机

本病古医书中论述较少，多归于咳嗽上气等病中讨论，对于其病因病机的分析，采用了因方测证、因证寻因的方法。

《金匮要略》论肺胀曰："上气，喘而躁，属肺胀，欲作风水，发汗则愈。"据此可知肺气因湿而不宣通，因热而不肃降，因其气上不降而中焦受损。仲景又有"肺胀，咳而上气，烦躁而喘，脉浮者，心下有水，小青龙汤加石膏主之"之论述。查小青龙汤为主治表证不解，且心下有水气之方，故此可知"心下有水气"是肺胀的主要病因之一。

根据以上经文，我认为肺胀之因可有以下几种情况。

1. 肺有湿热

肺主皮毛，湿邪束表，久而不解则化热，致肺失宣通，肺气不降而作肺胀。

2. 心下有水气

"心下"属上焦，有水气则影响肺之津液输布，更致水停心下，津液不行，故肺失宣肃而发肺胀。

3. 脾运不健

脾肺之间有土生金的母子关系，若肺先病而导致脾亦病，称"子病累母"；若脾先病而导致肺亦病，叫"母病及子"。因此，脾运不健，内停湿邪，湿邪上犯而致肺气不利，可成肺胀。

二、辨证论治

1. 水热乘肺证

证候特点为其人咳嗽，上气而喘，自感目突如脱，舌苔白腻，脉象浮大。治宜宣肺清热化湿，方用越婢加白术汤或加半夏汤随证加减。

越婢加白术汤：麻黄六两，石膏半斤，生姜一两，大枣十二枚，白术半升。以水六升，先煮麻黄去上沫，内诸药，煮取三升，分温三服。

以上为《金匮要略》原文，其为汉制。今人多改为汤剂，每日1剂，分2次温服。现代的常用量如下，供参考。

生麻黄 6~9g	生石膏（先煎）30~40g	生姜 3 片
大枣 4 枚	炙甘草 2g	白术 9g

越婢加半夏汤则去白术，加半夏 9g。

2. 水邪犯肺证

症见咳嗽上气，烦躁而喘，脉浮，心下有水。此证治法用宣肺化饮，佐以清热之法。方用小青龙加石膏汤随证加减。

小青龙加石膏汤：生麻黄 9g，桂枝 9g，细辛 3~9g，干姜 9g，炙甘草 9g，五味子 6g，半夏 9g，生石膏（先煎）15~20g。每日 1 剂，分 2 次温服。

从以上两证的辨证论治可以看出，前方脉浮大，目如脱，说明上焦水热之邪互结而乘肺，影响了肺的输布津液、通调水道和下输膀胱的功能，故以越婢汤除风水（上半身浮肿），并能宣通肺气以布津利水（宣肺利水），加白术健脾利湿以除湿之来源，麻黄和石膏之用量均较重。而后方的主证是心下有水气，脉浮但不大，知水邪已停心下，虽有化热烦躁，但尚未化为水热之邪，致肺中郁热，故用蠲饮除痰的小青龙汤（青龙即含有腾云致雨以化水的意思）以温宣肺气，使水气上输布化津液而温散除饮，又加石膏可防止辛温之品助停水而化为水热之邪，兼清水热之邪，故石膏用量较上方为少，而且石膏味辛，无碍麻、桂等辛温开宣肺气之功。以上 2 方可昭仲师用药之精细也。

张仲景先师对肺痈、肺痿、肺胀三病辨证论治之区别

	病因	病证	脉	论治
肺痈	肺中壅热	胸痛，痰带腥臭	滑或滑数	泻肺、除壅、排脓
肺痿	上焦虚热，乏津；或肺中冷	咳吐浊唾涎沫，皮毛焦瘁，体弱	虚或细数	养肺（润养或温养）
肺胀	肺有湿热，心下有水气	咳而上气，目如脱咳而上气，心下有水	浮大或浮	开肺，除水饮

三、名医要论

肺胀者，虚满而喘咳。（《素问·胀论》）

是动则病肺胀满，膨膨而喘咳，缺盆中痛，甚则交两手而瞀，此为臂厥。（《灵枢·经脉》）

肺胀而嗽，或左或右不得眠，此痰夹瘀血碍气而病。（《丹溪心法要诀》）

四、验案

薛某某，女，67 岁。初诊日期：1969 年 12 月 12 日。

主诉咳喘，不能平卧已半月余。患咳喘病多年，近来因寒冷而明显加重。经某医院检查，诊断为：慢性支气管炎，肺气肿，肺心病，心功能不全Ⅱ～Ⅲ度。因治疗未见明显效果，故要求中医治疗。

现咳嗽频频，喘促明显，语言低微，气短难续，心慌，气短，不能平卧，倚被而坐，夜难入睡，痰多如清水，质稀易出，带白色泡沫，小便少，面色黄白不泽，下眼睑微有浮肿，下肢浮肿，按之凹陷不起，食纳减少，不欲饮水，脘间发堵、微痛，不喜重按，有时恶心呕逆，大便尚可。舌苔白而水滑，六脉皆滑而数，两寸细滑带弦，左关弦滑，两尺沉滑略弦。

辨证：根据面色黄白不泽，言语低微，天冷季节发作，知其阳气不足。年老阳虚，脾肺功能衰减，脾运不健，肺失肃降，寒湿不化，而生痰饮，停于心下。饮邪上凌心肺，故咳喘、气促、心慌、甚则不能平卧；饮邪为患，故咳痰清稀易

出，量多而带白色泡沫；湿邪停滞，中焦不化，故脘堵，不欲饮水，舌苔白滑；湿邪下注，而致下肢水肿；又因水饮凌心，胸阳不振，水饮射肺，肃降、布化之令难行，不能"通调水道，下输膀胱"，故小便减少而水肿日增。从脉象分析，知是阳虚水饮内停，上凌心肺之证。

治法：根据"急则治标，缓则治本"和"病痰饮者当以温药和之"的精神，拟降气除痰，助阳化饮之法，以标本兼治。

处方：炒紫苏子 10g　　炒莱菔子 9g　　　　制半夏 10g　　化橘红 10g

　　　　炙甘草 6g　　　茯苓 15g　　　　　　猪苓 15g　　　桂枝 8g

　　　　泽泻 10g　　　珍珠母（先煎）30g　　藿香 10g　　　延胡索 9g

水煎温服，3 剂。

二诊（12 月 15 日）：服上方，咳喘明显减轻，痰亦明显减少，小便增多，浮肿已消，能平卧安睡，舌苔转薄，脉略滑而和缓。又服上方 3 剂，其女告知病已愈，又嘱续服 3 剂，以巩固疗效。

半月后随访，病未再作。

五、与西医学的联系

"肺胀"难与西医学中的某一疾病联系。仅谈一点个人的看法供参考。回忆作者在上个世纪五六十年代与中医学科学院职业病研究所合作，在北京京西矿区研究矿工矽肺病时，在临床上发现肺气肿（慢性阻塞性肺气肿病）患者肺功能明显异常，有的患者自谓呼吸困难（上气）严重时，有"目如脱状"的感觉，我当时曾按中医"肺胀"论治，投予越婢加术汤随证加减，收到了一定的疗效。但由于当时是以矽肺的研究为主，加之条件所限，所以未能按照"肺胀"作系统观察。我认为，对于西医学中的慢性阻塞性肺病患者，因喘促严重，自觉"目如脱状"者，可试用本篇所论进行治疗。

本篇中所论"心下有水"者，与肺气肿引起的肺心病、心功能不全等有相似之处，对于这些疾病，我在临床上曾采用小青龙汤随证加减治疗，确能减轻症状，明显改善病情。病人服药后，常咳嗽、气喘减轻，下肢浮肿消退，甚至有些服药前不能平卧、不能入睡的患者，服药后能够平卧，且能入睡，精神、饮食等都有较大改善。有患者提出方中有麻黄，因病人心率较快而用之，是否合适？我答曰：麻黄不是麻黄素，中医之药方重在配伍应用，方中有其他药物能对麻黄有监制作用。服后果然疗效很好，病家亦心悦服之。说明复方中（尤其是小青龙汤中）麻黄之作用，绝不是只用麻黄素的药理作用可以解释的。

本篇辨证论治方后所云"小青龙加石膏汤随证加减"非习惯用语，而是要谨遵中医辨证论治的原则去治疗西医学的疾病，不可用西医病名去套用，这一点是必须注意的。

六、体会

肺胀一病，我在临床上尚未见到与古医籍中描写的完全相同的病人，大多是有严重慢性支气管炎、肺气肿、肺心病等而出现"目如脱状"者，因多为慢性咳喘，并常在冬季等气候寒冷时复发或加剧，常用小青龙汤随证加减，有时能取得较好的疗效。但也有不少病人，好好犯犯，难于根治。所以，我认为对此病还需进行深入的研究，以便找出确切的治疗规律。

痰　饮

痰饮作为病名，始于汉代张仲景先生的《金匮要略》一书中的论痰饮咳嗽病篇。该篇把痰饮分为四种："其人素盛今瘦，水走肠间，沥沥有声，谓之痰饮；饮后水流胁下，咳唾引痛，谓之悬饮；饮水流行，归于四肢，当汗出而不汗出，身体痛重，谓之溢饮；咳逆倚息，气短不得卧，其形如肿，谓之支饮。"还提出了苓桂术甘汤、肾气丸、甘遂半夏汤、十枣汤等15张治疗上述四饮的方剂，直至今天仍为中医辨治痰饮的重要指导，依法治疗，都能取到良好的疗效。

张仲景先师，不但在书中提出了以上四种饮病的辨证论治，还指出了五脏水饮的证候，如："水在心，心下坚筑，短气，恶水不欲饮；水在肺，吐涎沫，欲饮水；水在脾，少气身重；水在肝，胁下支满，嚏而痛；水在肾，心下悸。"

后世医家对痰饮，有的分而言之，把黏稠的称为痰，把清稀如水状的称为饮，并且对痰又分出寒痰、热痰、风痰、全身的痰和局部潴留的痰等。把《金匮要略》所说的四种痰饮病归于"饮病"。

在痰病中，又引申出"怪病皆生于痰""无痰不作眩"等病因病机制论，请详看各篇。本篇仅就《金匮要略》一书中所说的四饮，结合后世医家的有关论述，紧密联系临床作一系统的论述。

一、病因病机

引起饮病的原因，在《黄帝内经》和《金匮要略》中，都认为是饮水过急、过多，饮水未能及时气化运行而致"水停不化"；或由于应当出汗而没有及时出汗，而致水的气化调节不能及时而造成。例如《素问·脉要精微论》说："溢饮者，渴暴饮而易（溢）入肌皮肠胃之外也。"《金匮要略·痰饮咳嗽》篇也说："饮水流行，归于四肢，当汗出而不汗出……而为溢饮。"但是为何水停不化？实与人体的年龄、体质、阴阳盛衰有着密切关系。具体情况分述如下。

1. 体质关系

或后天伤阳，或先天阳虚而形成。阳虚的体质，渴而暴饮，饮水过多，因阳气不足则气化不利，不能把饮水及时气化分布，而成痰饮之病。

2. 饮食不节

嗜食生冷，或食硬物伤脾，过饱而运化失职而生痰饮之疾。

3. 忧思气郁

忧伤肺，思伤脾，气郁伤肝。如过度思虑则伤脾，过度忧悲则伤肺，肺气失于布化，则水不输布停留为饮。如气郁伤肝，肝郁犯土，也能伤脾。脾失健运，则湿聚成饮。

4. 房室伤肾

肾伤则肾阳不足，不能蒸化水湿，水湿久停，聚而成饮。

5. 饮酒过度

酒形如水，其性湿热，饮酒过度，湿热伤脾，湿邪不运，聚而成饮。

以上种种原因，总是伤及肺、肾、脾，肾阳虚则对水的气化功能不利。后世医家还认为三焦主水道，三焦气涩也是水饮产生的病机，故宋·《圣济总录》中说："三焦气涩脉道闭塞，则饮停滞，不能宣行，聚成痰饮。"清·陈修园先生也说："痰饮病源皆水也，经云，三焦者，决渎之官，水道出焉。设三焦失职，因之聚成痰饮。"看来脾阳不足、肾阳不足，三焦不利，是形成痰饮的主要病机。再进一步分析，三焦为何不利呢？还需从《黄帝内经》所论水运化的正常生理说起。《黄帝内经》说："饮入于胃，游溢精气，上输于脾，脾气散精，上归于肺，水精四布，五经并行，通调水道，下输膀胱，气化则能出矣。"所以归根到底，溯本求源，阳虚才是产生痰饮的根本病机。前人又把脾阳虚所致的饮病，称之为"外饮，"把由肾阳虚所致的饮病，称为"内饮"。由此可知，肾阳虚证比脾阳虚证更深重些，所以又有"浅者温脾，深者温肾"之说。

二、辨证论治

1. 痰饮

"痰饮"二字，既是病名，又是证候名称。一般说痰饮病人，多身体较为瘦弱，饮食一般，小便较少，大便偏溏。仔细询问，多是过去身体不瘦，只是自从患病以后，日渐瘦弱，腹中常有水液流动的声音，腹部喜暖，饮食也喜欢偏热些，喜食焦燥食物，不喜多汤汁食物。对此证张仲景先生用简要的文字概括得非常好，所以临床的中医师基本都能背诵："其人素盛今瘦，水走肠间，沥沥有声，谓之痰饮。"可能还兼有胁肋支满目眩等。痰饮患者的舌苔多薄白或白，脉象多濡细或右手弦细。这种病的治法，大家仍是遵仲景先生以"温药和之"的原则，实际上即温助脾阳，和利三焦，加强机体气化功能。常用的药方如苓桂术甘汤。

苓桂术甘汤，原方名为茯苓桂枝白术甘草汤。茯苓用量最多，桂枝、白术二药用量次之，甘草用量再次之。苓桂术甘汤为治痰饮之主方，故特录魏念庭《金匮要略方论本义》和尤怡《金匮要略心典》中关于本方的方解、方义，以加深对本方组成的理解。

《金匮要略方论本义》曰："主之以苓桂术甘汤，燥土升阳，导水补胃，化痰驱饮之第一法也。胃寒则痰生，胃暖则痰消也，脾湿饮留，胃燥则饮祛也，可以得此方之大义，用之诸饮，亦无不行也。此法又为利小便，而不伤于强迫其小便，亦为第一法也。"

《金匮要略心典》曰："痰饮，阴邪也，为有形，以形得虚则满，以阴冒阳则眩。苓、桂、术、甘温中去湿，治痰饮之良剂，是即所谓温药也。盖痰饮为结邪，温则扬散，内属脾胃，温则能运耳。"

2. 悬饮

主要证候是"水流在胁下咳唾引痛"，即患者右胁或左胁停有水饮，因而病人只能向一侧卧（一般是有积水的一侧在下），咳嗽，大力唾出痰液时，停水的一侧胁部疼痛，可伴有气短、口干、不欲多饮、胁肋部隐痛或有轻度发热等症。舌苔可见白腻，脉象多沉弦。治法主要是攻逐水饮，《金匮要略》主要是用十枣汤泻水饮。

十枣汤：芫花、甘遂、大戟各等份。上三味共为细末，以水一升五合，先煮大枣十枚去渣，内药末，强人服一钱匕，羸人服半钱（匕）平旦温服之，不下者，明日更加半钱，得快之后，糜粥自养。

十枣汤服后，以泻下水饮为度，强壮之人服之尚可，若体弱之人服 1 次之后，最好隔 2~3 日再服。

我曾选用《医醇賸义》治悬饮之方椒目瓜蒌汤，取到佳效。后来又在临床治疗悬饮时以该方随证加减，因屡用屡效，故又把加减应用之方定名为源堤归壑汤。兹介绍如下。

源堤归壑汤（自拟方）：川椒目 5~9g，全瓜蒌 30g，杏仁 9g，枳壳 9g，桑白皮 12g，葶苈子 9g，广橘红 9g，茯苓 15~25g，冬瓜皮 30g，猪苓 15g，车前子（布包）9~12g，泽泻 12g，桂枝 3~5g，白蒺藜 6~9g。水煎服。

3. 溢饮

本证主要是由于"饮水流行归于四肢"，又"当汗出而不汗出"而致，故四肢浮肿，无汗，肢体沉重倦怠或酸沉疼痛，或有咳嗽、气短，脉象浮数或浮弦。本证的治法是以发汗为主，《金匮要略》以大青龙汤和小青龙汤主治。我在临床上遇有兼见咳嗽吐稀水状痰，喜暖怕冷者，常用小青龙汤随证加减，可以取得较好效果。大青龙汤主要功效是发汗，遇表实浮肿者可用之随证加减。《医醇賸义》治溢饮有一桂苓神术汤，临床随证加减应用，比较稳妥，兹介绍如下：

桂苓神术汤：桂枝 2.5g，茯苓 9g，苍术 30g，白术 30g，制半夏 4.5g，砂仁 3g，陈皮 3g，薏苡仁 24g，生姜 3 片。水煎服。

方解：本方利用桂枝发表，二术燥湿，陈皮、砂仁调气，茯苓、薏苡仁导水下行，表里通达，溢于肌表之饮从汗而解，溢于体内之水从尿而出。

本方用量按照组方精神应用时，可以稍事加重。例如在发汗解表药方面，可以适当加入紫苏叶或麻黄之类。

4. 支饮

"支"字有支撑之意，支饮即是说饮邪积于心下，支撑于胸膈之间，使人感到胸膈满闷，咳嗽，气逆，因呼吸困难而取坐位或半坐位（倚息），其面部如同浮肿一样，小便少，口干不欲多饮，舌苔多见白腻，脉象沉紧或弦。久病也有脉象无力者。

对于本证的治疗，《金匮要略》提出了许多的方剂，说明治疗时应注意辨证论治，其中主要方剂有温散水饮的小青龙汤，降泻水饮的葶苈大枣泻肺汤、"泽泻汤"，温中燥湿的小半夏汤等等。兹逐一介绍如下。

（1）小青龙汤：《金匮要略》原文："病溢饮者，当发其汗，大青龙汤主之，小青龙汤亦主之。""咳逆倚息不得卧，小青龙汤主之：麻黄、芍药、五味子、干姜、甘草、细辛、桂枝、半夏，水煎服。"

（2）葶苈大枣泻肺汤：葶苈子（熬令黄色，捣丸如弹子大），枣十二枚。上先以水三升，煮枣取二升，内葶苈，煮取一升，顿服。

（3）泽泻汤：《金匮要略》原文："心下有支饮，其人苦冒眩，泽泻汤主之。"泽泻15g，白术6g。以上二味，以水二升，煮取一升，分温再服。

（4）小半夏汤：《金匮要略》原文："呕家本渴，渴者为欲解，今不仅不渴，心下有支欲故也。小半夏汤主之。"半夏12g，生姜9g。上二味，以水七升煮取一升半，分温再服。

（5）小半夏加茯苓汤：《金匮要略》原文："卒呕吐，心下痞，膈间有水，眩悸者，小半夏加茯苓汤主之。"半夏12g，生姜9g，茯苓15g。上三味，以水七升，煮取一升五合，分温再服。

（6）木防己汤：《金匮要略》原文："膈间支饮，其人喘满，心下痞坚，面色黧黑，其脉沉紧，得之数十日，医吐下之不愈，木防己汤主之。"木防己10g，石膏30~40g，桂枝6g，人参10g。上四味，以水六升，煮取二升，分温再服。

（7）木防己去石膏加茯苓芒硝汤：《金匮要略》原文："……虚者即愈，实者三日复发，复与不愈者，宜木防己汤去石膏加茯苓芒硝汤主之。"木防己6g，桂枝6g，芒硝（后下）6g，人参10g，茯苓12g。上四味，以水六升，煮取二升，去渣，内芒硝，再微煎，分温再服，微利则愈。

以上是《金匮要略》"痰饮咳嗽病脉证并治"篇介绍的治支饮的各种方法。

虽然，仲景先师已提出了不少治法和药方，但是，后世医家经过临床实践，在此基础上又做了很多的补充和发展。兹举《医醇賸义》治疗支饮的方剂为例。

桑苏桂苓饮：适用于支饮，水行胸膈，咳逆倚息，短气不得卧，其形如肿诸证。补充：舌苔可白可无苔，脉象多濡数。药用：桑白皮10g，炙紫苏子6g，桂枝2.4g，茯苓9g，制半夏4.5g，橘红3g，杏仁9g，泽泻4.5g，大腹皮4.5g，猪苓3g，生姜3片。这也是一张排泻水饮的药方，因饮停胸膈、心下，故以肺为重点，以桑白皮、杏仁、紫苏子泻肺邪，桂枝、茯苓、半夏、橘红温脾祛湿，猪苓、泽泻、大腹皮通利水道，逐水下行。

我在临床上应用此方治疗支饮曾收到良好的效果。

除以上所谈的痰饮、悬饮、溢饮、支饮外，《金匮要略》中还谈到留饮、伏饮。兹举其原条文如下，以供临床参考。

（1）夫心下有留饮，其人背寒冷如掌大。

（2）留饮者，胁下痛引缺盆，咳嗽则辄已一作：转甚。

（3）胸中有留饮，其人短气而渴，四肢历节痛，脉沉者，有留饮。

（4）膈上病痰，满喘咳吐，发则寒热，背痛腰疼，目泣自出，其人振振身瞤剧，必有伏饮。

（5）病者脉伏，其人欲自利，利反快，虽利，心下续坚满，此为留饮欲去故也。甘遂半夏汤主之。

三、名医要论

人之气道贵乎顺，顺则津液流通，决无痰饮之患。(《朱氏集验方》)

治痰之法，理气为先，和胃次之。(《万氏家传保命歌括》)

外饮治脾，内饮治肾，气壅者汗之，呛咳者平之，浊逆者温之，阳微者和之，湿滞者渗之，留饮者逐之，支结入络者通之。(《类证治裁》)

水气上逆，得阳煎熬则稠而成痰，得阴凝聚则稀而成饮。然水归于肾，而受制于脾。治者必以脾肾为主。(《医学三字经》)

凡遇肾虚水泛，痰涌气高，喘急之证，不调其下，仅清其上，必致气脱而死，医之罪也。(《医门法律》)

四、验案

曹某某，男，18岁，农民。

十多天来咳嗽、气短，咳时牵引胸胁疼痛，尤以左侧明显，只能向左侧卧，走路则喘，口干不欲多饮，食欲不振，二便尚调。舌苔薄、浅黄，脉象沉细数。西医学检查：左胸叩诊实音，心浊音界消失。心脏右移，在胸骨右侧才可听到心音，未闻杂音。胸部X线透视：左侧渗出性胸膜炎、左胸腔积水，纵隔被迫右移。四诊合参，诊为悬饮。治以消饮逐水之法，用源堤归壑汤稍事加减。处方：全瓜蒌30g，川椒目9g，桑白皮12g，葶苈子9g，广橘红9g，泽泻12g，猪苓15g，茯苓15g，车前子（布包）12g，杏仁9g，枳壳9g。水煎服，5剂。

二诊时，诸症略减轻，上方去橘红，加桂枝5g，冬瓜皮30g，5剂。服药后，小便显著增多，自云曾有1夜排尿1大盆，5剂药服完后，已不咳不喘，能平卧及向两侧卧，心脏听诊已复位。又服5剂，诸症消失，食欲增加，每日可吃500g，已能干农活。仍投第二诊方，前后共服24剂。2个月后X线胸透：胸水完全消失。以后追访，体健，正在干农活。

一般来说，痰饮源于肾、动于脾、贮于肺，治疗痰饮要从肺、脾、肾入手。治肺是"导水必自高源"，治脾是"筑以防堤"，治肾是"使水归其壑"；所以要顺气、化湿、利水。对于水饮结积久者，还要兼用消饮破痰之剂攻之。前人有"治饮之法，顺气为先，分导次之，气顺则津液流通，痰饮运下，自小便而出"的经验，又有"及其结而成坚癖，则兼以消痰破饮之剂以攻之"的主张。《金匮要略》中虽有治悬饮的十枣汤，但因其药有毒性，攻力猛峻，不适于常服及体弱者。我根据其多年临床经验，参《医醇賸义》椒目瓜蒌汤方，加重其用量增减其药味，组拟成源堤归壑汤。方中用川椒目、瓜蒌、葶苈子、桑白皮，逐水消饮；以杏仁、枳壳、橘红顺气、降逆、化痰；茯苓、冬瓜皮，利湿健脾；又以泽泻、猪苓、车前子，导水下行自小便而出。《金匮要略》中指出，治疗痰饮"当以温药和之"，故又加桂枝助阳化气以导利水饮从膀胱气化而出。实践证明，于方中加入桂枝后，患者的小便量明显增多。

本方采用了"导水必自高源"的精神，从治肺（顺气、消痰饮）入手，结合利水（治肾）、化湿（治脾），并运用"以温药和之"的经验，屡用于临床，均取得了满意的效果。

五、与西医学的联系

痰饮这一疾病，在西医学中，尚未见到专篇论述，所以也很难与西医学中的哪个病相对应。但是，在我数十年临床工作中，到西医科室或西医院会诊时，也曾遇到一些西医疾病的某个阶段或某种情况下，符合中医学痰饮理论的论述而运用治疗痰饮的方药，取得了很好的疗效。仅就记忆所及，忆述如下，以供同道们参考。

（1）曾会诊多次治疗符合悬饮的病人，西医诊为胸腔积液，治疗运用椒目瓜蒌汤加减取名源堤归壑汤，而收到非常好的疗效（请参看验案部分）。

（2）曾会诊几次符合支饮的病人。记得有一位老太太患心包积液，不同意做心包穿刺，故请中医治疗，我辨证为支饮，运用桑苏桂苓饮治疗后，病愈出院。

（3）曾有数次治疗支气管扩张患者每晨吐大量痰液，并且有时带血，西医师建议做手术治疗，患者不同意手术治疗，而请中医会诊。经过辨证认为脾为生痰之源，肺为贮痰之器，如断其生痰之源则可不吐大量痰液，据此采用了苓桂术甘汤加味。药后能安卧，晨起不再吐大量的痰，精神、体力都渐恢复。但应注意，用药不可太温热，曾有一次，药后痰中带血，又加用白茅根、藕节炭，才不吐血。此亦应注意。

（4）曾治过一中年妇女，西医曾作过多次的各种检查，均无阳性所见，故诊断为胃肠神经官能症，病状是自觉腹部不适，常有水声，辘辘作响，食欲不振，身体日渐瘦弱，体重也慢慢地往下降，虽经几个医院检查均未能确诊，故请中医会诊。根据《金匮要略》"其人素盛今瘦，腹中沥沥有声，水走肠间，谓之痰饮"的论述，投以苓桂术甘汤随证加减，服药 1 个多月而愈。

（5）也常用苓桂术甘汤随证加减治愈过胃肠功能紊乱，而表现为痰饮证者。

上面虽然介绍了我治疗痰饮的体会，但是不能说胸腔积液、心包积液、支气管扩张、胃肠功能紊乱、胃肠神经官能症就是痰饮病，可能还会有别的什么西医病会出现痰饮篇所谈的情况。还要请同道们今后渐渐体会发现。

六、体会

饮证是偏于阴的证候，一般又都是慢性病，所以在治疗上应采用以："温药和之"的法则，这是治本的方法。

但是临床时，也不能忽视"急则治其标"的法则，所以临床症状剧烈时，也可以采用治标的方法，如化痰涤饮、消痰逐饮等法。也可以标本同治，如"温肾行水"等法。

在《金匮要略》中所论的悬饮、支饮、溢饮、虽以攻逐发汗为主要治法，但也要注意不可攻伐太过，以免伤损元气。

一般说痰饮之脉象，如见沉弦之脉，知为水饮深蓄之证，如见浮弦而细滑等脉象，则知饮邪较浅，可作参考。

还应注意有饮无饮和饮邪的轻、重及欲愈等情况，兹举例如下请作临床参考：①先口渴，饮水后呕吐出水，为水停心下，应按饮病治或加治痰饮药。②胸中有留饮，其人背寒冷如掌大。③呕吐的病人，如渴能饮水，为呕吐欲解，如呕吐者反而不渴是心下有支饮。④病人自利（大便泻），利反快（舒适者），为留饮欲去。⑤虽利（泄泻），心下续坚满者，为留饮尚未尽去；以上都是临床辨证论治时应当注意的事，要时时想到，不可忽略。

我在临床治悬饮时常选用椒目瓜蒌加减而拟定的源堤归壑汤，治支饮时，常用桑苏桂苓饮方，随证加减，请同道们试用。

胸痹心痛

胸痹的症状主要是胸痛，但胸痛又常与心痛在一起出现，所以本篇把胸痹心痛合为一篇来探讨。

关于心痛，早在《素问·脏气法时论》中即有记载，其云："心病者，胸中痛，胁支满，胁下痛，膺背肩胛间痛，两臂内痛。"，从这段文字中可以看出，"心痛"也可出现"胸中痛"，心痛与胸痛常同时出现。至汉代张仲景先师的《金匮要略》中专门设有"胸痹心痛短气"专篇加以论述。

我们在临床辨治时，还是应该分清胸痹与心痛的不同，不可混淆。

后世医书中有将胸痹、心痛，分开论述者，也有合在一起论述者。均仍以《金匮要略》胸痹心痛篇作为论述依据。

本篇仍遵张仲景先师的精神，将胸痹心痛放在一篇讨论，在辨证论治、组织方药等方面，会更有好处。

一、病因病机

1. 胸阳不振

中医学认为胸中为阳气开发之域，心居胸中，如胸阳不振，当然也会影响到心。所以胸阳不振，同样也会波及心而产生心阳不振。胸、心阳气不振，则不能很好地温运血脉，致心失所养而致胸痹疼痛。

2. 水饮凌心

心胸阳气不足，心胸水饮不能疏化，阳气不能蒸化水液，水饮停蓄，上凌于心，心胸水饮阻痹而产生胸痹心痛。

3. 阴虚火旺

久病体虚，身体虚弱，或兼遗泄频仍，伤及肾阴，或素体肾阴亏虚而致水火不济，肾阴虚则虚火妄动，上扰胸中阳气，胸中痹塞，而致胸痹心痛。

4. 心血不足

素日体虚，又兼劳心过度，心血受损，或思虑日久，劳损心血，导致心血亏损，而致心失血养，胸中气血循行失畅，而发生胸痹心痛。

5. 心血瘀阻

久病心悸，心之气阳不足，胸中气血循行滞涩，或感外邪，或生活失节，内蕴痰火，或胸背受跌打损伤，日久生瘀，瘀阻血脉而产生胸痹心痛。

6. 情志损伤

情志不和，可引致气滞、血瘀、痰浊阻滞而产生病机的变化，常见的如用脑过度、思虑伤心脾、肝气易怒、气滞血瘀等而致气郁血阻，久郁化火，火气煎灼津液，灼津成痰，痰气阻滞，经络血气循行失常而产生胸痹心痛。

二、辨证论治

1. 心络瘀阻证

心胸疼痛如绞如刺，胸闷气短，神情恐慌，头昏身倦，面色晦暗，如果病人出现气急气短，疼痛向左臂内侧放射（手少阴心经脉络）脉象沉弦，或促结代等不断出现舌质色暗，此时应想到此可能是心痹，不单纯是胸痹，应建议做心电图，如心电图正常，仍可按胸痹治疗。此证常用的治法是活瘀通络，常用的处方有血府逐瘀汤、丹参饮、失笑散等随证加减应用。

（1）血府逐瘀汤：当归、生地黄、桃仁、红花、枳壳、赤芍、柴胡、川芎、牛膝、甘草、桔梗。水煎服。

（2）丹参饮：丹参（重用）、檀香（轻用）、砂仁（轻用）。水煎服。

（3）失笑散：蒲黄（炒）、五灵脂（酒研，去砂土）等份，共为末，取6g用醋熬成膏，然后加水1碗，煎成7分碗，食前热服。

2. 胸阳不振证

多发于老年人，或脑力工作者、过度劳累者，常因受寒冷刺激而诱发，心胸闷痛，肩背冷痛（背属阳），胸部喜暖畏冷。《金匮要略》说："今阳虚知在上焦，所以胸痹心痛者，以其阴弦故也。"阳虚即指胸阳不足，"阴弦"是指阴脉弦（弦主痛），正如原书所说："夫脉当取太过不及，阳微阴弦即胸痹而痛……"。阳微阴弦是指寸脉微尺脉（有时连及关脉）出现弦象，胸部喜暖喜按，病人常用两手扪按胸部，或兼气短。其痛连及后背，气短声低舌苔或白或正常，脉象多是寸脉弱小而微，尺脉（有时波及关脉）弦而躁动。此证为阴邪（痰饮、气滞、寒邪等）上犯，正邪斗争，胸中阳气不振而致。阴气较盛，胸阳不得开发，气血阻滞而痹痛，须知道这是阴邪较盛而上犯邪正相搏，而发生的胸痹心痛。治法须用温助胸中阳气，辛通气血。常用的处方有瓜蒌薤白白酒汤、枳实薤白桂枝汤、胸痹汤等，随证加减运用。

（1）瓜蒌薤白白酒汤：

汉代原方：瓜蒌实一枚（捣），薤白半升，白酒七升。三味同煮，取二升分温再服。

今人处方：全瓜蒌30~40g，薤白10~15g，米醋80ml，冷水60ml，黄酒20ml。先将醋、水、黄酒混合后，用以煮以上2药，取100ml，分2次温服。

（2）枳实薤白桂枝汤：

汉代原方：枳实四枚，厚朴四两，薤白半斤，瓜蒌一枚（捣）。上五味，以水五升，先煮枳实、厚朴，取二升，去滓，内诸药，煮数沸，分温三服。

今人处方：枳实 10g，厚朴 10g，薤白 12g，全瓜蒌 30~40g。水煎服。

（3）人参汤：

汉代原方：人参、甘草、干姜、白术各三两。上四味，以水八升，煮取三升，温服一升，日三服。

今人用方：人参 6~10g，甘草 6g，干姜 6~9g，白术 10g。水煎服。

我认为人参汤实际与理中汤大致相同，如胸痹患者出现倦怠少气、四肢逆冷、言语声低、脉象沉迟等症者，服本汤以补中助阳，使阴寒自散。观原主治条文中有"胸满，气结在胸，胁下逆抢心"等症，那么本汤即又可谓"塞因塞用"了。用药如用兵，要靠医者，灵活掌握之。

（4）胸痹汤（自拟经验方）：主治胸痹胸阳不振证。全瓜蒌 30~40g，薤白 10~12g，半夏 10g，桂枝 3~12g，檀香（后下）6~9g，茯神木 30g，红花 10g，紫苏梗 10g，五灵脂（炒）9~12g，蒲黄 6~10g，赤芍 12g。水煎服。服药时再兑入米醋 20~30ml，会饮酒者，也可兑入黄酒 10~20ml。心痛重或频频发生者，可随汤药服苏合香丸 1 丸，每次随汤药时服 0.5~1 丸。个人认为，用醋效果好。

3.痰浊瘀阻证

胸痛闷胀，胸部发憋，憋甚时连及肩背，古书所谓"胸痛彻背"头晕眼花，泛恶欲吐，舌苔白腻，脉象弦缓或弦滑。多见于体胖之人。

此证是因痰浊阻塞胸中所致，治应用通阳散结、蠲饮降逆之法。常用方如瓜蒌薤白半夏汤、桂枝生姜枳实汤等随证加减。

（1）瓜蒌薤白半夏汤：

汉代原方：瓜蒌一枚，薤白三两，半夏半斤，白酒一斗。上四味，同煮，取四升，温服一升，日三服。

今人处方：全瓜蒌 30~40g，薤白 9~12g，半夏 10g，米醋 100ml。以上 4 味，加冷水 400ml，同煮，取 400ml，分 2 次温服。

本方仍以瓜蒌薤白白酒汤通阳开痹，加半夏以消痰降饮。

（2）桂枝生姜枳实汤：

汉代原方：桂枝三两，生姜三两，枳实五枚。上三味，以水六升，煮取三升，分温三服。

今人处方：桂枝 10g，生姜 10g，枳实 10g 或 12g。水煎服。

此方治寒饮内停，上逆气塞而致的心胸疼痛之证。临床可斟酌应用，必要时可加减用之。

4.气血两虚证

多见于素日体虚、或久病后正气未复之人，症见气短，胸闷痛，心悸不宁，或兼左肩背酸困不适，饮食不振，大便不调，舌质淡，苔薄白，脉沉细而缓或见结代。

此证为正气虚弱气血不足之证，治宜补养气血，活瘀祛痰。常用方有炙甘草汤、加味八珍汤等方随证加减应用。

（1）炙甘草汤：炙甘草、生姜、人参、生地黄、桂枝、阿胶、麦冬、麻仁、大枣。

（2）加味八珍汤：党参、白术、茯苓、甘草、熟地黄、当归、白芍、川芎、薤白、全瓜蒌、枳实、檀香。

5.真心痛

《灵枢》"厥病篇"说"真心痛，手足清至节，心痛甚，旦发夕死，夕发旦死。"可见真心痛证除"心痛甚"外，还有"手足清（其意为寒凉）至节"。此句是说"上肢从手凉到肘关节，下肢从足凉到膝关节"又警告说此病的病情非常严重，可能在很短的时间内发生死亡。此证之心痛还可经左肩左臂内侧沿心经所过之路线，窜痛至小手指，冷汗湿衣等。见此证应积极抢救，可速做心电图检查有无心肌梗死，如有心肌梗死，可速将病人送心脏监护室进行心脏监护，并赶紧根据辨证，对属阳气不足，脉象似有似无者，速进独参汤抢救。处方如下：

真正野山人参 10~15g。用水 200ml，煎至 150ml 时服 30~50ml，再煎至 100ml 时速服（即煎一会儿即倒出些药汁服 1 次；煎一会儿即再服 1 次；频频煎，频频服）。

真阳虚者，手足冰冷，下肢重于上肢，可加附子 10g；热厥者（心胸部喜凉爽）。可加川黄连 10g 与人参同煎服；胸闷憋胀甚者，可速服苏合香丸 1 丸。此证应当中西医合作积极抢救。

三、名医要论

寒气卒客于五脏六腑，则发卒心痛，胸痹，感于寒，微者为咳，甚者为痛。

（《备急千金要方》）

若卒心痛，六脉沉微，汗出不止，爪甲青，足冷过膝，乃真心痛也，不治。（《扁鹊心书》）

须知胸为清阳之分，其病也，气滞为多。（《医碥》）

胸痹总因阳虚，故阴得乘之。（《医门法律》）

胸膺为阳位，胸痹多属心阳不宣，阴邪上犯。（《冉雪峰医案》）

初病宜温宜散，久病宜补宜和。（《证治汇补》）

心脉之上乃为胸膈，两乳之间则为膺胸。胸膈痛，乃上焦失职，不能如雾露之溉，则胸痹而痛，薤白、瓜蒌、茜草、贝母、豆蔻之药，可开胸痹以止痛。膺胸痛者，乃肝血内虚，不能充于期门，致冲任之血，不能从膺胸而散，则痛。当归、白芍、红花、银花、续断、川木通之药，可和气血而止痛。（《医学真传》）

四、验案

辛某某，男，41 岁。初诊日期：1962 年 9 月 24 日。

问诊：主诉胸部闷痛已 1 年半。

1 年半以来胸部闷痛，心前区有压抑感。睡眠不稳，易惊，有时心悸怔忡，登高时则目眩，食纳尚可，两下肢有时浮肿，二便正常。曾经河北省石家庄某医院和北京某医院做心电图等检查，诊断为冠心病、心绞痛。

望诊：发育正常，营养佳，面色略暗。舌苔根部垢厚略黄。

闻诊：言语、声音、呼吸未发现异常。

切诊：腹部、四肢正常，脉象略数。

辨证：胸部为阳气宣发之域，胸阳不振，气血郁滞，不通则痛。心气不畅则有压抑发闷之感，心血失荣则致易惊、怔忡、失眠等症。四诊合参，诊为胸阳不振所致之胸痹。

治法：宽胸助阳，宣畅气血，兼佐安神。

处方：全瓜蒌 12g　　薤白 9g　　　炒枳壳 9g　　川桂枝 3g

　　　　川厚朴 4.5g　　石菖蒲 3g　　朱远志 6g　　朱茯神 9g

　　　　酸枣仁 9g　　　焦神曲 9g　　广木香 1.5g

水煎服，6 剂。

方义：本方以瓜蒌宽胸化痰，甘苦润降，薤白助阳开痹，辛散气血，为主药。枳壳畅胸中滞气，桂枝助心胸阳气，厚朴消胀除闷，为辅药。远志交心肾而安神，石菖蒲畅胸膈而开窍，酸枣仁甘酸敛神，朱茯神甘淡宁心，焦神曲助消化而和中，为佐药。少用木香以行冷滞之气，气行则痛定，为使药。

二诊（9月30日）：药后平平，症无进退。舌苔白，脉象略沉。改方如下。

瓜蒌皮 12g	炒枳壳 9g	清半夏 6g	北秫米 9g
石菖蒲 3g	朱远志 6g	制乳香 3g	没药 3g
杭白芍 9g	白蒺藜 9g	广藿梗 9g	生枣仁 12g
熟枣仁 12g	沉香粉 1.2g		

分2次冲服，3剂。

三诊（10月5日）：药后胸痛、胸闷减轻。睡眠较佳，尚有时惊悸。目眩、下肢浮肿、心区压抑感均减轻。舌上黄苔较前化薄，脉象略数，再守前法，药方加减如下。

瓜蒌皮 12g	当归身 4.5g	炒枳壳 9g	炒枳实 6g
白蒺藜 9g	广藿梗 9g	生枣仁 9g	熟枣仁 9g
北秫米 9g	法半夏 7.5g	白芍 12g	朱远志 6g
青龙齿（先煎）12g		沉香粉 1.5g	

分2次冲服，5剂。

四诊（11月1日）：服完上药5剂后，胸闷基本消失，只在走累或登高时才出现。但因工作关系而去外地，故停药。现心前区之疼痛每日发作1~10次，劳累时则多，休息时则少，疼痛发作时可涉及左腋窝。睡眠多恶梦，大便偏燥。舌苔白略腻，脉象略数。①再投10月5日方6剂；②苏合香丸3丸，1日2次，每次半丸，随汤药服。

五诊（11月6日）：药后睡眠安稳，心痛次数减少，各症均减轻。舌苔黄腻之情较前化薄，小便色黄，脉略滑。再投10月5日方（去当归、枳实，加石菖蒲6g），3剂。苏合香丸3丸，1日2次，每次半丸，随汤药服。

六诊（11月9日）：药后心胸痛已不明显，余症基本消失，惟舌苔尚黄厚（自谓与吸烟太多有关），大便近日干燥，食欲不振，脉象略细数。因工作关系，须到外地去一段时间，要求带常服药方及药。

①药方：

瓜蒌皮 12g	薤白头 6g	紫丹参 9g	炒枳壳 9g
炒枳实 9g	白蒺藜 9g	广藿梗 12g	生枣仁 9g
熟枣仁 9g	北秫米 9g	石菖蒲 3g	黄芩 9g
天竺黄 6g	赤芍 12g	沉香粉 1.2g	

分 2 次冲服，6 剂。嘱有效可以此方常服。

②苏合香丸 6 丸，疼痛发作时，服 1 丸。嘱用完后，再在当地购服。

七诊（1963 年 7 月 13 日）：上药服用约 3 个多月，苏合香丸约服用 30 余丸，胸痛、胸闷、心前区压抑感均消失，虽然偶有欲作之势，但极轻微，故未再服药。停药后，工作正常。面色比以前润泽，精神及说话声音均较前转佳。近在北京某医院做心电图检查，心电图正常，血胆固醇 240mg%。舌苔尚黄（自谓吸烟太多之故），脉已近平。仔细望其面部，两颧微有略青之色，下口唇有少数瘀斑。拟用养血活瘀、助心阳之法收功。

处方：瓜蒌皮 9g 薤白头 3g 红花 6g 全当归 4.5g

   紫丹参 12g 赤芍 6g 白芍 6g 化橘红 6g

   制黄精 9g 藿香梗 6g 朱茯神 6g 炒枳壳 6g

每周服 3~4 剂。嘱坚持 3 个月左右。

1966 年 3 月 23 日追访：两三年来，心绞痛未再发作，中药也两三年不服用了。今年 1 月在北京某医院做心电图检查，心电图正常。

五、与西医学的联系

中医的"胸痹心痛"，与西医的"胸痛""心绞痛""心肌梗死"等有一定的联系。

（一）胸痛

西医学认为胸痛是临床常见的一种症状。其临床意义，可大可小。有时由于局部轻微损伤，则无甚重要。若由于内脏疾病所致，往往意义重大。从内科角度来看，能出现胸痛的疾病，可有：①神经系统病变：如肋间神经炎、肿瘤、神经根炎等等；②肌肉疾病：如肌炎、皮肌炎、外伤等等；③骨骼及关节病变：如强直性脊柱炎、颈椎病、骨肿瘤，急性白血病等等；④胸腔脏器疾病：如肺炎、胸膜炎、心血管系统疾病、呼吸系统疾病、食管疾病、胸腺疾病、纵隔疾病等等；⑤其他疾病：如过度换气综合征、痛风等等。这些疾病引起的胸痛，都在各病中去论述，今从略。但其心绞痛却与本篇内容关案密切，故对"心绞痛"作如下介绍。

（二）心绞痛

是在一定条件下冠状动脉供应的血液和氧不能满足心肌需要的结果。所以，心绞痛是心肌缺血的临床综合征。

心绞痛的症状特点：①疼痛部位：以胸骨后最为常见，有时可稍偏左，也可较为广泛，少数在胸骨下段，甚至上腹部。②放射部位：多向左上肢放射，从左肩前内侧经过前臂达到小指与无名指。③疼痛性质：压迫紧缩感或闷痛，在发作刚开始时轻，迅即加重，常伴有窒息感或伴有濒死的恐惧感，迫使患者停止活动，不愿说话，手臂有时觉麻木无力。④疼痛程度：可轻可重。⑤疼痛持续时间，一般多在5秒以内，经休息安静或去掉诱因后，能迅速缓解。舌下含服硝酸甘油常能使发作在2~3分钟内消失。恶化劳力型或变异型心绞痛，发作时间可较长。卧位型心绞痛须坐起，甚至站立后，才能缓解。

与心绞痛等同的症状：有的病人心肌缺血时无疼痛症状，而表现为极度疲乏，或胸闷、呼吸困难，发作严重时，可出冷汗，或感到头昏，甚至引起晕厥。

合并病的影响：高血压、严重贫血、阻塞性肺气肿，高度主动脉瓣狭窄或关闭不全等病，易于促使心绞痛发作。

心绞痛，西医学又有：①劳力型心绞痛，其下又分为稳定劳力型、恶化劳力型；②卧位型心绞痛；③自发型心绞痛；④变异型心绞痛；⑤混合型心绞痛；⑥梗死后心绞痛等等。这些心绞痛，都须在设有心血管专科的医院详查，才能确定。

（三）心肌梗死

本病分急性心肌梗死和陈旧性（愈合性）心肌梗死。男性多于女性。

急性心肌梗死是持续而严重的急性心肌缺血所引起的部分心肌坏死。绝大多数病因为冠状动脉粥样硬化，少数见于其他冠状动脉、主动脉疾病或影响其开口以及畸形、心脏损伤等。

急性心肌梗死的典型临床表现主要是胸痛，但是急性心肌梗死的临床表现差异极大，甚至有的发病时无症状或症状轻微。

由于急性心肌梗死发病起始症状不尽相同，故把其起始症状分述如下，会有利于对本病的及时诊治，避免误诊或漏诊。

（1）以疼痛为起始症状：约85%的患者以疼痛为起始症状。疼痛在胸骨后直到咽部或心前区，向左肩左臂放射，疼痛有时在上腹部或剑突处，同时胸骨下段后部常有憋闷不适，伴有恶心、呕吐者，常见于下壁梗死。不典型疼痛部位有：右胸、下颌、颈部、牙齿，罕见头部及大腿内侧。疼痛性质为绞窄样，或压迫性疼痛，或为紧缩感、烧灼样疼痛，常伴有濒死感。一般持续时间较心绞痛长，30分钟以上，甚至长达10余小时，含硝酸甘油一般不能缓解，剧烈者，常须给予强的镇痛剂。疼痛有时也可能不重，为轻度闷痛，有时表现为断断续续多次疼痛，与不稳定型心绞痛不易分辨。多见于心内膜下梗死。疼痛缓解后如再次出现，应注意有否梗死延缓。需密切注意心电图变化、实验室血清检查的变化。如无梗死延缓征象，疼痛为一过性或伴有心电图 ST 段上升或下降，则为梗死后心绞痛。

急性心肌梗死患者，约有 15%~20% 无疼痛症状。

（2）以晕厥为起始症状：见于下后壁梗死急性早期，多发生于发病 30 分钟内，迷走神经张力增高的患者。

（3）以心脏骤停为起始症状：发症即为心室颤动，多发生于院外，经心肺复苏以后证实为本病。

（4）以急性左心衰竭为起始症状：突然发现肺水肿为最初表现，事先无预兆，有的在数日前有心绞痛前驱症状。患者觉胸部憋闷，窒息性呼吸困难，端坐呼吸，咳白色或粉红色泡沫痰，出汗、发绀。多见于广泛的心肌梗死，或与陈旧性心肌梗死不同部位的再次急性梗死。

（5）以休克为突出的起病症状：患者感到虚弱、大汗、虚脱，如从座位滑下或立位摔倒，或有一过性意识丧失（由于心排血量过低引起了脑缺血）。极度严重者随即死亡。程度稍轻者，出冷汗，觉头晕，收缩期血压低于 80mmHg，尿少或无尿。

（6）以脑供血障碍为起病症状：肢体无力，轻瘫或意识迟钝，见于伴有脑动脉硬化的老年患者。有的患者是急性心肌梗死合并脑血栓形成一起发病，有时孰先孰后，临床难以分辨。

（7）肠道功能障碍：胃肠道症状如恶心、呕吐、消化不良都是常见的症状，特别是下后壁心肌梗死，疼痛发生在上腹部，易与消化道疾病混淆。呃逆常见于严重患者，且很顽固。

急性心肌梗死时易并发一些非心脏病问题，如肺部感染、泌尿系感染、便秘等。

（四）心肌梗死的治疗

1. 要加强监护

在患者家中及送医院途中即应开始监护，尽早开始心电图、血压和呼吸监测，入院后应在监护病室监测 3~5 天，转到一般病房时继续监测心电图、心律、血压变化，最少过渡 2 天。

2. 一般治疗

①卧床休息。②吸氧。③缓解疼痛，可使用作用强的镇痛剂，必要时可使用

吗啡。④通便：如住院第3天仍无大便，可适当应用通便剂，对有便意者，可用开塞露，或50%甘油灌肠。⑤饮食：最初可服用流食，几天以后改软食，以少吃多餐为宜。心衰者以低盐饮食为好。

3. 硝酸盐的使用

发病早期疼痛及ST段明显抬高时，予舌下含服硝酸甘油0.3~0.6mg应注意血压，继以静脉滴注从5~10μg/min开始逐渐加量，密切观察症状。避免用长效硝酸甘油制剂。由于硝酸甘油可引起反射性心率快和血压下降故应慎用，或不用（有丰富经验才可用）。

再灌注治疗、溶栓治疗、抗凝治疗等，必须由心脏专科有经验的医生根据具体情况选用。今从略。

在治疗中，还可出现心律失常、房室传导阻滞、心房颤动和扑动、心脏骤停等并发症。所以急性心肌梗死的病人，应尽早住入心脏病专科医院，由经验丰富的医生诊治。

（五）心绞痛的治疗

1. 抗心绞痛的药物

（1）硝酸甘油：硝酸甘油片剂置于舌下，可迅速溶解吸收，一般用0.6mg能在1~2分钟内使心绞痛缓解。可持续20~30分钟。轻度头晕、头痛等副作用常见。初次试用应避免立位服用，先试用0.3分钟，无效时，可于5分钟后再用0.45或0.6mg。

（2）硝酸甘油气雾剂：喷于颊黏膜，易于吸收，起作用快。

（3）硝酸甘油缓释片：口服后作用持续8~12小时。

（4）亚硝酸异戊酯：作用比硝酸甘油更快的硝酸盐制剂。为易气化的液体状药物，以0.12~0.18ml，装入玻管内，需用时裹在手帕中挤破，护在鼻上，经鼻孔吸入，10~15秒内发生作用。持续几分钟，容易发生较重的头痛及脸红、发热等副反应。

（5）硝酸异山梨酯：常用口服量每次5~20mg，每日3次，舌下含服，每次2.5~5mg。口服后可在15~30分钟内起作用，持续3小时；舌下用药，在3~5分钟内起作用，持续2~3小时，可代替硝酸甘油舌下用药，制止心绞痛。

（6）脉朵敏：是一种亚胺类的化合物。其作用与硝酸盐相似。舌下含用1mg，2~4分钟起作用，可制止心绞痛发作。口服1次，可持续6~7小时，剂量每次2mg，每日3次。

2. β 肾上腺能受体阻滞剂

贝洛尔：此药并有 α-受体阻滞作用，有扩张冠状动脉作用，可以单独使用。其余的 β-阻滞剂不宜于单独应用，故不做介绍。

3. 钙拮抗剂

（1）硝苯地平：有扩张冠状动脉及周围动脉的作用，抑制血管痉挛效果显著。本药也可用于舌下含服，3 分钟内起效，口服剂量 10~20mg，6 或 8 小时口服 1 次。注意本药不可突然停药，可出现撤药综合征，发生严重的心绞痛。

（2）维拉帕米：对慢性稳定型心绞痛有效，剂量每次 40~80mg，每日 3~4 次。对合并心力衰竭者不宜用。

4. 中药

（1）活血化瘀类中药有丹参、川芎、赤芍、鸡血藤、蒲黄、五灵脂、乳香、没药、三棱、莪术等。

（2）芳香温通类中药有苏合香、檀香、冰片、沉香、麝香、丁香等。

我认为运用中药时，还是辨证论治效果更好。

总之，心绞痛、急性心肌梗死都是较重的疾病，应找有经验的医生诊治，不可轻视。即使是遇见"胸痛"的病人，也须要多做检查化验，详加分析，不可骤然使用镇痛药，以免扰乱症状的规律性、典型性而延误病情，而致漏诊、误诊。

六、体会

中医治疗"胸痹心痛"的疗效是很好的，但要注意有无急性心肌梗死的诊断，如病人在医院经过住院治疗，已经出院，但仍有胸痹心痛，要继续辨证论治，以促使病情早日痊愈。

近些年来由于中西医更密切地合作，常常有心绞痛的病人，找中医治疗。经过详细的辨证论治，常能取得良好的疗效。

中医界常对《金匮要略》"胸痹篇"介绍的瓜蒌薤白白酒汤、瓜蒌薤白半夏汤、枳实薤白桂枝汤诸方，简称为瓜蒌薤白剂。瓜蒌薤白剂随证加减，对治疗胸痹是非常有效的方剂，贵在加减得法。我常在汤药中，兑入米醋 20~30ml。胸痹疼痛严重者，在服瓜蒌薤白剂的同时，加服苏合香丸，每次 1 丸，每日 2 次，随汤药服，常取到良好效果。但要注意气虚证者勿服。

惊悸怔忡

惊悸是指突然受到大声振响，或惊吓之事，则感到心中悸动而心跳不安；过一段时间，则能渐渐自止。怔忡是指平时（不受惊吓）即感到心中怔怔忡忡心跳不安，终日不能自止。一般说，惊悸，心跳一阵，能渐渐自止，其病情尚较轻浅，不一定治疗；怔忡则经常感到心跳不宁，不能自止，必须服药治疗才能安稳，病情较重。

怔忡也往往发生于重病、久病后或由于汗下太过，身体未能恢复健康时，而觉身体倦怠、心慌心跳，气短乏力、心中怔忡不安等等，此说明，身体尚未康复。或可兼有失眠、胸闷、神倦、身疲等症。

一、病因病机

1.心虚胆怯

素体心胆虚怯，突受惊恐，闻异声，见怪状，或登高涉险，则心悸胆怯，神摇不能自持而成惊悸。

2.心血亏虚

素体虚损或久病失养，阴血不足而致心血失养而发为惊悸怔忡。

3.心阳不足

若久病或过于劳倦，耗损心阳，心阳不足则不能温运血脉，致心神不能自持而发生心悸动不宁。

4.水不济火

房劳过度，伤及肾阴，肾精不足，水不济火，虚火妄动，上扰心神，发为心悸。

5.水饮凌心

心脾阳虚，不能正常蒸化水湿，致水湿停聚而为饮，饮邪上犯，凌害心阳，心阳被抑，而发心悸。

6.心血瘀阻

心病久羁，心之气阳受损，血脉运行失畅，或胸背受到跌打损伤，瘀血阻滞，而致心血瘀阻，发生心悸。

二、辨证论治

首先要注意无论是惊悸或怔忡都应以心跳不宁为主诉。如病人主诉为其他病症，而兼有心跳、心慌等证者，则应仔细辨认其心悸、心跳、心慌是否为兼症，而不是惊悸、怔忡病。如水肿、出血证、失眠等病证，都可能出现心慌、心跳等症，但是只要治好其本病、心慌、心跳自然也会消失，这些则不属于惊悸、怔忡。这是应该首先要分辨的。

1. 心虚胆怯证

主诉经常心慌、心跳，怔忡不宁，遇到令人惊恐之事、听到异常大声、看到异物则心慌、心跳加重，同时可见气短、少寐、坐卧不安等，舌苔薄白，脉象动数，或虚或弱。此证治法，应用养心安神，镇心定志法。常用方有安神丸、朱砂安神丸，随证加减。

（1）安神丸：橘红、远志、黄连、酸枣仁、茯苓、川贝母、生地黄、麦冬、当归、甘草。炼蜜为丸，每丸6g，朱砂为衣，每日3次，每次1丸，姜汤水送服。

（2）朱砂安神丸：朱砂、川黄连、当归、生地黄、甘草。为末，炼蜜为丸，朱砂为衣。每日1~2次，每日1丸。

2. 心血不足证

过度劳累或用心过度，致头晕心悸，善惊易恐，多寐多梦，面色不华，神倦乏力，舌质淡红，脉细或兼数。治以补心养血，益气安神之法。常用方有：归脾汤、平补镇心丹方、柏子养心丸方，随证加减。

（1）归脾汤：白术、茯苓、黄芪、龙眼肉、酸枣仁、人参、木香、甘草、当归、远志。水煎服。

（2）平补镇心丹：酸枣仁（炒）、车前子、茯苓、五味子、肉桂、麦冬、龙齿、熟地黄、山药、人参、朱砂、远志、甘草。原方是为末，炼蜜为丸如梧桐子大，每服30丸，饭前用米汤送下，可渐渐加至每次50丸，每日1次。现改为汤剂用，为水煎服。

（3）柏子养心丸：柏子仁、人参、黄芪、炙甘草、川芎、当归、半夏、远志、肉桂、五味子、酸枣仁。

3. 阴虚火旺证

烦躁失眠，心悸不宁，头晕目眩，手脚心热，腰酸耳鸣，甚者或有潮热盗汗，舌质发红，舌上少苔，脉象细数。此证比心血不足证，又重了一层，已影响到阴分。治法除补心血外，还要加重养阴。治法用滋阴降火，养心安神。常用方如天王补心丹、加味朱砂安神丸等随证加减。

（1）天王补心丹：人参、丹参、玄参、茯苓、五味子、远志、桔梗、当归身、天冬、麦冬、柏子仁、酸枣仁、生地黄、朱砂。原方是为末，炼蜜为丸如梧桐子大，每次 9g，空腹温开水送服。现改为汤剂，水煎服，朱砂可用 1~1.5g 分 2 次随汤药冲服。

（2）加味朱砂安神丸：朱砂、川黄连、生地黄、当归、甘草、玄参、麦冬、远志。水煎服，朱砂可用 1~1.5g 分 2 次用汤药冲服。

4. 心阳不足证

心悸不安，面色苍白，气短胸闷，肢体畏冷，精神不振，舌苔薄白或白，舌质色淡，脉象虚大无力。此证治以温补心阳，益气安神法。常用方有桂枝加龙骨牡蛎汤、补中益气汤，随证加减。

（1）桂枝加龙骨牡蛎汤：桂枝、芍药、炙甘草、生姜、大枣、龙骨、牡蛎。

（2）补中益气汤：人参、黄芪、当归、陈皮、升麻、柴胡、白术。水煎服。可适加远志、麦冬、茯苓。

5. 水饮凌心证

胸闷气短，胸胁胀痛，口渴不欲饮水，不能侧卧，喜平卧，或有咳嗽，咳引胸胁痛，或不能平卧，只能半坐位，气短心慌，或有下肢浮肿，舌苔薄白，舌质微红，脉象细弦。此证治以温助心阳，化痰除饮法。常用方有源堤归壑汤、桑苏桂苓饮，随证加减。

（1）源堤归壑汤（自拟经验方）：全瓜蒌 30g，川椒目 6~9g，杏仁 9g，枳壳 9g，桑白皮 12g，葶苈子 9g，广橘红 9g，茯苓 15~25g，冬瓜皮 30g，猪苓 15g，车前子（布包）9~15g，泽泻 12g，桂枝 5g，水煎服。

此方治胸腔积液而致的心悸效佳。

（2）桑苏桂苓饮（自拟经验方）：桑白皮 10g，紫苏叶 6g，紫苏梗 12g，桂枝 5~9g，茯苓 20~30g，泽泻 12g，车前子（布包）10g，炒白芥子 6g，薤白 10g，瓜蒌皮 9~12g，冬瓜皮 30g，水煎服。

此方对心包积液所致的心悸怔忡有效。

6. 瘀血阻络证

胸闷不舒，或有疼痛固定，或兼有心痛，不时发作，面色晦暗，唇青紫不红润，舌质暗，或有瘀斑，舌苔薄白，脉象沉涩或沉弦。治以活血通络，行气安神之法。常用方有血府逐瘀汤、红花当归散等方，随证加减应用。

（1）血府逐瘀汤：当归、生地黄、桃仁、红花、枳壳、柴胡、牛膝、甘草、桔梗。水煎服。

（2）红花当归散方：当归、红花、紫葳（凌霄花）、牛膝、苏木、莪术、甘草、赤芍、刘寄奴、肉桂、白芷。原方是共为细末，每服9g，温酒调服。今改为汤药，水煎服。

以上是临床常见证候及常用方药。前人尚有从肝胆论治和从心胃积痰论治之论，兹录于后备参。

《医统正脉全书》云："肝出谋虑，游魂散守，恶动而惊，重治于肝经。胆为决断，属志不伸，触事而惊，重治于胆腑。有因怒气伤肝，惊气入胆，母能令子虚，因而心血不足，又或嗜欲繁冗，思想无穷，则心神耗散而心君不宁，此其所以从肝胆出治也。郁痰留饮，积于心包胃口，而致惊悸怔忡者有之，此又不可概以虚而治也，医者当参究脉候立方处治，庶能奏功。"

可见，辨证论治，没有死板的定法，必须因人、因时、因地，灵活掌握，即使运用前人的成方，也必须临证加减，权衡变化。

三、名医要论

心主手厥阴心包络之脉……是动……甚则胸胁支满，心中憺憺大动。（《灵枢·经脉》）

怔忡不已，变生诸病，舌强恍惚，善忧悲，少颜色，皆心病之候。（《重订严氏济生方》）

有所触而动曰惊，无所触而动曰悸。凡怔忡瞤惕，皆其类也。（《医学从众录》）

惊，心卒动而不宁也，火主于动，故心火热甚也。（《伤寒六书》）

各脏有痰，皆能与包络之火合动而为怔忡。（《杂病源流犀烛》）

四、验案

朱某某，女，15岁，甘肃省高台县东联公社农民。初诊日期：1967年11月17日。

主诉：近1个多月以来心跳、气短、心悸动而不能下地参加体力劳动。兼夜间咳嗽，不能平卧。

望诊：面黄白，颧部略红，双手护心。舌苔薄白。

闻诊：气短，咳嗽吐白色泡沫痰。心脏听诊有舒张期雷鸣样杂音。

切诊：脉象细数，偶有促象，每分钟七八次，用手摩扪心前区，感到心悸动而快。

曾在县医院诊治，说是风湿性心脏病，心瓣膜没长好，吃药不好治。

我进行四诊以后，对她说，中医诊断您这是心悸怔忡病，吃中药可以治。四诊合参，诊为胸阳不振，胸中湿气不化，影响心阳而致心阳衰微。治以温助胸阳，温化水饮，佐助心阳之法。处方如下：

桂枝 6g	枳壳 10g	茯苓皮 12g	化橘红 6g
白术 6g	炙甘草 10g	生白芍 10g	丹参 10g
朱远志 10g	当归 6g	牡蛎（先煎）12g	珍珠母（先煎）21g
党参 10g	杏仁 10g		

水煎服，6剂。

二诊（1967年12月2日）：上药服后即感不到心慌、不跳，也不咳嗽了，能平卧睡觉。感到服中药效果好，故此，又照原方买来3剂，尚未煎服。白痰仍多。

查体：西医听诊同前，中医诊脉：脉象滑而平稳，未发现促象。舌苔仍薄白。据此脉症，知胸中阳气渐旺，但痰湿之邪，尚未运化，故痰仍多。又在上方中加制半夏10g，化橘红12g，茯苓皮改为茯苓12g，另加全瓜蒌15g，再服6剂。

追访（1967年12月16日）：心跳正常，咳嗽也止，已到地里去参加劳动。

理论分析：这个病人西医诊断为风湿性心脏瓣膜病，以手术换瓣为治疗主要手段。中医学认为目前病人胸阳不振，心阳也受到影响，心胸阳气不足，所以胸中的痰湿之邪不能正常温化而致心悸怔忡、咳出白稀痰而不能平卧，胸中痰饮不化还会影响睡眠，并且不能仰平而卧，所以药方中用了苓桂术甘汤来温化水饮，橘红、半夏温化湿痰而降气和中，朱远志、白芍、丹参、当归养心血而镇止心慌、心悸，用牡蛎、珍珠母潜收心阳而安神，故药后即能入睡，又加党参助桂枝而补助心胸阳气，杏仁利降肺气，枳壳宽胸理气而止气短。病人服药10余剂而诸症消失而能下地劳动。是助阳化饮之功也。

五、与西医学的联系

在西医内科学中尚无专门以惊悸、怔忡为病名而进行专篇论述者。但在《现代内科学》（方圻主编）中，第五十九章中有一节是谈"心悸"的，所以据此做如下联系，仅供参考。

平时一般人并不感觉到自己的心脏在跳动。但是在心率、心律和心肌收缩力改变时，可感到心跳，称心悸。各人对心悸的描述不一，如："心慌不稳""心脏几乎要从胸腔跳出来""心脏突然短暂停跳"等。心悸很常见，多出现在深夜人静时，常被认为是心脏病的症状而求医。

人类在应激状态精神紧张时，血中儿茶酚胺分泌过多，心率加快和心肌收缩力增强，使人感知心脏在胸腔中跳动。同样见于发热、贫血、甲状腺功能亢进、嗜铬细胞瘤和应用肾上腺素、麻黄素、阿托品等药物时。

引起心悸的病因，可有期前收缩、心动过速、心动过缓、急性或慢性应激反应等。

总之，心悸本身不是一种特异症状，对心脏病的诊断和判断预后帮助不大，多数情况下是一种功能性症状，要求临床医师进行细致的检查和反复耐心的解释。治疗时主要是戒烟、戒酒、避免喝浓茶和咖啡。症状严重时，可应用小剂量肾上腺素能β受体阻滞剂（普萘洛尔每次 10~20mg，每日 3 次）和镇静安眠药。

从西医内科学来看，心悸并不是一种独立的疾病，往往见于上述的发热、贫血等疾病中，原则是治愈其本病后心悸自然痊愈。从中医内科角度来看，遇有严重的心悸者，可按本篇所述内容，进行辨证论治。

六、体会

惊悸怔忡之病，一般经过辨证论治，服用中药多能治愈。如遇有怔忡症状严重者，可建议到设有心脏专科的医院，去检查有无先天性心脏瓣膜病，以免延误其手术治疗时间。

如已经过心脏医院多次检查确无心脏器质性病变者，按本篇所述进行辨证论治，会取得满意的疗效。惊悸多以安神定志，养血宁心为治；怔忡以补心血，扶正气为主。虽有化痰蠲饮、祛瘀诸法，但不可妄施坠降、攻逐、克消之法。以免造成虚虚之证。

胃 脘 痛

胃脘痛，有的医书称胃痛，古代医书有称心腹痛、心口痛、心痛的。由于从肚脐往上二寸（同身寸）有下脘穴，再往上有中脘穴、上脘穴，所以在上腹部（包括上脘、中脘、下脘三个穴位所在部位）产生疼痛的病证，中医统称为胃脘痛。

心痛与胃痛在古代文献中有时不好截然分开，例如在《素问·至真要大论》中有"胃脘当心而痛"之句。《金匮要略》中有"九种心痛"的记述。所以我们对胃脘痛的诊治也要细心诊察，详细辨证，不可大意。《素问·平人气象论》中有"胃之大络，名曰虚里，贯膈络肺出左乳下，其动应衣，脉宗气也"的记载，说明胃与心也有一定的联系。

平时注意预防，也可以减少胃脘痛的发生。例如：注意饮食卫生，不吃过凉、过硬、过黏的饮食，不要暴饮暴食，避免急躁吵架、生气，加强身体锻炼，提高健康水平等。

一、病因病机

引起胃脘痛的原因很多，归纳起来，可用内因、外因、不内外因三大项来概括。今分述于下。

1. 内因

（1）中焦虚寒：素体欠强壮，脾胃虚弱，饮食不节，过饮寒凉，所吃食物过硬、过黏，由于胃气虚弱消化力不强，不能运化，气血阻滞而产生胃脘痛。

（2）七情内伤：由于过怒伤肝，怒气久郁，木郁害胃，而致胃失和降，气郁血结，气血不通，不通则痛，

（3）暴饮暴食：饮食过量，胃部过饱，胃部发生膜胀，而致胃脘气血失和而产生疼痛。

2. 外因

（1）感受寒邪：腹部感受寒邪侵袭，寒邪直侵胃腑，寒则凝塞，致胃腑气血凝塞而经络气血运行失畅，产生疼痛。

（2）感受四时不正之气：如遇山岚瘴气和四时不正之气，秽气侵入胃腑，致胃气失和而发生胃脘痛。

（3）瘀血：由于胸、背、腰腹部位，遭受跌打损伤：伤而产生瘀血，瘀血阻滞经络也可致胃脘痛。

（4）痰饮不化：素有痰饮之人，中焦阳气不得布化升发，而致痰饮内著，胃腑运化失常而致胃脘痛。

3. 不内外因

（1）寄生虫作祟：人体腹内素有寄生虫，由于种种原因而致寄生虫在腹内窜

动而导致胃脘疼痛。

（2）误食毒物：如误食河豚、腐肉、存放日久之鱼虾，以及含有化学毒物之食品或不对症的药物等，也会引致胃脘痛。

二、辨证论治

（一）辨证

由于引起胃脘痛的病因很多，所以胃脘痛的证候也是多种多样的，前人曾把它们归纳为九种心（胃）痛，分而言之曰：气痛、血痛、饮痛、热痛、寒痛、虚痛、食痛、虫痛、注痛。这种分类法，虽然详细，但临床应用起来容易混淆。细分起来，九种心痛中，又以寒、气、饮、血四种疼痛最为多见。

诊治胃脘痛，首先要辨认虚证实证。虚证一般病程较长，身体较弱，用手按胃脘痛处，疼痛可缓解或减轻，舌苔无大变化，脉象沉滑。实证胃脘痛病程短，痛处拒按（不喜按）或有嗳腐吞酸等症，舌苔多见白厚，脉象弦滑有力。除辨虚实外，还应辨清寒热。寒证胃脘痛痛处喜热敷，如果抱一热水袋，则疼痛减轻，面色白，身不热，舌苔薄白或白，脉象迟缓细沉。热证胃脘痛多面红体壮，痛处不喜热，口渴，思冷饮食，大便干，小便黄，舌苔薄黄或黄厚，脉象多弦滑数。如因外感者，有头痛、恶寒、身热、脉缓等表证，无头痛、身痛、恶寒、发热等表证者，多为内伤引致，宜查其是否因生气、郁怒，或暴食生冷硬物等，而致胃脘痛者。诊治胃脘痛须注意查舌，舌上苔白，多为寒证或伤食而致；苔白而厚，乃胃中停湿；或暴饮寒凉之物伤胃；苔白厚而腻，多为痰湿内阻，或伤于滋腻厚味黏、滑、甜、浊而致；舌苔薄黄，为胃中有热；苔黄厚，为热滞胃腑；苔黄厚而腻，为胃有湿热阻滞；舌苔黄厚焦褐少津，为胃肠积热灼津；舌红无苔，为胃阴不足；舌淡无苔者，多为虚证；舌上无苔舌质红瘦少津多为久病、胃阴受损之证；舌淡而体胖大，多为胃蓄湿浊，中湿不化之证；舌上仅根部有苔，表示病程久痛情深痼。

（二）论治

治疗原则：治疗胃脘痛急需温通，因为通则不痛，所以温通常用温中行气之法以通之，命曰温通。因为要通，所以理气药为必用之品，气行则血行，气血流通则疼痛自除。故治胃痛时无论气滞、寒滞、食滞，治疗时都要加用理气之品。

1. 寒痛

胃脘处本为太阴之域，故最易伤于寒凉，由于胃属足阳明，人最易思冷饮凉食，如冰棍、冰激凌、冷啤酒等，乍饮食之感到舒适，如饮冷食凉太过，或上腹部过受寒冷所袭，即可导致胃脘疼痛。此种疼痛，是痛处喜暖，喜热饮食，痛势绵绵不休，二便正常，甚者手足发凉，舌苔薄白或白，脉象沉缓或迟。此证治宜温中祛寒法。常用方如理中汤、附子理中汤、四逆汤之类，处方举例如下：

| 干姜 6~9g | 白术 6g | 茯苓 15g | 高良姜 6g |
| 制附子 6~9g | 陈皮 9g | | |

水煎服。

2. 气痛

胃部胀满疼痛，攻冲膜胀，胁肋胀痛，急躁易怒，时有太息，长吁后痛暂缓，舌苔薄白，脉多弦象。此证多因过怒引起，怒则气郁，肝主怒，肝经气郁，则横逆克土，胃属土，土受木克，气血运行失常，郁滞不化，胃气失调而发生胃脘痛。

治疗此证，宜用行气散滞法。常用方如七气汤、沉香降气汤等随证加减。举例处方如下。

制香附 10g	厚朴 10g	炒紫苏子 10g	青皮 6g
延胡索 10g	炒川楝子 10g	焦槟榔 6~9g	莪术 3g
砂仁 6g			

水煎服。

3. 食痛

胃脘膜胀，疼痛不喜按，恶心呕吐，嗳腐吞酸，不欲饮食。舌苔薄白或白，脉象滑而有力。此证为暴饮暴食，纳食过饱，胃部伤食所致，故不欲再纳饮食，因宿食停滞故痛处不喜按，由于伤食故嗳腐吞酸，恶心呕吐，吐后胃部反觉痛减。病程短者，舌苔多无大变化，日久者可见舌苔白或白厚，因胃部有停食，所以右手关脉多见滑脉。此证治宜消食和中法。常用方如保和丸、小承气汤、调胃承气汤等方随证加减，举例处方如下。

炒山楂 10g	焦神曲 10g	炒麦芽 10g	半夏 10g
陈皮 10g	茯苓 15g	厚朴 10g	炒枳实 10g
延胡索 10g			

大便干秘者，可加酒大黄 3~5g。

水煎服。

4. 血痛

痛处呆痛不移，或有积滞硬块，痛处不喜重按，大便色黑，舌苔根部略厚，脉象沉涩，重按有力。此证多有胸腹背部跌打损伤病史，或与人打斗中胸腹背部曾受伤，当时认为休息后即可痊愈，岂知外伤可产生瘀血，血瘀影响胃部气血运行则可引起胃痛。此证治宜活血定痛法。常用方如失笑散、手拈散、桃核承气汤等随证加减，举例处方如下。

炒五灵脂 10g	蒲黄（布包）6~9g	延胡索 10g	草豆蔻 9g
制乳香 5g	没药 5g	红花 9g	桃仁 10g
生大黄 5g	甘草 3g		

水煎服。

除以上临床常见的证候外，还有因寄生虫引起者。其胃脘痛特点是忽痛忽止，面色忽青忽赤，或忽泽忽暗，或得食后痛止，或大便带虫或吐出蛔虫，唇内侧有红白小点，脉象有时弦大有时沉小。此证是由于腹内有寄生虫，须详查大便找出为何种寄生虫的虫卵，如蛔虫、绦虫等，明确种类后可决定采用哪种驱虫药根治。前人治此种胃脘痛常用乌梅丸、化虫丸方随证加减，据此拟定一驱虫安中汤方供临床采用：

焦槟榔 10g	鹤虱 6g	使君子肉 12g	乌梅 6g
细辛 3g	黄柏 9g	川黄连 9g	干姜 12g
川椒 6g	桂枝 10g	制附片 6g	延胡索 10g
苦楝皮 10g	熟大黄 6g		

水煎服。

还需要提出的是虚性胃痛。该证多面黄体瘦，倦怠乏力，精神不振，气短少食，心悸怔忡，头昏目眩，胃脘疼痛绵绵，胃部喜按，饭前空腹饥饿时病较重，饭后痛反而减轻，舌苔变化不大，脉象沉弱。此证多见于年老体衰或久病不起之人，身体虚弱，胃部气血不足。胃之里即是脾，脾胃为后天之本，脾胃不健，则饮食少进，运化失司；胃部气血不足，运化无力，故而发生疼痛。治疗虚证胃脘痛，不应用补法，不可骤用补气药，因前人经验认为"痛无补法""气愈补愈滞"。但是如遇到患者是经再三攻、泻、荡涤伐伤正气而致胃脘痛者，脉象呈现浮大无力者，可斟酌选用补药，或先补正气或气血双补，或补中兼治邪气，徐徐渐进，便脾胃日渐强盛，中焦运化无阻，胃脘痛也可自止。

总之，治疗虚痛，不可操之过急，应细心斟酌随证加减处方，或补健中焦，或补中寓泻，或扶正为主兼以祛邪，或扶正祛邪同时应用，或祛邪以扶正，随证斟酌，各有侧重，不可单纯用补气或单纯用攻邪之品，要细心调配，消息观察，慢慢取效，使脾胃之气血渐旺，中焦运化渐趋正常，胃脘痛也就自然消除了。治疗虚证胃痛常用方有香砂六君子汤、归脾汤、补中益气汤等随证加减应用（不可原方照搬，一定要随证加减）。

热证胃脘痛，在临床上比较少见，因为胃腑本属阳明，最易化热，如真遇到舌苔黄厚、大便干秘、胃痛喜凉饮食、脉象沉滑有力者，可用清热攻下之法，泻除火热，其痛自止，一般可用小承汤或调胃承气汤加延胡索、金铃子、广木香、砂仁等随证加减治之。

我幼年时跟随外祖父学习中医临床时，他老人家教了我一句口诀："痛在心口窝，三合共四合。"意思是说"上脘部疼痛的病证，可用三合汤和四合汤治疗。三合汤即良附丸、百合汤、丹参饮3个古人的方子合在一起应用。具体药物是：高良姜9g，香附9g，百合30g，乌药12g，丹参30g，檀香6~9g，砂仁6g，水煎服。此方我在临床应用60多年可谓非常有效。如病人病程较长，或舌上有瘀斑或痛处固定不移者，可再加炒五灵脂10g，生蒲黄10g（布包）（即失笑散），就成为四合汤。我在临床上凡遇曾经服其他中药上百剂而效果不明显者，常用三合汤或四合汤治疗，常建奇功。希望大家试用。凡是久治无效的胃脘痛，都可投用此方，再根据病人的证候变化和舌苔、脉象的变化随证加减，常能收到意想不到的良效。大家临床用过之后，会知吾言不谬。"

三、名医要论

凡病心腹诸痛，有上中下三焦之别。上焦者，痛在膈上，此即胃脘痛也。《黄帝内经》曰："胃脘当心而痛者"即此。时人以此为心痛，不知心不可痛也。中焦者，痛在中脘脾胃间病也。下焦者，病在脐下，肝肾大小肠膀胱病也。凡此三者，皆有虚实寒热之不同，宜详察而治之。(《景岳全书》)

九种心痛：一虫心痛，二注心痛（按：此指突受山岚瘴气，古墓秽气，四时不正之气而致者），三风心病，四悸心痛，五食心痛，六饮心痛，七冷心痛，八热心痛，九来去心痛（按：多为寄生虫所作）。(《备急千金要方》)

胃痛久而屡发，必有凝痰聚瘀。(《临证指南医案》)

胃痛，邪干胃脘病也。胃禀冲和之气，多气多血，壮者邪不能干，虚则着而为病。偏寒偏热，水停食积，皆与真气搏之而痛，惟肝气相乘为尤甚，以木性暴，且正克也。(《杂病源流犀烛》)

夫痛则不通，通字须究气血阴阳。（《临证指南医案》）

四、验案

殷某某，男，33岁，农民。初诊日期：1967年12月2日。

问诊：上腹剧痛已2天多。

2天前因吃煮糖萝卜过多，食后又受寒，而致剧烈胃痛。曾经当地医生给予内服阿托品片等，后来又注射阿托品针剂2支，均未能止住疼痛。昨晚请医疗队医生注射哌替啶100mg，才止住疼痛。今晨胃痛又作，上腹部痞闷胀满，不思饮食，疼痛剧烈，辗转不安，大便3日未行，要求中医治疗。

望诊：发育正常，急性痛苦病容，侧卧于床上，怀抱热水袋熨腹。舌苔白满，中后部略浮微黄色。

闻诊：言语清楚，偶有呻吟。

切诊：痛处拒按，喜暖，脉象弦滑。

辨证：高寒地带，时值严冬，饱食受寒，食滞中焦，寒食相加，胃腑气血受阻而致胃脘痛，观其喜暖，知有寒邪，痛处拒按知有实邪，脉弦主疼痛，脉滑知食滞中焦，舌苔白满，知中焦有滞，四诊合参，诊为寒食停滞之胃脘痛。

治法：温中导滞。

处方：高良姜9g　　干姜6g　　吴茱萸9g　　木香5g

　　　枳实9g　　　厚朴9g　　熟大黄9g　　焦槟榔12g

　　　焦神曲12g　三棱9g　　延胡索12g

急煎1剂。

方义：本方以高良姜、吴茱萸温胃祛寒为主药，辅以干姜以助温中祛寒之力，枳实消痞下气，厚朴行滞除满，熟大黄推荡积滞而定温中导滞之势。又以延胡索活血行气而祛痛，三棱、神曲化食消积而导滞，为佐药，又以木香行肠胃滞气，焦槟榔消食并导气下行为使药。共成温中祛寒、消食导滞、通气血、止疼痛之剂。

二诊（12月3日）：胃痛已消，痞满亦除，且能进些稀粥，脐左处重按之尚有轻痛，大便仍未解，舌苔已化薄，脉象滑，重按有力。据此脉症，知中焦已温和，停滞已下行，故又投温下法，以荡邪外出。仍以上方结合大黄附子汤和当归通幽汤意，随证加减。

处方：吴茱萸6g　　干姜6g　　熟大黄6g　　制附片6g

　　　枳实6g　　　当归9g　　桃仁泥9g　　焦槟榔12g

焦神曲 10g   鸡内金 9g   延胡索 9g

水煎服。

三诊（12月4日）：大便已解，胃痛未作。腹部已舒适。舌、脉已正常。嘱其停药，注意饮食调养。

12月6日、8日2次追访，胃痛未作，病已痊愈。

五、与西医学的联系

胃脘痛西医学称上腹部疼痛（有偏左偏右之不同）是一种临床症状，多种疾病可出现这种症状，如急慢性胃炎、消化性溃疡、急慢性胆囊炎、胆石症、肝炎、急慢性胰腺炎及消化系统肿瘤等。

兹仅就上腹痛的区别，简述如下，仅供临床时参考。如怀疑为某些消化系统疾病或肿瘤时，须建议患者到有消化专科的医院进行详细检查，以确定诊断，不宜延误。

1. 急性胃炎

常发痛较急，除上腹部疼痛外，往往还有恶心呕吐、嗳气、不思食等症状，通过详细问诊、胃镜、实验室检查等等诊断较易。

2. 慢性胃炎

病程一般较长，常常出现上腹部不适，胃部隐痛，恶心，嗳气，饱胀，反酸，胃灼热等，经胃镜、实验室等检查较易确诊。

3. 消化性溃疡

消化性溃疡泛指胃及十二指肠黏膜在某种情况下被胃消化液消化而造成的溃疡。临床也常出现胃脘痛症状（也有的不发生疼痛）但疼病的部位及节律性等有所不同。胃溃疡的疼痛部位，多在上腹部正中线多偏右侧（但也有少数因溃疡部位的影响而在左侧）。十二指肠溃疡的疼痛往往向后背放射。胃溃疡的疼痛常在餐后1小时内出现，经过1~2小时渐渐缓解。十二指肠溃疡的疼痛，常在两餐之间发生，疼痛持续不减，直到下一餐后渐缓解。有时在夜间凌晨1时左右发生，胃溃疡疼痛则多在白天饱后，很少见于夜间。由于内脏疼痛在体表上定位不确切，所以疼痛的部位不一定反映溃疡所在的部位。疼痛的节律性则是胃溃疡和十二指肠溃疡的特征之一。应注意分辨。

4. 胆石症胆囊炎

胆石症发生上腹痛时，多在正中线，靠近剑突下，或偏右处，常伴有高热、寒战及阻塞性黄疸等，此时应建议再到西医消化科详查。①急性胆囊炎：上腹部急性钝痛伴阵发性加剧，疼痛可向右后背及右肩、季肋部放射，痛剧时可伴有恶心、呕吐腹胀，检查时，可见上腹部有肌紧张及反跳痛，还可检查出墨菲征阳性，甚至出现黄疸（约15%）。此时应转西医外科治疗。②慢性胆囊炎：疼痛程度较急性者稍缓和故能忍受，曾有多次发作历史，故病程较长，此病的诊断须排除胃及十二指肠的器质性病变、胆囊结石、胰腺炎等疾病，才能确诊。可建议到西医消化科详诊。

5. 胰腺炎

①急性胰腺炎的上腹部疼痛常伴有阵发性加剧，突发于饱餐和饮酒后，疼痛常在上腹部的中部，可向左上腹部转移或放射，常伴有恶心、呕吐（90%），发热，或出现黄疸。血、尿淀粉酶检查明显增高。此时宜急转西医消化科做进一步检查，常用外科疗法治疗。②慢性胰腺炎：上腹痛也是常见的症状（60%~100%）。疼痛为钝痛或钻痛，比较剧烈，持续时间亦较长。疼痛在活动时加重，常在夜间痛醒，疼痛可向背、前胸、肩胛等处放射，痛剧时，可伴恶心、呕吐、腹胀，临床表现还有胃病型、腹泻型、黄疸型、结石型、糖尿病型、无痛型等之不同，所以本病的确诊是不容易的。遇此情况，还是建议患者到西医院消化科详细检查为好。

出现上腹部痛的疾病还有消化系统的良恶性肿瘤、心血管病等，故对上腹部疼痛的病人要非常注意确诊。

西医学认为对疾病只有确诊后，才能针对疾病的具体情况，设计良好的治疗对策。所以对于以胃脘痛为主诉来就诊的初诊患者，要进行深入细致的诊查，除外各种非药物疗法能治疗、治愈的疾病，然后再施以辨证论治，经治疗数次仍不见效果者，可建议到设有消化专科的医院进行各种检查，以免延误病情。

六、体会

（1）治疗胃脘痛，虽然有多种治法，但以温通法最为常用。痛的发生，皆因气血不通，不通则痛，推动气血运行的主要是气，气温则流通，所以治疗胃脘痛的药方中，多配用温通理气之品。

（2）诊治胃脘痛，应特别注意问诊和切腹。如拒按或喜按及有无积块等，必须切诊而后知；食纳如何，喜冷喜热，有无嗳腐吞酸、食纳过多等，须经详细问诊才能得知。

但是，如果经医院多次详细检查、治疗，效果不理想的胃脘痛患者，愿意找中医治疗的人，中医大夫给予细心的辨证论治，疗效也常能令人满意，我们要有信心。

嗳　气

今人所称之"嗳气"即《黄帝内经》所说的"噫气"。如《素问·宣明五气论》说："以心为噫。"《素问·痹论》中说："心痹者……嗌干善噫。"《素问·玉版论》又说："太阴终者善噫。"故知嗳气乃心脾之气不和而致。历代皆以温中理气为治，但由于每个人的具体情况不同，故又有夹痰、夹火、肝气郁、寒邪凝等等不同。本病证候虽多，但以调理中、上二焦之气机为治嗳气之主旨，再结合兼症而灵活处方，是可以治愈的。

后世医书也有把嗳气称"哕"者，按"哕"也称"呃逆"，本篇附带言之，但"哕"与嗳气是不同的。

一、病因病机

心脾气郁：《证治准绳》"噫气"篇曰："仲景谓，上焦受中焦气未和不能消，是故能啼噫。"又云："上焦不归者（不归，不至也）上焦之气不至其部，噫而酢酸。"可见上焦（心气）和中焦（脾胃之气）之气机不和，不能行其消化和降之职时，则可发生噫气。但噫气的发生，在临床上又常因以下之病机而发生：

（1）中焦停湿不化或膈间痰郁：中焦痰湿郁滞或上焦痰气郁滞，痰阻膈间，致中焦之气不得伸展故噫气。

（2）中焦实火：丹溪曾云：胃中有实火，膈上有稠痰，故成噫气。因为"中焦如沤"，故有时与湿结合而成为中焦湿热之证。

二、辨证论治

嗳气首先要分虚实两大证。凡实证多于食罢即嗳气，虚证则不因饮食而频频嗳气。实证又有湿痰、胃火之分，虚证又有伤于吐下和久病气虚之不同。

1. 痰湿壅盛

壅浊阻滞于中、上二焦，膈间不利，胸闷嗳气，由于中、上二焦气郁久滞，故嗳气带有败卵气味或酸酢之味，可见舌苔白滑，脉象右手沉滑。本证可用香砂六君子汤、加味二陈汤，随证加减治疗。

（1）香砂六君子汤：党参、白术、茯苓、炙甘草、陈皮、半夏、广木香、砂仁。水煎服。

（2）加味二陈汤：陈皮、半夏，茯苓，厚朴，炒紫苏子，紫苏梗。水煎服。

2. 肝胃气机失和

症见胸闷胁胀，脘间发堵，嗳气不畅，食欲不振，常用手或拳捶拍胸背部，舌苔白，脉象关部弦滑。此证可用逍遥散、香附散、旋覆代赭汤，随证加减。

（1）逍遥散：柴胡、当归。

（2）香附散（自拟经验方）：香附 10g，紫苏梗 10g，厚朴 10g，柿蒂 7 个，公丁香（后下）5g，吴茱萸 3g，川黄连 6g。水煎服。

（3）旋覆花代赭石汤：旋覆花（布包）、生代赭石（先煎）、人参、半夏、炙甘草、生姜、大枣。水煎服。

3. 泻药伤中

患者身热表证，医者误用下法，虽然身热暂退，但中焦之气受损致病人感到心不痞硬，频频嗳气，嗳气后，心下仍感到痞闷，还要嗳气。此证宜用旋覆花代赭石汤，随证加减治疗。

旋覆花代赭石汤（药方见上）。

三、名医要论

哕者，呃逆也……干呕者，无物之吐即呕也……噫者，饱食之息即嗳气也……但以此为鉴，则异说之疑，可尽释矣也。（《景岳全书·杂证谟·呃逆》）

伤寒发汗，若吐若下解后心下痞硬，噫气不除者，旋覆花代赭石汤主之。（《注解伤寒论》）

大抵胃寒即噫，胃虚即哕，此由胃中虚膈上热，故哕。

噫嗳一证，或伤寒病后，或大病后乃有此证。（《临证指南医案》）

嗳气者，胸膈之气，自下升上，直出于口而作声也，多因有火有痰之故。（《医学汇海·嗳气》。）

四、验案

对此种病例，往往不做整理。所以用下面一段医话代之。

20 世纪 60 年代我定期去某医院查房会诊。有一次该医院脑外科大夫对我说，中医对术后呃逆是否有办法？他们已用针刺法治过，未能止住请我给他们开一张药方。我即处方如下。

陈皮 6g	竹茹 6g	生赭石（先下）15g	桃仁 9g
公丁香（后下）6g	柿蒂 7 个	旋覆花（布包）10g	

水煎服。

后来，有一天我见到该院脑外科大夫办公室桌上的玻璃板下压了一张药方（即上次我开的药方）询问何故，该科医生说，该方用于脑手术后呃逆效果很好，已成为他们科（脑外科）手术后呃逆的常规用药，故压在这里，便于应用。

五、与西医学的联系

嗳气，西医学认为是一个症状，可见于消化系疾病中，如各种食管炎、食道裂孔痦、良性食管肿物、食管癌（尤其是发生在食管下部者）、急慢性胃炎等病。临床问诊时，患者有时诉说胃部不适、胀满、嗳气等。

嗳气虽然只是一种症状，但也不能轻视它。如遇有长期或多次主诉嗳气、胃部不适者，应进行多方面详细检查，以确定诊断，尽早治疗，以免延误治疗时机。西医学对嗳气的治疗，主要是要求明确诊断，治疗其原发病，原发病治愈后，嗳气症亦自然消除。

六、体会

（1）嗳气与呃逆有一定的关系，所以治嗳气之法则与治呃逆之方药，可以相互借鉴，随证加减。

（2）嗳气、呃逆均为中气不畅之病，但有虚实寒热之不同，临床时要注意分辨。那种以为某个固定方剂能专治此病的认识是不正确的，一定要辨证论治。

（3）明代《医学入门》一书中有治嗳气诗 1 首，熟记之，对临床很有帮助，记录如下：“嗳转食气名嗳气，有痰有火滞于胃，实嗳食罢嗳方形，虚嗳浊气填胸穴。”

（4）“调气镇逆”是临床常用的法则，可随证加减用之。

伤　食

伤食是由于吃饭时不注意节制，而恣纵口腹，食物太多，或所食之物过硬过黏不易消化，而造成饭后（或次日）脘腹部不适，甚至头晕、呕吐、腹痛胀闷、不思饮食等，此即名伤食。还有的人因年轻力壮，虽某一顿饭食量过多而有些脘腹不适，却不注意及时治疗，渐渐导致食欲不振，欲食不香，胃部常常不适，此则为停食。后者儿童多见，如久久不治可渐成为疳证，而致面黄肌瘦、肚大青筋、身体虚弱。故伤食后，应及时调治。

一、病因病机

1. 身体壮实之人，恣纵口腹，食物过饱，或恣食生冷、不易消化之物。

2. 胃肠素虚之人，饮食不慎而致饮食不化，有伤胃肠。

3. 食物不洁，或食物已经霉酵酸腐却舍不得丢弃而食之。

4. 摄入过硬、过黏、过冷、不易消化的食物。

二、辨证论治

伤食病，虽有多种临床表现，但归纳起来不过虚实 2 大证，有的可能兼寒，有的可能兼热。

1. 过饱伤胃

头晕头昏，恶心呕吐，吐物仍为上顿饭所食之未全消化之物，胃部膜胀，不喜按，胃部有膜胀饱闷感，呕吐后胃部反觉舒适些，舌苔白或白而厚，脉象多弦滑。

此证属恣纵口腹、食纳过多过饱所致。若距离饮食时间不久，如能呕吐，就可以诱导其将食物吐出，此即"吐法"，也是治疗此证之大法。用手指或鹅翎刺激咽部，以探吐，亦是良法。如食之过饱后次日才发病，只发生多次恶心而不能吐出食物，则可用消导调中的治法，处方可用内消散方随证加减：陈皮 10g，半夏 10g，茯苓 15g，枳实 12g，焦山楂 10g，炒神曲 10g，砂仁 6g，香附 10g，三棱 5g，莪术 5g，干姜 6g，可加生大黄 3g，厚朴 10g，水煎服。

身体壮实者，也可用枳实大黄汤、治伤食经验方随证加减。

（1）枳实大黄汤：枳实 10g，厚朴 10g，生大黄 5g，甘草 3g，槟榔 10g，或再加元明粉（分冲）6g。

（2）治伤食经验方（消食导滞汤）：厚朴 10g，炒枳实 12g，生大黄 3~5g，焦山楂 10g，焦神曲 10g，焦麦芽 10g，焦槟榔 10g，莪术 6g，紫苏子 10g，紫苏梗 10g。水煎服。

2. 胃弱伤食

年老体弱，偶尔遇到自己爱食的食物而食之过多，又因年老体弱，消化力弱而伤胃伤食。其证胃部痞泻，饱胀堵闷，胃脘部不喜按，食欲全无，恶心欲呕，吐后胃部闷胀之感，反感到轻些，舌苔白厚，脉象滑或弦滑。治宜健脾强胃消食法，可用香砂六君子汤、健脾化滞汤随证加减。

（1）六君子汤加减：党参 10g，炒白术 10g，茯苓 15g，炙甘草 3g，广木香 10g，砂仁 6g，陈皮 10g，半夏 10g。可加焦山楂 10g，焦神曲 10g，焦麦芽 10g，以加强消食导滞的药力。

（2）伤食虚实夹杂症的健脾化滞汤（自拟经验方）：党参 9g，焦白术 9g，茯苓 15g，炙甘草 3g，厚朴 10g，炒枳实 10g，藿香 10g，焦神曲 10g，焦山楂 10g，焦麦芽 10g，焦槟榔 10g，香附 10g，广木香 16g，砂仁 6g，高良姜 6~9g，干姜 5g，莪术 3g。

附： 五六岁儿童因吃零食太多，吃饭偏食，经常食之过饱，渐渐饮食减少，面色发黄，身体渐瘦弱，肚大皮下有青筋显露，精神不振，易哭。治宜：健中消疳汤（自拟方）：厚朴 5~6g，炒枳实 6~9g，焦槟榔 6g，焦白术 6g，茯苓 9g，生大黄 3g，炒鸡内金 6g，胡黄连 5g，秦艽 6g，焦山楂 6g，焦神曲 6g，焦麦芽 6g，使君子肉 6g，广木香 5g，水煎服。

上方服用五六剂后，即将此方用量加大 3 倍，共为细末，水泛为丸，如绿豆大。每日 2 次，每次 2~3g（可随年龄增减），饭后服，可使渐渐体壮。

三、名医要论

饮食自倍，肠胃乃伤。（《素问·痹论》）

饮食致病，凡伤于热者，多为火证，而停滞者少；伤于寒者，多为停滞，而全非火证。大都饮食之伤，必因寒物者居多，而温平者次之，热者又次之。故治此者，不可不察其所因。（《景岳全书》）

四、验案

杨某，男，38 岁。初诊日期：1961 年 12 月 14 日。

问诊：主诉上腹痛 2 天。

前天晚上从外地回京，腹中饥饿即饱食米面蒸糕约半小盆，食后即睡，未盖被而受了凉，次日晨即觉上腹及脐左处疼痛，上腹痞塞满胀，不思饮食，小便短赤。大便 3 日未行。今日胃部疼痛难忍，急来诊治。

望诊：发育正常，营养略差，痛苦病容，弯腰捧腹。舌苔白。

闻诊：言语清楚，呼吸及声音正常。

切诊：上腹部及脐左部均有压痛，痛处拒按，腹壁柔软。脉象弦滑。

验血：白细胞计数 $11.7 \times 10^9/L$；中性粒细胞 0.86。

辨证：过饱伤胃，中焦不运，水谷滞塞，气血受阻，故胃脘及脐左处疼痛拒按，升降失常故不思饮食，大便不行。舌苔白主中焦停食，脉象弦主疼痛，滑主停食。四诊合参，诊为食滞腹痛。

治法：消食导滞。

处方：以大承气汤随证变化。

熟大黄 12g	枳实 12g	厚朴 9g	芒硝 6g
焦槟榔 9g	焦麦芽 9g	焦山楂 9g	焦神曲 9g

水煎服，1 剂。

方义：本方以熟大黄推荡积滞为主药。辅以枳实下心下痞，厚朴行气消胀。更佐以焦槟榔、焦麦芽、焦山楂、焦神曲消食导滞。以芒硝苦咸涌泻为使，以助消导推荡之力。共成消食导滞、推陈去积之剂。

为了尽快解除疼痛，立即针刺：合谷双、商阳双、内关双、天枢双。采用中强刺激手法，不留针。针后胃脘及脐部疼痛均有所减轻。

1962 年 5 月 17 日追访：服药后排泄稀臭大便 2 次，胃脘及腹部疼痛完全消失，病即痊愈，胃、腹疼痛至今未发。

五、与西医学的联系

饮食过饱或纳入有害之饮食，往往引起急性胃炎。由于伤于饮食而造成的急性胃炎（如胃痛、胃胀、呕吐等），诊断比较容易，有明显的伤于饮食的历史，如果患者有胃痛（或不适）呕吐、嗳气等症，西医生认为是慢性胃炎时，则需进行详细的检查，以明确诊断，然后进行治疗，不可忽视。

西医学治疗急性胃炎（因伤食所致者），主要是查清致病原因，解除病因后，症状自然随着消失。

有些慢性胃炎的患者，病程较长，常要求服些中成药，故提供如下中成药以备选用：

（1）香砂养胃丸　每日 2 次，每次 5~6g，连用 3 天。

（2）木香顺气丸　每日 2 次，每次 6~9g，连用 3 天。

（3）木香槟榔丸　每日 1 次，每次 6g，连用 1~2 天。

六、体会

（1）如伤食后，出现头痛恶寒、发热、身痛等症，又有恶心欲呕、不思饮食者，宜解表与消导同时使用，不可只用消导。可用藿香正气散加减：处方如下：藿香、紫苏叶（后下）、焦神曲、焦麦芽、焦山楂、白芷、厚朴、枳实，水煎服。

（2）治伤食还应注意，停滞之邪居于上、中、下三焦何处，大体是在上焦者可吐，在中焦者可用消食导滞，在下焦者可用消导下法，不可不察。

呕　　吐

关于呕吐，前人曾有有物无声谓之吐，有声无物谓之呕（哕），有声有物才谓之呕吐的区别，证之于临床，凡因病而吐哕者，皆谓之呕吐。似无严格区别之必要。

对呕吐为病的文字记载，早在《黄帝内经》中即有记载论述，如《素问·至真要大论》中说："诸呕吐酸，皆属于热。"《素问·脉解篇》有："食则呕者，物盛满则上溢，故呕也"。

汉代《金匮要略》中更有涉及呕吐的专篇论述，不但对呕吐提出了治法，还提出了注意事项。如："欲呕者，不可下之""夫呕家有痈脓，不可治呕，脓尽则愈。"

中医学者，在临床上，遇有呕吐患者，除应考虑内科疾病外，还应注意排除神经科、五官科等疾病的可能，因脑内疾病、脑膜疾病、内耳疾病等，都可引起呕吐，必要时应建议到专科进行检查。

呕吐虽然是疾病的症状，但也是一种驱邪外出的自然疗能，例如纳食过量后，机体可能自发地及时吐出食物，胃部不适等病状随之自然缓解；《金匮要略》也在呕吐篇中有"呕家有痈脓，不可治呕，脓尽自愈"的记载。

本篇主要是谈病人以呕吐为主要症状时的处理。

一、病因病机

1. 外邪干扰

风寒暑湿之邪，阻遏气血的运行，影响到中焦时，而致脾气当升不能升，胃气当降不能降，中焦不和，胃气上逆而发生呕吐。

2. 饮食不节

对饮食不知节制，过饥过饱，酒肉肥甘，恣纵口腹，或吃了保存过期的陈腐霉烂有毒的食物等，伤及胃腑，胃腑欲将这些太过、有毒的东西排出而发生呕吐。

3. 情志失和

忧、思、愤、怒等情志失和，使肝木乘土（胃属土），胃失和降而发生呕吐。

4. 脾胃虚弱

过度（或长时间）劳倦，身体虚弱，胃气不强，胃主纳，胃气弱，则只纳不降，胃气失和，盛受过度，则上逆为呕吐。

另外，寄生虫病、妊娠、眩晕等病，有时也出现呕吐，但在这些病中呕吐只是诸多症状中的一个，请参阅各篇论述，妊娠早期呕吐的治疗请参阅中医妇科专书。

呕吐根本的病机是"胃失和降，胃气上逆"。中医学认为脾主升胃主降，胃气以下行为顺，胃与脾的功能正常时，则升降调和，身体健壮。如因前述种种原因而影响了中焦脾胃的运化，则中焦胃气的和降气机功能紊乱则可发生呕吐，如《活人书》中就说："阳明之气下行，今厥而上行，故为气逆，气逆则呕。"李东垣也说："呕吐哕皆属脾胃虚弱，或寒热所侵，或饮食所伤，致气上逆而食不得下。"

二、辨证论治

临床上常见的证候有虚证、实证两大类。兹分述如下：

（一）实证

《黄帝内经》说："邪气盛则实"，所以实证是指邪气犯胃而致的呕吐。

1. 胃热呕吐

呕吐物带较大的热腐、酸臭气味，食物后很快即吐出，喜凉恶热，口臭，烦渴，小便黄短，大便秘结，舌苔黄，脉象数。此证治法以清热降逆为主。常用方有竹茹汤、橘皮竹茹汤、大黄甘草汤等随证加减应用。举一处方如下：

制半夏 10g	陈皮 10g	茯苓 15g	炒黄芩 6g
生栀子 5g	竹茹 6g	枇杷叶 10g	焦麦芽 10g
焦山楂 10g	焦神曲 10g	生甘草 3g	

水煎服。

2. 食滞呕吐

有多食过饱的病史，呕吐物带酸腐，进食即吐，食欲全无，甚则胃脘拒按，舌苔厚，脉象滑，按之有力。此证治以化滞调中法（可参见"伤食"篇中的治法）。常用方有六君子汤、消滞降逆汤等，随证加减应用。今拟1方以供参考。

消滞降逆汤（自拟经验方）：陈皮10g，制半夏10g，茯苓20g，炒莱菔子10g，炒紫苏子10g，焦麦芽10g，焦山楂10g，焦神曲10g，焦槟榔10g，厚朴10g，枳实10g，生大黄3~5g，生甘草3g。

水煎服。

3. 气滞呕吐

嗳气不食，呕吐物带酸苦味，甚或胃痛连及胁肋，长吁后稍舒，两胁胀满疼痛，烦躁少眠，舌苔略白，脉象弦。治法应泻肝和中。常用方如泻青丸、逍遥散、左金丸等方随证加减，加和中降逆之品均可选用。今处1经验方做参考。

柴胡6~9g	防风10g	青皮6g	香附10g
枳实10g	白芍10g	延胡索10g	竹茹6g
半夏10g	黄芩10g	紫苏梗12g	吴茱萸（炒）8g
黄连（炒）8g	灶心土（煎汤代水）30g		

水煎服。

（二）虚证

1. 胃弱

最常见者为胃气弱，胃弱则中焦运化失利，故见食后脘胀迟消，甚则上逆为呕吐，可兼见肢体倦怠，四肢不温，大便溏软，气怯声低，面白少华，舌上少苔，脉象濡弱诸症。治疗此证应当用健脾和胃的方法。常用方如六君子汤、香砂六君子汤、二陈汤等方随证加减应用。据此拟方1首以做参考。

党参9g	白术9g	茯苓12g	制半夏9g
广陈皮9g	广木香6g	砂仁6g	生姜3片

水煎服。

2. 胃寒

发于受寒或过食生冷食物之后，呕吐物多为清水，往往是食后过一段时间才呕吐，吐物酸腐味小，喜热饮食，恶冷。如因受凉引起者，可兼见恶寒、发热、身疼等表证（此时证候为虚中夹实）。对无表证者，可用温中降逆法治疗，常用方如理中汤、二陈汤、半夏干姜汤、吴萸汤等随证加减。如兼有表证者，可用散寒温中法治疗，常用方如藿香正气汤、荆防二陈汤等。兹拟2个药方备用。

（1）制半夏 10g　　　陈皮 10g　　　茯苓 15g　　　公丁香（后下）5g

　　紫苏子 10g　　　紫苏梗 10g　　　姜竹茹 6g　　　枳实 10g

　　干姜 6g　　　　生甘草 3g

水煎服

上方用于无表证者。

（2）藿香 10g　　　防风 10g　　　荆芥（后下）6g　　　紫苏叶（后下）6g

　　陈皮 10g　　　制半夏 10g　　　茯苓 15g　　　炙甘草 3g

水煎服

上方用于兼有表证者。

胃气虚证中如发现病人咽干口燥，喜食酸甜食物，大便干涩，舌红瘦，无苔，舌上少津，呕吐反复发作，脉象沉细或兼数象者，为胃阴不足，即胃腑气阴两虚。此时治疗方法要兼养胃阴，常用方如麦冬汤、益胃汤随证加减。兹拟一治气阴不足的药方，供临床者试用。

北沙参 9g　　　党参 9g　　　生白术 9g　　　石斛 6~10g

麦冬 6g　　　半夏 10g　　　天花粉 10g　　　白蔻衣 5g

茯苓 10g　　　姜竹茹 6g　　　广木香 5g　　　干姜 3 片

呕吐的治疗大法是和中降逆，一般多以二陈汤随证加减，由于要和中降逆，所以常加用一些降逆的药如公丁香（量不可过大，并且要后下）、旋覆花、灶心土、刀豆子之类。但不论如何加减药物，都必须在辨证论治思想的指导下应用，才能收到良好效果。

三、名医要论

呕吐者，胃气上而不下也。（《圣济总录》）

呕吐一证，夹寒则喜热恶寒，肢冷脉小，夹热则喜冷恶热，燥渴脉洪。气滞者，胀满不通，痰饮者遇冷即发。呕苦知邪在胆，吐酸识水入肝。吐涎水，虽属痰饮，尚疑虫证。吐酸腐无非食滞，更防火患。（《证治汇补》）

凡呕者，多食生姜，此是呕家圣药。（《备急千金要方》）

若拒格饮食，点滴不入者，必用生姜水炒黄连以开之，屡用屡效。（《医学心悟》）

四、验案

王某某，女，40 岁。初诊日期：1965 年 6 月。

问诊：主诉头晕、呕吐、不能进饮食三四天。

三四天来头晕，呕吐，卧床时感到房屋及床都旋转，不能吃饭，吃后感到头一晕即吐出，吐物很多，但无血无食物残渣，主要是水和食物。大便3日未行已三四天未能正常吃饭，头晕甚时，喝水亦吐。到几个西医院都诊断为梅尼埃综合征，药后均无效。全身无力，睡眠不佳，小便少，大便3日未行，舌苔薄白。

闻诊：言语、声音都正常。

望诊：卧床，不敢翻身等乱动，动则呕吐。发育、营养均正常。

切诊：头胸腹部未查出异常。脉象两手均滑，重按皆弦。

辨证：头晕呕吐，中医认为是风痰上扰，胃失和降，此患者头晕，饮食皆吐，卧床不敢乱动，动则呕吐，舌苔薄白，脉象滑而弦，知土木不和，胃气不得和降，木来克土，胃气上逆而产生呕吐。四诊合参诊为土木失和，胃气上逆之呕吐证。

治法：疏肝和中，镇肝降逆。

处方：香附10g　　　　紫苏梗12g　　厚朴12g　　　茯苓10g
　　　半夏12g　　　　陈皮10g　　　旋覆花（包）10g
　　　生赭石（先煎）25g　　焦槟榔10g　　防风10g　　　生芥穗9g

水煎服，3剂。

二诊（6月4日）：药后头晕及呕吐均减轻，今晨曾喝稀粥半碗，至今未吐，舌脉未见大改变。又在上方中加熟大黄3g，炒枳实12g，生石决（先煎）30g，再服3剂。

三诊（6月8日）：昨天大便1次，软便，已能进食，未再呕吐，头晕亦未出现，自觉病已痊愈。特来告知，诊其脉只滑已不弦。再投上方3剂以巩固疗效。

五、与西医学的联系

呕吐虽然是人体一种本能的有保护作用的动作，但频繁而剧烈的呕吐，不仅能妨碍进食、饮水，导致失水或电解质紊乱、营养障碍，有时甚至发生贲门黏膜撕裂综合征等并发症，对机体有害。所以患者常常以呕吐为主诉而到医院求诊。

对呕吐首先要与食管性反流相区别。后者发生于食后一段时间，无恶心的先兆，吐物内不含胃酸与蛋白酶。人的呕吐中枢位于延髓，延髓有两个不同作用机制的呕吐机构，其一是神经反射中枢，其二是化学感受器触发带，通过一系列复杂而协调的神经肌肉活动而形成呕吐。

对以呕吐为主诉来诊的患者，必须进行详细的问诊、有的放矢的实验室检查以及 B 超扫描、X 光腹部透视或照平片、钡餐胃肠透视、胃十二指肠镜检查、颅脑 CT 扫描或 MRI 检查等。要注意分辨反射性呕吐、中枢性呕吐、前庭障碍性呕吐、神经官能性呕吐，最后进行确诊。主要是对引起呕吐的原发疾病进行正确的治疗，呕吐症状自然就会痊愈。

关于消化系统疾病，如消化性溃疡、十二指肠溃疡等致的幽门梗阻，也可以造成呕吐。不过这种呕吐的特点很明显：即呕吐常在食后过一段时间后才发生，中医学称这种呕吐为"朝食暮吐，暮时朝吐"，这是中医学中"反胃"病的特征。治疗之可参阅"反胃"篇的内容。

再者，前庭障碍性呕吐的疾病，如晕动病、梅尼埃综合征，以及神经官能性呕吐的患者，常常到中医内科来诊治，中医治疗此类呕吐疗效比较好，可以参阅眩晕篇及本篇的内容进行辨证论治。

六、体会

（1）治疗呕吐以和胃降逆为主要治则，有时要加用一些"温通"之品，传统习惯上以二陈汤随证加减应用为最多。如虚加人参、党参、白术、生姜、大枣、灶心土等；热加黄连、竹茹、芦根、枇杷叶、生赭石等；寒加吴茱萸、干姜、丁香、砂仁等；食滞加焦山楂、炒麦芽、焦神曲、莱菔子、枳实等；气郁加厚朴、枳壳、郁金、香附、吴茱萸、黄连等。

（2）辨证时首先分虚实，再辨寒、热、食、气。妇女呕吐必须查问月经情况，怀疑为"早妊"者，建议去检查妊娠试验，如妊娠试验阳性者，应按照中医妇科的特点辨证论治。注意这时绝对不可使用妊娠禁忌药。

（3）呕吐本为胃失和降所引起，除了重点考虑治胃之外，还应注意到与肝、脾的关系。因为肝属木最易克土，胃属土，脾主升清，胃主降浊，脾不升时，也影响胃的和降，浊不降也会影响脾的升清。所以在应用和胃降逆的大法时还应注意分清标本，在临床用药时，一般采用温通和胃降逆之品组方，如遇到须用攻补大法之时，就要注意攻时多在胃（肠），补时多在脾。这就是"实则阳明，虚则太阴"这一古训的临床体现。前面曾说过在温通药中常先用一些行气舒郁之品如香附、厚朴、枳壳、木香之类，这说明也照顾到了"调肝"。

病症篇

泄　泻

"泄泻"作为病症名，是指大便不成形而排便次数多而言。按中医学细分之，"泄"有泄漏之意，一日排便数次，溏稀不成形，泻势缓和者称"泄"；"泻"有倾泻之意，大便倾泻直下不能阻，如水注下，泻势急迫者称"泻"。"泄泻"则论及"泄"与"泻"两种情况，临床上则通称泄泻。关于泄泻为病的记载，在我国二千多年前成书的《黄帝内经》中就有"清气在下，则为飧泄""邪气留连，则为洞泄""诸厥固泄，皆属于下"等。

对于泄泻的诊治，中医学遵循"治病必求于本"的精神，虽然有"急则治其标"的论点，但治泄泻还是以"治本"法最为常用。

泄泻的证候很多，故治疗方法也很多。更值得注意的是很少一法用到底者，常常是随着证候的演变而治法也常随证候的变化而变化。

一、病因病机

（一）外因

1. 感受暑热湿气之侵袭

暑与热不同，暑热多兼湿气故暑热湿气伤人，脾运受损，湿邪不能及时运化，常使人发生泄泻。

2. 饮食不节或食腐物厚味

饮食不注意则伤胃害脾，脾主运化水谷精微，如脾胃受伤害，则脾运不健，水湿不化则可产生泄泻。

3. 寒湿客于肠胃

寒湿之邪过盛，侵害人的肠胃，如腹部受寒或饮食过凉之食物，均可伤害肠胃而致人泄泻。

4. 寒湿之邪深侵入肾

肾性寒凉，寒邪最易伤肾，肾主水，水性为湿，最易使肾受湿邪所侵，故寒湿二邪易于伤肾，肾伤则影响中焦之运化而发生泄泻。

（二）内因

1. 素禀脾虚

脾主中焦运化水湿。有些人素禀中焦虚寒，脾阳不振，不能及时运化饮食水谷，而致清浊不分，中湿不化产生泄泻。

2. 肾阳不足

肾中含有水火二性，肾火生土（肾阳可帮助胃的腐熟、脾的运化），则中焦运化正常。肾阳不足影响到中焦运化亦可产生泄泻。

3. 房事过度

性生活不能节制可渐致肾阳不足，肾虚则中焦不化而发生泄泻。

致泻之原因虽然有多种，但形成泄泻之病总不外"湿胜"。湿邪过胜，或加以饮食失常，脾胃的正常功能受到影响而内湿不得及时运化，内外合邪而造成泄泻；一是由于脾肾阳虚，使体内的水湿不能运化而成"湿胜"，渐为泄泻之疾。前者可为急性泄泻（暴泻），后者多为慢性泄泻（久泄）。

二、辨证论治

（一）急性泄泻

1. 热泻

腹痛泄泻，泻物热臭，暴注下迫，1日泻10余次或更多次。肛门热痛，泻物发热或烫，口渴恶热，小便短赤，舌苔黄，脉洪大或濡数。暑季夹暑邪者，可见到面垢、烦渴、自汗、脉虚。此证治法为清热化湿法，常用的处方如下。

（1）黄连胃苓汤：川黄连（炒吴茱萸）6~9g，桂枝6g，茯苓25g，猪苓20g，炒白术10g，泽泻15g，苍术10g，厚朴10g，甘草5g，陈皮10g，车前子（布包）10g，灯心草（为引）3g，水煎服。

（2）四苓散：茯苓、猪苓、泽泻、陈皮。适加川木通5g，茯苓15g，车前子（布包）10g，益元散（布包）15g。

（3）连葛绿豆汤：绿豆粉（布包）10g，川黄连9g，葛根10g，生甘草5g，茯苓15g，炒白术10g。

（4）个人经验方：川黄连6~9g，广木香9g，茯苓20g，炒黄芩9g，猪苓20g，泽泻20g，车前子（布包）12g，滑石块10g，桑白皮10g，川木通5g，竹叶3g，灯心草3g。水煎服。

方解：本方以黄连苦寒燥湿，清热厚肠胃，白术健脾燥湿，为君药。广木香行气和中，黄芩清热燥湿，滑石利湿清热，为臣药。茯苓利湿健脾和中，猪苓、泽泻利水祛湿，桑白皮、车前子导水下行、祛湿，共为佐药。川木通苦燥利水，引热下行，灯心草、竹叶清心火，利小便共为使药。诸药共凑清热利湿、健脾止泻之功。

2. 寒泻

①发热恶寒，骨节酸痛，腹痛喜暖，大便溏泄（或水泻）无大恶臭，一日数次。舌苔白，脉象迟缓或濡滑缓。②腹中雷鸣切痛，腹部喜按，排便如稀水，无大臭味，手足发凉，舌苔白，脉沉迟缓。③身重懒动，腹泻如水，腹不痛，喜暖喜按，食欲不振，小便不利，舌苔白腻，脉象濡细或滑。此 3 种证候都是因寒而致，①为中焦素寒，又受外寒，内外寒邪相合而致。②为腹部受寒或食过凉的食物所致。③为中焦湿邪内盛而致。治法有一定的区别。

（1）散寒温化法：适用于①的证候。常用方可用藿香正气散随症加减。处方举例如下：

藿香 19g	紫苏叶（后下）6g	紫苏梗 10g	大腹皮 12g
车前子（布包）12g	防风 9g	佩兰 10g	羌活 9g
茯苓 25g	生姜 2g		

水煎服。

（2）温中祛湿法：适用于②的证候。常用方可用理中汤、四逆汤类随证加减。处方举例如下：

干姜 9g	炒白术 10g	茯苓 30g	高良姜 10g
香附 10g	广木香 9g	紫豆蔻 10g	公丁香 6g
猪苓 20g	泽泻 15g	车前子（布包）10g	炙甘草 3g
制附子 6g			

水煎服。

（3）温中健脾法：可用于③的证候。常用方如参苓白术散、附子理中汤加减。处方举例如下：

党参 10g	炒白术 10g	炒山药 10g	干姜 10g
制附片 5g	紫肉桂 5g	肉豆蔻 10g	车前子（布包）12g
莲子肉 10g	生薏苡仁 15g	熟薏苡仁 15g	生姜 3 片
大枣 6 枚			

因人、因地、因时，适当加减。

此证治法也可参考慢性泄泻中的脾虚泄泻的治法。

3. 食泻证

此即饮食不慎或过饱伤食或误食有毒或腐秽的食物所致的泄泻。此等泄泻，本来是机体排泄毒腐之物的本能反应，故应让其泻几次以后再治疗，不应立即止泻。治疗常用健脾消食法。常用方有香砂枳术汤，随证加减。处方举例如下。

枳实 10g	焦白术 10g	广木香 6g	砂仁 6g
焦神曲 10g	焦山楂 10g	焦麦芽 10g	茯苓 20g
泽泻 18g	猪苓 20g		

水煎服。

（二）慢性泄泻

1. 脾虚泄泻

身体虚弱，面黄肌瘦，稍有受凉即泻，或稍食较凉食物即发生泄泻，精神不振，饮食少进，四肢乏力，泄物不甚恶臭，大便溏泄，每日三四次，腹部喜按。舌苔白，脉象濡弱。治以健脾利湿法。可用参苓白术散、健脾丸、香砂六君子汤等，随证加减。

（1）参苓白术散：人参、白术、茯苓、白扁豆、山药、莲子、砂仁、薏苡仁、大枣。水煎服。

（2）健脾丸：人参、白术、陈皮、麦芽、山楂、神曲。水煎服（也可制成丸剂服）。

（3）香砂六君子汤：人参（或党参）、白术、茯苓、炙甘草、广木香、砂仁、半夏、陈皮。水煎服。

（4）笔者经验方：党参（或人参）10g，白术 10g，茯苓 20g，炒山药 12g，焦神曲 10g，广木香 9g，焦山楂 10g，肉豆蔻 12g，猪苓 20g，泽泻 15g，车前子（布包）12g，莲子肉 12g，禹余粮（布包）20g，陈皮 6g。水煎服。

2. 肾虚泄泻

每天清晨（约 5 时前后）必然上厕溏泄 1 次，白天或再溏泄一二次，腰膝无力并且畏冷，下腹部喜暖怕凉，泄前肠鸣，食纳不佳，多见于老年人，因为脾主中焦，所以此证也称脾肾虚泄、五更泄或鸡鸣泄。治以补肾温脾法。常用方有四神丸、六神汤、胃关煎等随证加减应用。

（1）四神丸：补骨脂、五味子、肉豆蔻、吴茱萸。水煎服。

（2）六神汤：肉豆蔻、补骨脂、白术、茯苓、广木香、吴茱萸、车前子、生姜、大枣。水煎服。

（3）胃关煎：熟地黄、山药、白扁豆、干姜、吴茱萸、白术、茯苓。水煎服。

（4）笔者经验方：补骨脂12g，肉豆蔻10g，五味子6g，吴茱萸9g，炒山药12g，茯苓30g，车前子（布包）12g，泽泻15g，诃子12g，赤石脂12g，白石脂12g，猪苓20g，金樱子12g，禹余粮（布包）15g，芡实12g，车前子（布包）12g，灶心土（煎汤代水）90g。水煎服。

3. 滑泄

泄泻久久不愈，中气下陷，脾阳不升，渐成滑泄，其证时时欲泄，不能自控，滑泄频频，不能自止，老年人、虚人居多。舌苔白厚，脉象弱。

此证治疗应用补中固脱法。常用方如真人养脏汤、健脾理中汤、补中益气汤等，随证加减。

（1）真人养脏汤：罂粟壳、诃子、肉豆蔻、木香、肉桂、人参、白术、当归、白芍、炙甘草。水煎服。

（2）健脾理中汤：人参、白术、茯苓、白芍、陈皮、苍术、炮姜、升麻、肉豆蔻、诃子、炙甘草、生姜、大枣。水煎服。

（3）补中益气汤：炙黄芪、人参、白术、当归、陈皮、升麻、柴胡、炙甘草。水煎服。

（4）笔者经验方：人参6g，白术10g，茯苓25g，炙甘草5g，五味子6g，山茱萸10g，补骨脂12g，肉豆蔻12g，吴茱萸9g，制附子9g，干姜9g，赤石脂（先煎）15g，白石脂（先煎）12g。水煎服。

4. 木郁害脾

此证是因郁怒生气而肝气不舒，肝郁则害脾（木克土）而致，故其泄泻是腹痛一阵，即泄大便1次，所以常兼有烦闷、气滞、性情急躁、食欲不振，一遇心情不舒畅则腹痛一阵，腹痛一阵即泄大便1次，所以形成痛一阵、泄一阵的特点，常常反复发作，长年不愈，一遇生气即发病。舌苔可见白苔，脉象多弦，有生气的历史。此证的治法是疏肝健脾，常用方为痛泻要方，基本处方如下：

土炒白术12g　炒白芍12g　炒陈皮9g　防风6g

水煎服。（原方量大，是做丸剂或散剂用的，今人改为汤剂服用。）

此方的主要功能是疏肝扶脾，使痛泄自止。方中的白术甘温燥湿健脾，为君药；白芍微酸入肝，抑肝而扶脾，柔肝缓急而止痛，为臣药；防风辛温香散，散肝郁，解郁气，醒脾气，为佐药；陈皮辛温利气，炒香则加强了燥湿醒脾之效，气行则痛止，为使药。四药相合成为补脾泻肝之剂。本方为刘草窗先生所创，原名白术芍药散，因其治疗痛一阵泄一阵之疾疗效颇佳，临床常用，故后世医家习称之为"痛泻要方"。

此上这些治法，总要因人、因地、因时随证加减，并且不可抱定一法不变，尤其是治暴泻证，一定要根据证候的变化，治法也要随证变化。不可拘泥死板。

三、名医要论

泄泻之病，水谷或化或不化，但大便泻水，并无努责后重者是也。湿则泻水，腹不痛。风则水谷不化则完出。火则腹痛泻水肠鸣，痛一阵泻一阵。痰则或泻或不泻，或多或少。食则腹痛甚而泻后痛减。肾虚则五更时便泻，常时则不泄。寒则腹中冷痛，泻下清水，腹内雷鸣，米饮不化。(《灵兰要览》)

泄者大便溏清，泻者大便直下，略有轻重，总是脾虚。(《明医指掌》)

湿胜则濡泄。(《素问·六元正纪大论》)

泄泻之因，惟水、火、土三气为最。夫水者，寒气也；火者，热气也；土者，湿气也，此泻利之本。(《景岳全书》)

脾土强，自能胜湿，无湿则不泄矣，故曰湿多成五泄。(《医衡》)

四、验案

陈某某，女，6 岁。初诊日期：1983 年 7 月 2 日。

小孩泻肚已 6 天，每日拉 10 余次蛋花样稀便，其父乃某医院中医，给她开一汤药方：白术 3g，茯苓 6g，大腹皮 5g，木香 3g，莲子 6g，猪苓 5g，炙甘草 3g，诃子 3g。连服 6 剂，尚未见效果，故请我诊治。我看小孩的 1 小时左右，她在院中土地上泻肚 3 次，大便稀水状，伴有鸡蛋花样的残渣，其状真如稀稀的鸡蛋汤样，其舌苔正常，脉象濡滑。我对其父说：你的药方基本是正确的，但是配伍上尚有待商榷之处，我就在你开的药方上稍事加减即可。我遂在原方上改茯苓为 12g，猪苓为 9g，另加车前子（布包）6g，桔梗 2g，再服 3 剂。

二诊（7 月 6 日）：其父说药方修改后，吃了 1 剂即不泻了，服完 2 剂病已痊愈。请你讲一讲，这 2 个药方，为何疗效如此不同？

我说现值夏令，湿热较重，你的屋内不甚热，但湿邪仍重，我在你的药方中加重了茯苓、猪苓的用量，还怕不够，所以又加了车前子，以使湿邪从小便排出；因已泄泻 7 天，大肠之气已习惯下行，无上升之力，故加少量的桔梗（此药不可用量过大），使肺气、大肠之气上升不陷，湿邪除掉，大肠之气不下陷，泄泻自然痊愈。其父点头称是，但又说，中药组方之奥妙、实在令人叹服。

五、与西医学的联系

西医学认为腹泻是指排便次数增多，粪便也有质和量的变化，呈稀软或糊状或水状，或带有未经消化的食物残渣。一般认为在 2 个月内能治愈的称为急性腹泻；病程持续或反复发作超过 2 个月未愈者，称为慢性腹泻。

急性腹泻起病急骤，每日排便可达 10 次以上，粪便多稀薄，甚可如水状。常含有红细胞、脓细胞、食入的含毒物质、肠上皮细胞、黏液、病理成分、致病性微生物等，排便时伴有腹鸣、腹痛或里急后重。急性大量腹泻可引致水、电解质紊乱，或酸中毒，失水过多时，可引致脱水性休克或急性肾功能衰竭。病因常分为以下几点：

1. 急性肠道感染

常由病毒、细菌、霍乱、副霍乱，真菌等感染引起。或由细菌性食物，沙门菌、金黄色葡萄球菌，嗜盐菌、变形杆菌、肉毒中毒等引起。也有少数由寄生虫引起。

2. 急性中毒

如桐油、毒蕈、鱼胆、河豚、化学毒物等引致。

3. 急性全身性感染

如伤寒、副伤寒、败血症、流行性感冒等引致。

另外，也有的是由变态反应、内分泌疾病、药物作用等所引起。

慢性腹泻，每日排便次数比急性腹泻者较少，一般 1 日两三次不等。致病原因可分为以下 2 大类：

1. 消化系统疾病

如肠道寄生虫、慢性肠道细菌感染、炎症性肠病、吸收不良综合征、肠道恶性肿瘤、胃切除术后、阻塞性黄疸、肝硬化，慢性胰腺炎、胰腺切除后、胃肠道激素瘤、类癌综合征等。

2. 全身性疾病

如药物的副作用、糖尿病性肠病、尿毒症、食物过敏、艾滋病、神经官能性腹泻等。诊断方法：

（1）详细的问诊

（2）体格检查

（3）实验室检查

①粪便检查：外形、脓血、虫卵、潜血、细菌培养等。

②血液检查：血红蛋白，红细胞、白细胞计数及分类，血糖，凝血时间，血尿素氮，肌肝，血气分析等。菌痢急性期白细胞总数及粒细胞可能中度增多，伤寒、副伤寒病时白细胞总数低于正常，嗜酸性粒细胞明显减少。要注意与全身病联系。必要时做特殊检查。

③血清学检查：可做补体结合试验、凝集试验等。

（4）特殊检查　为了确诊腹泻的病因，有时需做特殊检查，如乙状结肠镜检查、X线胃肠道造影、超声波检查、放射性核素检查、选择性动脉造影等等。

西医学对腹泻的发生原因非常重视，诊断的各种手段，都是为了最终确诊腹泻（急性、慢性）的原因，治疗其致病原因，腹泻自然痊愈。西医治疗手段也很多，如饮食疗法，对老年人可适当补充微量元素、手术治疗（严格掌握指征），对于症状轻微及不能用上述诸法治疗者，要考虑给予以下药物治疗。

对萎缩性胃炎引致的腹泻主要是治疗萎缩性胃炎，常用西药多从清除幽门螺杆菌、强固胃黏膜的屏障作用、促进上皮生长等方面考虑。

制酸剂和碱性药物的应用，为炎症的修复创造有利的胃腔环境，有促进胃泌素（对胃黏膜具有营养作用）释放的作用，对缓解症状有效。

其他如传统常用的稀盐酸、消化酶类药物都可适当应用。至于补铁、补助微量元素等药物，也可根据情况选用。总之要针对其致泻原因用药。

对于经过西医详细检查，虽尚未确诊，但无癌变而愿意服用中药治疗的患者，可采用本篇介绍的中医辨证论治，疗效往往令人满意，请试用。

西医学对这类病人，也有服用中药或中成药的建议。

六、体会

中医治疗泄泻，可谓经验丰富，治疗方法多样，疗效确切。

我行医60多年，临床上遇到的本病病历已不可胜记，但都完全治好了，所以可以告诉大家，本篇所谈的辨证论治，如果你辨证准确，立法合适，选药恰当，是一定会取得良好疗效的。

但要注意，中医的精华是辨证论治，千万不要死方套用，对号入座。如果那样，疗效就不会理想。

对老年人的慢性泄泻，如果治疗一段时间，效果不太理想，人又日渐消瘦，应查一查血沉，如血沉太快，接近或超过 100mm/h 者，可建议到西医院详细检查有无潜在的恶性肿瘤。这也是需要随时想到的。

反　胃

反胃是指食物纳入胃中后，过了一段时间又从胃中反上吐出，吐出物中尚有未消化的食物残渣。此与呕吐有所不同，呕吐是食入时间不长即吐出或食入即吐；反胃是食入后要经过一段时间才吐出，吐出物中尚有上顿饭所食未消化的食物残渣。由于所吐的东西，食入后要隔一段时间才吐出，所以中医称作"朝食暮吐，暮食朝吐"。后世的医书中，也有用"胃反"之名论述者。

汉代张仲景先生的《金匮要略》"呕吐哕下利"篇中就有关于本病病因及症状的记载。历代医家在此基础上各有发展，使中医在治疗本病方面积累了丰富的经验。

西医学中没有这个病名，但就临床表现来看，一些"幽门不全梗阻"的病人，可出现中医学"反胃"病的临床症状。

一、病因病机

1. 中焦虚寒

过度思虑、劳倦，饮食不节，七情气郁，伤损脾胃；或中焦之病，治疗不当，过度攻伐，伤及脾胃而致中焦虚寒。脾虚寒则不磨谷，胃虚寒则纳而不化。中焦虚寒，食物不能转化为糟粕后传入大肠，反可随中气上逆而从口中吐出。

2. 命门火衰

中医学认为肾为水火之脏，既有肾水藏精，又有肾火温化，水火交济而为人体根元。脾属土，还要由下焦肾中的命门之火而生之（火生土），才能使脾的功能健全而健运。今命门火衰肾阳不足则不能很好地生土（助脾），则脾不能正常地磨谷，故水谷纳入中焦后，因不能很好地消化，不能下输于下焦，而是随中焦气逆而复从口中吐出。

二、辨证论治

本病的辨证论治，主要是要分辨病是由中焦虚寒还是命门火衰造成的。

1. 中焦虚寒

食物能够顺利地吃下，但饭后隔一段时间（约4~8小时）感到腹部膜胀满闷，腹部不适，喜暖畏冷，胀满甚至隐痛，饮食入胃，又感到恶心，把食物吐出，吐出反觉胃及腹部舒适。舌苔可见白或白厚，脉象沉细濡缓。此证治法主要是温中降逆。常用方如温胃散、大半夏汤、安脾散、香砂六君子汤等，随证加减运用。

（1）温胃散：人参、白术、干姜、白扁豆、炙甘草、当归、陈皮、半夏。

（2）大半夏汤：半夏、人参、白蜜。

（3）安脾散：木香、橘红、人参、白术、草豆蔻、茯苓、炙甘草、丁香、胡椒、高良姜。

2. 命门火衰（又称下焦虚寒）

朝食暮吐，或暮食朝吐，吐出物中仍能看出前餐未被消化的食物残渣，可兼见手足畏寒，工作不能持久，腰腿酸软，小腹怕冷，舌苔白厚，两足软弱或右手尺脉弱或兼迟等。此证常用的治法是温肾健脾法。常用方如六味回阳饮、八味地黄汤、右归饮等，随证加减运用。

（1）六味回阳丸：人参、制附子、炮姜、炙甘草、熟地黄、当归。

（2）八味地黄汤：熟地黄、山茱萸、炒山药、茯苓、泽泻、牡丹皮、制附片、紫肉桂。

（3）右归丸：制附子、肉桂、山茱萸、杜仲、熟地黄、炙甘草、怀山药、枸杞子。

本病的治疗在以上诸方中还应加些顺气降逆之品，如紫苏梗、沉香、木香、生赭石、半夏、陈皮之类，可以有助提高疗效。

三、名医要论

其食虽下，良久复出，病在幽门，名曰反胃，此属中焦。其或朝食暮吐、暮食朝吐，所出完谷，小便赤，大便硬，或如羊矢，其在阑门，亦名反胃。（《叶选医衡》）

反胃之治，多宜益火之源以助化功。（《景岳全书》）

夫反胃乃胃中无阳，不能容受食物，命门火衰，不能熏蒸脾土，以致饮食入胃，不能运化，而为朝食暮吐，暮食朝吐。治宜益火之源以消阴翳，补脾土之阳

以温脾胃。(《临证指南医案》)

若反胃,实可叹,朝暮吐,分别看,乏火化,属虚寒,吴萸饮,附独丸,六君类,俱神丹。(《医学三字经》)

翻胃入胸膈多为冷气所痼。(《古今图书集成医部全录》)。

附：（1）吴萸饮：吴茱萸7.5g,人参4.5g,生姜4片,大枣5枚。水煎服。

（2）附独丸：即理中汤加姜汁制附子10g。为末,蜜丸。每服6g,以粟米稀粥送下。

四、验案

胡某某,男,39岁,中药师。初诊日期：1958年9月15日。

问诊：素患溃疡病合并幽门不全梗阻,近月余以来饭后腹胀,胃内烦乱,每晚须吐出带酸腐味的黄色稀粥状物,有时还能看到未完全消化的食物,每晚必须吐一阵,吐出后才能睡觉。食欲不振,下午烦热,有时嗳气,腰酸腹胀,每月遗精两三次,大便尚可,小便黄。

望诊：发育正常,营养中等,神识清楚。

闻诊：言语声音正常,呼吸正常。舌苔无,舌质略红。

切诊：腹部无压痛,无特殊发现,脉象沉细无力。

辨证：四诊合参,根据其朝食暮吐的特点,结合腰酸、遗精、脉沉细,诊为脾虚中焦不化,肾阳虚火不生土而致的反胃病。

治法：温中降逆,佐助命火之法。

处方：旋覆花（布包）9g,生代赭石（先下）30g,人参9g,清半夏9g,公丁香9g,红花6g,炒白术9g,焦麦芽6g,焦山楂6g,焦神曲6g,白芍9g,沉香粉（分2次,随汤药冲服）1.5g。

服药7剂,呕吐即止。以此方为基础随证加减（后来又加黄芪6~9g,补骨脂9g,升麻、柴胡各0.6~0.9g,去公丁香、桃仁、焦麦芽、焦山楂、焦神曲等）。共进39剂,诸症皆除,即改服附子理中丸、补中益气丸、桂附地黄丸调理善后而愈。

五、与西医学的联系

本病名西医学中尚未见到,根据其临床表现,似与西医的幽门不完全梗阻类似。所以如在西医院查出为幽门不完全梗阻的患者,可建议患者作进一步检查或手术治疗,如病人不愿手术,又确诊无恶性肿瘤,以采用中医辨证论治的治疗方法为好,如本篇的验案病例。

六、体会

反胃多是脾胃虚寒之证，治法常用温中健脾，扶助正气为主。若患病时日不久，胃气未虚，病因饮食未消或气逆不调者，尚可兼用一些导滞、解郁理气之药。若病已久或素体虚弱之人，则应以温运脾阳、温补肾阳为主，不可妄行消导降下等，以免重伤胃气。

此病服药见效后，切勿突然食纳不易消化的食物，宜以流食渐进，注意调养。

噎膈

食物入口，难于下咽，似有物梗阻，叫作"噎"；食物咽下后，阻格于胃口，自觉不能下行，因而顷刻又复吐出，叫作"膈"。噎膈常同时并见，并且常由噎发膈。噎与膈的原因与治法，无大差异，所以常一起论述，统称为"噎膈"。对本病的记述，中国最早见于《黄帝内经》，例如："气为上膈者，饮食入而还出"等。

近些年来，因为西医学中的食管癌、贲门癌等病在临床表现上常出现噎膈症状，故也有不少人把噎膈与食管癌、贲门癌等同起来。我认为食管癌、贲门癌等病与噎膈还是有一定区别的，不应把它们等同看待，但在辨证论治时，可以参照本篇的内容。

一、病因病机

本病多发生于 40 岁左右及高龄之人。致病的因素虽有多种，但精神刺激、情志不畅、饮食伤胃、年老津乏等常是最多见的原因，也有因瘀血而致者。

1. 气机郁结

常因七情不舒，情志不畅，气机久郁，致使胸膈间的气机上逆而不得和降，发生噎膈。

2. 津液枯槁

多见于老年人，因年老气血不足，而致上焦津液虚衰，食道不得润泽及胃中津液缺乏不能化物，食物反又吐出，发生噎膈。

3. 瘀血阻滞

胸、腹、背部曾受跌打损伤，而致瘀血阻碍上中二焦的气机、津血、的运行和升降而生噎膈。

二、辨证论治

1. 气郁

病前多有忧伤或曾与人生气，气机久郁而成，故常伴有长吁，心情欢喜时病情缓解些，生气时症情加重。舌苔白或薄黄，脉象可弦。此证的治法是宽胸顺气法。常用方有加味启膈散。

加味启膈散：北沙参、茯苓、川贝母、丹参、郁金、砂壳、荷叶蒂、香附、白芍、广木香、厚朴。

2. 津液枯槁

此证多为老年人得之，《黄帝内经》曰："三阳结谓之隔"，手阳明热结则血脉燥，手太阳热结则津液枯涸，手少阳热结肠中无津则肠中津液不足，故饮食不得下行。小肠、大肠、膀胱三阳经热结，上中下三焦津液俱不足故饮食随冲脉之气上逆而吐出。此证的治法是滋阴养胃法。常用方有调中散、左归饮、八汁汤等，随证加减运用。

（1）调中散：北沙参、荷叶、陈皮、茯苓、川贝母、陈仓米。（原方有五谷虫，现已不用故去掉。）

（2）左归饮：生地黄、山茱萸、炒山药、茯苓、枸杞子、炙甘草。

（3）八汁汤：生藕汁、雪梨汁、萝卜汁、甘蔗汁、白果汁、蜂蜜、竹沥汁（兑入生姜汁 1/4）。

3. 瘀血阻滞

胸脘部疼痛，痛处固定，有跌打损伤史，或病程已很长，大便色黑，舌上有瘀斑，脉象沉涩。此证的治法是活瘀润燥降逆法。常用方有归芍润燥汤、血府逐瘀汤等，随证加减运用。

（1）归芍润燥汤：当归、白芍、生地黄、桃仁、红花、大葱、枳壳、韭汁。

（2）血府逐瘀汤：当归、生地黄、桃仁、红花、枳壳、赤芍、柴胡、川芎、牛膝、甘草、桔梗。

三、名医要论

三阳结谓之隔。（《素问·阴阳别论》）

夫噎病者亦有五种，谓气噎、忧噎、食噎、劳噎、思噎。（《鸡峰普济方》）

酒客多噎膈，饮热酒者尤多。以热伤津液，咽管干涩，食不得入也。（《医碥》）

凡噎膈病不出胃脘干槁四字。(《医学心悟》)

此症最不易治，即使能受补，必须多服，方得渐效，以收全功，不可性急致疑，一曝十寒以自误也。(《景岳全书》)

四、验案

今选《临证指南医案》1 例。

毕某某，男，54 岁。夏间诊视曾说难愈之症（噎膈）。然此病乃积劳伤阳，年岁未老，精神已竭，古称噎膈反胃，都因阴枯而阳结也。秋分复诊，两脉生气日索，交早咽燥，尽日溺少，五液告涸，难任刚燥阳药，是病谅非医药能愈。嘱用大半夏汤加黄连姜汁，常服。

五、与西医学的联系

西医学虽无噎膈之病名，但有些病可出现噎膈（欲食不进）之症状，如食管癌等病的某一阶段可出现噎膈症状。

我国是食管肿瘤的高发地区，在高发区中以贫困地区发病率较高。例如《现代内科学》中说："高发区一般位于贫困地区，经济水平低，饮食缺乏营养，有些霉变食物舍不得丢弃，继续食用，可能会有某些化学致癌物或促癌物。"中医早已认为"噎膈为神思间病"，可能由于生活困难，并且身体劳累加重，还要忧思今后的生计，心情长期不舒畅，也是造成本病的主要原因。

食管癌进行到中晚期则常以进食发噎为主，开始不能进普食，进而半流食或流食均不能下咽，如体重明显下降，是预后不良的表现。我曾诊治过几例食管癌的病人，其中有 1 例，早期发现，早期进行手术治疗，效果很好，现已 70 多岁，仍健在。还有 1 例病人，做了胃部造瘘手术，每顿饮食靠从瘘管灌入人工营养食物。来诊时精神尚可，我诊为津液枯槁证，给予口服"启膈散"加减的汤药，同时按时服用"消癌启膈散"（药方介绍于后）0.3~0.4g，每日 2 次，汤、散共进，约 1 个多月后，渐能用口食进面条，进而能吃水饺，病人及家属非常高兴，即回农村老家休养治疗，可惜以后失去联系。我所治的食管癌病人大多数是经辨证论治后，汤散并进（消癌启膈散，每日 2 次，每次 0.3~0.5g），多数病人经治疗渐能吃些面条，进而能吃水饺，即不再来诊，所以最后结果皆未能明了。兹将消癌启膈方介绍如下：

消癌启膈散方：紫硇砂 12g，荞麦面适量。本方为祖传经验结合前人经验及近代科研资料制定的药粉以备临床应用。将荞麦面用温开水和成如同包饺子用的面一样软硬，把硇砂用此面包裹起来，似大元霄状，皮厚约 1~1.3cm，用新砖把此球架起，然后用木炭火，在球下煅之，（可及时转动面球）煅至面球为焦黄色，待冷，将面球剥开，取出中心潮湿的硇砂，用砂锅焙干，取 6g，再研入鸡心槟榔 12g，公丁香 4 粒（有时还加沉香粉 3g）共研合为细粉，每次用 0.3g，每日 3 次，温开水或温黄酒送服，饭前 1 小时服。同时服用下方的汤药。

生赭石（先煎）30g	旋覆花（布包）40g	半夏 10g	北沙参 10g
党参 6g	丹参 15g	川贝母 6g	山慈菇 6g
焦神曲 10g	焦山楂 10g	焦麦芽 10g	生大黄 2~9g
炙甘草 2~6g	刀豆子 10g	杵头糠一撮	瓜蒌 30g

水煎服，每日 1 剂。

一般用药 1 个月左右，病人即能吃下面条或饺子。可惜治疗病例不太多，也没有做总结，仅介绍于此，供同道们参考。

六、体会

传统上对噎膈有真假之分。前人经验认为，真噎膈一般是"吃秋不吃麦，吃麦不吃秋"，意思是活不了 1 年。所谓真噎膈，今天看来可能是食管癌的症状。假噎膈可能只是"神思间"病，经过中医辨证论治及做思想工作，可以渐渐治愈。所以医者治疗此病时，还会向家属了解一些有关情况，给病人做些思想工作，也常能收到不可思议的效果。

肠 痈

肠痈即是指肠中有痈疡或脓肿，因此病腹痛时常不敢伸直右腿而收缩右脚，故此，也有称之曰"缩脚瘟"者。

我国在春秋战国时代成书的《黄帝内经》中即有了肠痈的病名，至汉代《金匮要略》中记载了肠痈的治疗方法和药方，今天应用起来，仍是效如桴鼓。国外在 1886 年才有了关于急性阑尾炎（肠痈）的论述。

1952 年我国的医学家在党的中医政策光辉照耀下，终于打破了 1902 年巴黎国际外科学会上通过的"只要是阑尾炎的诊断一经确定，即应立刻施行手术"的治疗方法，应用中西医密切合作的方法，治疗急性阑尾炎，提高了疗效，减少了手术，深受广大患者的欢迎。

中医学认为痈属阳多热，疽属阴以寒为主。所以肠痈多见热证，治疗在初期、酿脓期、溃破期各有不同。

一、病因病机

中医学认为痈者，壅也。肠痈多在肠道弯曲之处或大小肠接合部等，肠道不易畅通之处。肠有痈疡，即影响腿的屈伸，因腿伸直时会增加腹中压力而致疼痛加重。所以，古代医家有称本病为"缩脚痧"或"缩脚瘟"者。其病因病机可有以下几种：

1. 饮食不节

暴饮暴食，膏粱厚味，恣食生冷辛辣，食滞中阻，损伤肠胃，肠络受伤，传导不利，湿热蕴结，腐化毒热而成肠痈。

2. 劳伤过度

跌仆损伤，急奔急走，跳动过激，用力过度，损伤肠络，传导不利，壅塞化热，聚而成痈。

二、辨证论治

1. 初期

《金匮要略》"疮痈肠痈浸淫病脉证并治"篇曰："肠痈者，少腹肿痞，按之即痛如淋，小便自调，时时发热，自汗出，复恶寒，其脉迟紧者，脓未成，可下之，脉洪数者，脓已成，不可下也。"据此可知，肠痈初起时，腹中痛以少腹痛为主，并有肿痞之感，用手按之疼痛加重，还可有恶心呕吐、时有发热、恶寒、少腹痛，舌苔微黄，脉象沉紧不数，此为脓未成，可用通下法，以除去其壅塞的热毒，常用大黄牡丹皮汤随证加减。

大黄牡丹皮汤：大黄、牡丹皮、冬瓜仁、芒硝，水煎服。

2. 酿脓期

右下腹疼痛加剧，拒按，可摸到包块，大便秘，舌苔黄厚，脉象洪数。此时治用活血散瘀，排脓消肿之法，临床常用方如薏苡仁汤、薏苡附子败酱散等。

（1）薏苡仁汤：薏苡仁、瓜蒌、牡丹皮、桃仁、赤芍，可再加连翘、蒲公英、冬瓜子。腹痛加延胡索。如大便秘结者，仍可加用大黄，重用薏苡仁。水煎服。

（2）薏苡附子败酱散：薏苡仁、附子、败酱草，水煎服。

本方出自《金匮要略》，方前有文曰："肠痈之为病，其身甲错，腹皮急，按之濡，如肿状，腹无积聚，身无热，脉数，此为肠内有痈脓，薏苡附子败酱散主之。"（注意这 3 味药中附子用量最小）。

3. 溃破期

腹濡而痛，时下脓血，正气已虚。或腹壁急痛，舌苔薄白或黄，脉象濡滑。此时治疗大法应是排脓兼顾扶正，常用方有加减牡丹皮散和加减大黄牡丹皮汤。

（1）加减牡丹皮散：牡丹皮、桃仁、薏苡仁、甘草、赤芍、党参、当归、川芎、金银花、连翘、蒲公英、败酱草。有热者加黄芩、黄连。

（2）加减大黄牡丹皮汤：牡丹皮、薏苡仁、白芷、当归、赤芍、黄芪、冬瓜仁、连翘。

4. 单方验方

（1）红藤 30g，水煎服，每日 2 次。

（2）败酱草 20~30g，水煎服，每日可服 2~3 次。

（3）阑尾化瘀汤：用于瘀滞期。川楝子 15g，延胡索 9g，牡丹皮 9g，桃仁 9g，木香 9g，金银花 15g，大黄（后下）9g。有块者加红藤 30~60g。每日 1 剂，顿服或分 2 次服。

（4）阑尾清化汤：用于蕴热期。金银花 30g，蒲公英 30g，牡丹皮 15g，大黄（后下）15g，川楝子 9g，赤芍 12g，桃仁 9g，生甘草 9g，早晚各 1 剂，水煎服。

（5）阑尾清解汤：用于毒热期。金银花 60g，蒲公英 30g，大黄 24g（后下），冬瓜子 30g，牡丹皮 15g，木香 9g，川楝子 9g，生甘草 3g，水煎服，每日 2 剂分 4 次服，或昼夜 4 次分服。

有大热、大渴者，加生石膏 30g，天花粉 15g。

三、名医要论

肠痈者，少腹肿痞，按之即痛如淋，小便自调，时时发热，自汗出，复恶寒，其脉迟紧者，脓未成，可下之，当有血；脉洪数者，脓已成，不可下也。大黄牡丹汤主之。（《金匮要略》）

小腹硬痛，脉迟紧者，瘀者也，宜下之，小腹焮痛，脉洪数者，脓成也，宜托之。（《外科发挥》）

凡作痛于内，即防内痈，以其外不现形，最能误人，今以肠痈列入腹痛门，则咳嗽胸痛之肺痈，胁痛寒热之肝胆疝，能食胃痛，夜间寒热之胃痈，腰痛之腰注，推之身痛寒热，未发之流注，腿痛内溃之附骨痈，皆有下手真诀矣。(《症因脉治》)

肠痈腹痛之证，缩脚皱眉，小便如淋，痛有肿处，手不可按，夜来每发寒热，或绕脐生疮，或腹皮紧急，肌肤甲错，或时时出汗，此肠痈腹痛之证也。(《症因脉治》)

四、验案

赵某某，男，18岁，学生。河南省商丘市某医院外科病房会诊病人。初诊日期：1969年12月22日。

问诊：主诉腹痛近2天，逐渐加重。

前天上午突然感到腹痛，开始时痛在脐围，以后逐渐移到右下腹部，伴有呕吐，大便2日未行，即送来急诊，以急性阑尾炎收住院，愿服中药治疗而请中医会诊。

望诊：发育正常，神志清楚，急性腹痛病容。舌苔白。

闻诊：言语、声音、呼吸未见异常。

切诊：六脉滑数。右下腹部疼痛拒按，屈腿卧稍舒。

西医检查：心、肺（-）。右下腹部阑尾点压痛明显，反跳痛（++），腰大肌反射（+），肌紧张（+++）。验血：白细胞13×10^9/L。分类：中性粒细胞0.95，淋巴细胞0.05。

辨证：右下腹部疼痛拒按，喜屈腿卧，舌苔白，脉象滑数，大便2日未行，乃肠中积滞，气血壅瘀，蕴而化热，而成肠痈。

治法：通肠导滞，活血散瘀。

处方：生大黄12g　　牡丹皮12g　　冬瓜子24g　　连翘12g

　　　归尾12g　　　赤芍15g　　　金银花12g　　生薏苡仁21g

　　　黄芩12g　　　黄柏12g　　　元明粉18g

分2次冲服。急煎服。

方义：本方以大黄牡丹皮汤加减而成。方中以大黄、元明粉推荡肠中积滞以除壅塞为主药；牡丹皮、赤芍活瘀清热，冬瓜子利肠除壅，为治肠痈要药，归尾通经活血，共为辅药；金银花、连翘清热解毒，黄芩清热凉血，生薏苡仁利湿排脓，共为佐药；黄柏清下焦湿热，为使药。

二诊（12月23日）：服上药大便泻七八次，右下腹部疼痛减轻，已能下床行走，右下腹部用手按之稍有压痛，已无明显反跳痛。舌苔白，脉弦数。上方去元明粉，改生大黄为 9g，加败酱草 30g。1 剂。

三诊（12月24日）：右下腹已无自觉疼痛，压痛进一步减轻，反跳痛（±）。昨日查血：白细胞计数 $6.8 \times 10^9/L$，分类：中性粒细胞 0.8，淋巴细胞 0.2。舌脉同二诊。再加减上方。

处方：生大黄 12g，牡丹皮 12g，连翘 12g，冬瓜子（打碎）30g，黄芩 12g，赤芍 21g，归尾 12g，桃仁 9g，生薏苡仁 30g，黄柏 12g，元明粉 9g（分 2 次冲服）。水煎服，2 剂。

四诊（12月25日）：昨日所开之药已服过 3 次，尚有半剂未服。右下腹不但自觉已无疼痛，下床在屋中多次行走亦全无疼痛，大便 1 日 1 行。右下腹部腹壁柔软已无压痛，只有极力重按时，才有轻微疼痛。舌苔薄白，脉象略沉滑。再加减上方以收功。

处方：生大黄 9g	牡丹皮 9g	金银花 12g	连翘 12g
冬瓜子（打碎）24g	黄芩 12g	当归 9g	赤芍 15g
白芍 15g	生薏苡仁 30g	延胡索 9g	炒川楝子 9g
焦槟榔 9g			

水煎服，2 剂。

12月底到外科病房追访，护士同志说两三天前已痊愈出院。

五、与西医学的联系

西医学的急性阑尾炎与中医学的肠痈有许多相似之处，故近二三十年来，中医一直将治疗肠痈的方法和方药用于治疗急性阑尾炎。

内科医师常常是在确诊或非常疑似急性阑尾炎时，即转请外科医师会诊、转科。一般在临床上是以外科手术治疗为主。

兹将内科医师（包括中医师）遇到急性腹痛病人时，应注意除外急性阑尾炎，以免误诊而耽误病情。

（1）问诊：患者多是先有恶心呕吐，吐后，渐渐由胃部不适转至右下腹疼痛。

（2）切诊：检查右下腹部，麦氏点处压痛非常明显并有反跳痛（用手按住疼处，突然将手抬起，病人的反应表示痛感明显即为阳性，如医生突然抬手时病人没有感到腹内疼痛加重即为阴性），甚至右下腹有肌紧张。

确诊指征：①麦氏点压痛（+~++）；②腹肌紧张（+~+++）；③反跳痛

（+~+++）；④血中白细胞超过 $15 \times 10^9/L$ 或 $20 \times 10^9/L$；白细胞分类：多核细胞占 80%~90%。

如果以上四项指征都具备，即可请外科医师会诊。外科医师检查后如确诊为急性阑尾炎，可将病人转到外科治疗。如外科医师检查后认为不是急性阑尾炎，即写明他的意见，内科医师即按内科的腹痛进行治疗。

我国自从 20 世纪 50 年代天津中西医结合医院采用中西医结合的方法对急性阑尾炎进行治疗后，大多数病人已经不必采用外科手术治疗，而是以服中药治疗为主，保守治疗效果不好者，再做外科手术。

六、体会

肠痈一病，自古即被视为重病，近世西医学诊为急性阑尾炎，其主要治法是手术治疗，疗效很好。但中医治此则以内服中药汤剂治疗，未溃者多用大黄牡丹皮汤合仙方活命饮加减；如脓成已溃则常以牡丹皮散随证加减，脓溃已久者，多用薏苡附子败酱散加减。一般说如治疗得法，疗效也很好。

在诊断方面，要采用深入辨证论治与西医的腹部检查和实验室化验相结合的办法。对手术治疗，也不宜一律排斥，在特殊情况下（如有异物进入阑尾，或嵌顿不能缓解者等），认为必须手术才解决问题者，还是应请西医外科治疗。

痢　疾

痢疾的临床特点是，大便次数增多，下利而不爽，里急后重，便意频频，大便带黏冻或脓血。

关于本病，《黄帝内经》中即有记载，因其大便利而不爽，故称之为"滞下"，因其里急后重，频频上厕，故又称之为"肠澼"。

汉代张仲景在《金匮要略》中则把它放在"呕吐哕下利病篇"中论述，有"下利便脓血"的记载。后世则据其症状特点，称之为"痢疾"，只用此一个病名，论述本病，例如宋代《济生方》在论述痢疾时说："今之所谓痢疾者，古所谓'滞下'是也。"

西医学在有的痢疾病人的大便中，能培养出痢疾杆菌或其他致病菌，故称这些痢疾为"菌痢"，认为它具有传染性。国家把它定为"法定传染病"。临床上遇到此类病人，必须填写"传染病报告卡"上报卫生管理部门。

一、病因病机

引起痢疾的原因很多，与人的饮食生活起居关系密切。概括言之，可分为两大类：

（一）内因

（1）湿热内蓄：素食肥甘，饮酒太过，肠胃湿热内蓄，又遇暑湿相侵则内外合邪湿热蓄蕴化毒，毒热伤及气血，气血瘀滞，大便虽利，但滞下不爽，便带脓血而成痢疾。

（2）脾肾虚弱：脾肾虚弱之人，脾土不健命门火衰，肾精亏损，最易患虚寒之痢。

（3）内伤生冷，饮食积滞，过食生冷，瓜果，致肠胃积滞，气血瘀阻而成痢疾。

（二）外因

1.感受风暑湿热

外受风暑湿热诸邪，侵犯肠胃，与气血相搏，滞蓄中焦，化为脓血，随大便而下，成为痢疾。

2.感受疫毒

此为接触疫痢病人而被其传染而致。

总之，本病湿热较多，肠道气滞血瘀常为本病之病机变化，故辨证时有辨脓血之说。（详见辨证论治章节）

二、辨证论治

（一）诊治本病注意要点

1.辨急慢

一般说急性痢疾，发病急骤身有寒热，大便次数多，1日20多次以上，大便带脓血，血多于脓，多为热证。慢性痢疾，病程较长，甚者可达1年上下，里急后重较缓（急性痢则较重而明显），大便次数亦较急性痢疾者少，1日约数次最多10数次，大便带脓血亦较少，气味亦较小。

2.辨痢色

下痢的颜色较浅，多为白色黏液状如鼻涕者，多属寒症，虚症。为病在气分，病邪较浅，反之，下痢色赤，或纯系鲜红血液者，多属热证，属火属病邪入血是病邪较深重之象。下痢赤白相兼者，一般属热者多，为气血俱受邪，邪气已影响到气血，下痢为紫黑色者，属有瘀血或为热毒伤血较深，多湿毒夹瘀。

3. 辨里急后重

外邪所致者，多在上厕后里急后重有所减轻，虚痢的里急后重在上厕后仍不减轻，中气下陷之痢疾，后重之感，常在上厕后加重，阴血虚者，每每在上厕时虚坐努责。

4. 辨邪正盛衰

这与本病的预后有很大关系。邪毒炽盛者，腹痛阵阵，痢下色赤，血多于脓，排便次数频多，里急后重明显，大便腥臭，胃气衰微者，腹痛绵绵，大便多带黏冻，里急后重感虽在上厕后仍不减轻，体倦乏力，精神衰惫，脉象浮细或浮大中空。

（二）常见证候辨证论治

1. 湿热痢

症见腹部疼痛，大便带黏冻或脓血，赤多白少，里急后重明显，大便热臭，肛门灼热，胃脘痞闷，小便短少，大便次数频多，日约一二十次，舌苔黄腻，脉象滑数。治法应清热利湿。常用方如芍药汤、白头翁汤、化滞汤等，随证加减。

（1）芍药汤：白芍、当归、川黄连、黄芩、槟榔、广木香、甘草、大黄。

（2）白头翁汤：白头翁、黄连、黄柏、秦皮（或再加马齿苋、茯苓）。

（3）化滞汤：青皮、陈皮、厚朴、枳实、黄芩、黄连、当归、芍药、木香、槟榔、滑石、甘草。

2. 虚寒痢

症见下利不带血，只带黏冻脓物，腹部喜暖，里急后重，口淡乏味，胃部痞闷，不渴，头重身困，四肢倦怠，或身热无汗，舌苔白，脉象沉滑或浮细等。此证治宜温中利湿法。常用方如胃风汤、加味除湿汤、茯苓汤等，随证加减。

（1）胃风汤：人参、白术、茯苓、当归、芍药、川芎、肉桂。

（2）加味除湿汤：苍术、厚朴、半夏、藿香、陈皮、木香、肉桂、甘草、生姜、大枣。

（3）茯苓汤：茯苓、黄芩、泽泻、当归、白芍、苍术、干姜、肉桂、猪苓。

以上诸方，如遇病人兼有表证（头痛、恶寒、发热、脉浮），可加荆芥、防风、羌活、薄荷等。

3. 疫毒痢

互相传染，长幼相似，壮热口渴，发病急骤，头痛烦躁，恶心呕吐，腹痛剧烈，后重特甚，下利脓血，甚至下血，或下如赤小豆汁，便意频数，1日上厕数十行，肛门似烙，舌质红或绛，舌苔黄，脉象洪滑数，有的甚至昏迷。此证治宜清热解毒，兼调气和血法。常用方有加味白头翁汤、败毒散、不换金正气散等，随证加减。

（1）加味白头翁汤：白头翁、黄连、黄柏、秦皮、蒲公英、马齿苋、连翘、当归、白芍、广木香、苍术、生甘草。

（2）败毒散：茯苓、枳壳、桔梗、柴胡、前胡、羌活、独活、川芎、甘草、薄荷、生姜。

（3）不换金正气散：厚朴、藿香、陈皮、半夏、苍术、甘草、生姜、大枣。本方可再加川黄连、金银花、黄柏、黄芩。

4. 噤口痢

本证最大的特点是饮食不进，食欲全无，或饮食即吐，下利带脓血，里急后重，日夜上厕数十次，舌干咽涩。此为痢疾中的重症，如舌绛、苔黄、脉象洪大急滑，是胃中实热，可用白头翁汤。如下痢色白，不甚窘迫，喜热恶冷，脉象沉细而迟，是胃虚寒证。常用的治法是调中开噤。常用方有参连开噤汤、调中开噤汤、开噤散等。

（1）参连开噤汤：人参、黄连、石莲子，水煎服。

（2）调中开噤汤：党参、黄连、半夏、藿香、石莲肉、陈仓米，水煎服。

（3）开噤散：人参、姜黄连、法半夏、藿香、石莲肉、陈仓米、石莲子。石莲子有开噤作用，加减时不可去掉此味药。

5. 休息痢

下痢时发时止，状如休息，往往经年或数年不愈，发一阵，止一阵，所以名休息痢。形体壮实，脉象有力者，属实证；形体消瘦，腰腹重坠，精神不振，脉象沉细或弱者，为虚证。

6. 久痢

时时下痢，久久不愈，形体消瘦，精神疲乏，两腿无力，脉象或虚或弱。

以上5、6两证，须详细查验大便，以排除阿米巴痢。

休息痢和久痢，如经大便详细检查，找不到其发病的致病菌或阿米巴原虫等，可用收涩固脱法，结合正气的衰弱情况加减运用。常用方有赤石脂散、真人养脏汤、大断下丸、桃花汤等，随证加减。

（1）赤石脂散：肉豆蔻、赤石脂、砂仁、炙甘草。

（2）真人养脏汤（见泄泻）。

（3）大断下丸：炮姜、高良姜、细辛、附子、牡蛎、龙骨、赤石脂、肉豆蔻、诃子肉、枯矾、石榴皮。

（4）桃花汤：赤石脂、干姜、粳米。

休息痢除运用上述诸方随证加减外，还可结合枳实导滞汤随证加减运用。

枳实导滞汤：枳实、川黄连、大黄、黄芩、神曲、白术、茯苓、泽泻。

三、名医要论

饮食不节，起居不时者，阴受之……阴受之则入五脏……入五脏则胀满闭塞，下为飧泄，久为肠澼。（《素问·太阴阳明论》）

痢者，名之滞下是也，多由感受风寒暑湿之气及饮食不节，有伤脾胃，宿积郁结而成也。（《寿世保元》）

肺移热于大肠则气凝泣而成白痢，心移热于小肠，是血凝泣而成赤痢，大小肠俱病，则赤白互下。（《病机沙篆》）

下痢一症，古称滞下，起于湿热居多，早补早敛，往往受累。（《柳选四家医案》）

初下（痢）腹痛，不可用参、术；虽气虚胃虚者皆不可用。下血有风邪下陷，宜升提之，盖风伤肝，肝主血故也。有湿伤肝，肝主血故也。有湿伤血，宜行湿清热，后重者，积与气坠下，当和气，兼升兼消，木香、槟榔之类。（《丹溪治法心要》）

痢疾初得一二日间，以利为法，切不可便用止涩之剂。（《丹溪心法》）

下痢不治之症：下如鱼脑者，半死半生，下如尘腐色者死，下纯血者死，下如屋漏水者死，下如竹筒注者不治。（《丹溪心法》）

痢为险恶之证，生死所关最重，不惟时医治之未善，而古今治法千家，皆不得其窍，是以不能速收全效。（《奇效医述》）

凡痢身不热者轻，身热者重，能食者轻，不能食者重，绝不食者死。（《证治汇补》）

四、验案

王某某，男，35 岁。初诊日期：1972 年 8 月 6 日。

主诉：近 3 日来腹痛，大便带脓血，里急后重，日夜上厕 20 多次，体温正常，食纳尚可，舌苔中部发黄，脉象滑数。

辨证：湿热结滞。

治法：清热化湿，调气和血。

处方：白芍 12g　　当归 10g　　川黄连 9g　　炒黄芩 6g
　　　广木香 9g　　焦槟榔 10g　　白头翁 12g　　马齿苋 20g
　　　干姜 3g　　车前子（布包）10g

水煎服，3 剂。

二诊（8 月 10 日）：服上方后腹痛消除，大便次数减少为日夜约八九次，里急后重减轻，食纳增加，舌苔薄白，脉象滑。再加减上方。

白芍 12g　　当归 10g　　川黄连 9g　　炒黄芩 6g
广木香 9g　　苍术 6g　　焦槟榔 10g　　白头翁 10g
马齿苋 15g　　车前子（布包）10g　　　茯苓 12g

水煎服，3 剂。

三诊（8 月 14 日）：又吃了 3 剂药，疾病基本痊愈，大便 1 日 2 次，已无里急后重，腹部亦不痛，今日特来告知大夫们。望舌(－)。嘱再服两剂药以免复发。

处方如下：茯苓 15g，白芍 12g，当归 10g，川黄连 6g，黄芩 6g，厚朴 9g，陈皮 10g，木香 6g，焦麦芽 10g，焦山楂 10g，焦神曲 10g。水煎服。

五、与西医学的联系

西医学将痢疾称之为细菌性痢疾，简称菌痢，由于痢疾杆菌的菌群与菌株众多，人体的健康状况与对细菌的反应性又各有不同，所以在临床表现上也是多种多样，但一般说来，可用急性菌痢和慢性菌痢来概括之。

急性菌痢：最常见的症状是腹泻和发热，还有腹痛和呕吐。起病急，发热，高低不一，发热高时，可有发冷寒战，往往是先发生腹泻腹痛，继之则出现里急后重，大便每日数 10 次，开始可是稀便，很快即变为排便带黏液、脓血便，腹痛常在左下腹部。根据其病情况程度，又分为轻型、普通型、重型、中毒型等。轻型里急后重较轻，大便呈稀糊状或水状，含少量黏液，大便不带脓血，病程约三五或七八天，容易被误诊为肠炎。

普通型：发热多较甚，里急后重也比较明显，大便带脓血，病程常持续10~15天。

重型：起病急骤，体温高，伴恶心呕吐，大便1日数10次，高烧者甚或发生意识模糊或惊厥、血压下降等，病情较重。

中毒型：此型多发生在儿童（2~7岁），起病急重，高热可达40℃，面色发暗，四肢厥冷，反复惊厥，神志不清，有的发生休克或脑水肿，甚者可致死亡。

慢性菌痢：病程超过2个月后者，即称为慢性菌痢。又有急性发作型、隐伏型、迁延型之分。但临床症状比急性者轻而和缓。也有少数患者无明显症状，但大便培养反复是阳性，常起传染源作用，一般也称之为慢性菌痢。

诊断：一般常靠大便培养，细菌阳性，血象白细胞常有增多，大便检查有大量脓细胞和红细胞。

本病须与结肠癌、直肠癌、溃疡性结肠炎、慢性血吸虫病、阿米巴痢等作鉴别。

治疗：对急性菌痢患者，一般应注意营养，输液以保持液体平衡。药物多用四环素、氯霉素、呋喃唑酮等治疗。近些年来，开发的药物有氯氟沙星，每次0.2~0.4g，每日4次口服。复方磺胺甲基异噁唑，成人每次2片，每日2次口服。还可给予对症治疗。

中医学治疗痢疾确有良效，服药后一般病情都很快减轻，但要注意：第一，如大便培养细菌阳性，必须赶快按照传染病管理法，及时做出疫情报告；第二，大便培养变为阴性时才为痊愈。对阿米巴痢疾应用中医学对休息痢的辨证论治也有良效。如果适当结合杀灭阿米巴原虫之药品，更可提高疗效。

六、体会

治疗痢疾，必须详细辨证论治。中医学中有"和血则脓血自愈，调气则后重自除"的用药经验，所以在辨证论治的药方中注意结合和血、利气的药物，确能起到很好的效果。但我还认为，"和血"时要注意血虚者补而和之，血瘀者行而和之，血热者凉而和之，血寒者温而和之，血脱者固而和之，对"调气"也要注意气虚者补而调之，气实者破而调之，气陷者升而调之，气上者降而调之，气热者寒而调之，气寒者温而调之，这样，才能全面。

还有喻嘉言先生有"逆流挽舟"之法，也应注意学习。喻氏认为，痢疾一病，如有表证者，未得及时用解表法，因而外邪入里，而致下痢不止，病转重者，虽病日已多，仍需用人参败毒散引邪出之于外，则死症才可活，危症才可安，名之曰"逆流挽舟"法。我也曾用过此法，确有良效，要在辨证确切。我也曾用此方（方附于后）加陈仓米 15~20g 治疗噤口痢，也取到了良效，今附人参败毒散方于后，以供同道们参考。

人参 6g	枳壳 6g	桔梗 6g	柴胡 6g
前胡 6g	羌活 6g	川芎 6g	茯苓 6g
甘草 6g			

上药共为粗末，每次用 6g，加生姜 3 片、薄荷少许，用水 1 碗，煎至 7 分碗，去滓，不拘时候服之。

近代多将上方改为汤剂，水煎服。我用此方时，常加川黄连 6g，白芍 6g，茯苓 10g。

痢疾一病，热证多，寒证少，粪色赤而淡者，也可能是寒，色白但黏稠者，也可能是热，主要是四诊合参，不可执一。

用药大法，痢者利也，法当利下，大黄降火，芩、连解毒，木香、槟榔通气，当归、白芍和血，枳壳、陈皮行滞，是最常用之药。

《症因脉治》卷四"内伤休息痢"中，还介绍了倪函初先生"治痢四大忌"，今附此，以供临床参考："一曰忌温补……二曰忌大下……三曰忌发汗……四曰忌分利……"若用此 4 法，应特别注意。

便　秘

便秘，即大便秘结不下，数日不能排便，或虽有便意，但因大便干硬燥结而排出困难之谓。关于便秘治疗的方法，中国早在汉代《伤寒论》中就有记载，不仅有内服的汤剂，还有蜜煎导法的外治方法，可谓开千古治疗便秘之门。后代医家又有发展补充，治疗经验非常丰富。

中医学认为胃为水谷之海，水谷之精华化为荣卫，其糟粕行之于大肠以出也。五脏、三焦不调和，冷热壅塞，结在肠胃之间，其肠胃本实，又为邪气所结聚不宣，故令大便难也。

早在春秋战国时代成书的《黄帝内经》中，即有"大便难"的记载，例如"阴痹，大便难"。

许多疾病过程中便秘只是其症状之一。本篇仅就经常发生便秘，或因便秘而引起痛苦的情况，作为论述内容。

至于由于其他疾病而引起的便秘，随着疾病的治愈，能自行痊愈。故不作为本篇的论述内容。

一、病因病机

1. 津液耗伤

过食辛辣、酒醴、厚味，火热内结，肾火炽盛，或患高热疾病，发汗过多，或风邪燥血，皆能耗伤津液，使肠胃传导受到影响而便秘。

2. 血少肠燥

大肠为传导之官，司传导糟粕，故肠道须保持一定的滋润，如产妇失血过多，或年老体弱，气血衰少，或素常荣血不足，皆能导致大肠血少而不能滋润，使糟粕燥涩不下而成便秘。

3. 瘀血停滞

跌打损伤或腰腹部受到击撞，都可能产生瘀血，瘀血内停则阻滞气血的流行泽润，可致便秘。

4. 阴寒凝塞

阴寒之气横窒于肠胃，寒主收引，如中、下二焦寒邪太甚，如同水液遇寒结冰而不行，阳气不能布化，津液不能运行，肠胃不能受到阳气的推动，糟粕不能受到津液的布化滑润，故致便秘。

5. 气郁结滞

情志不遂，忧思郁结，气行不畅，津液不得布化，中焦气化失常，不得及时升降，而致便秘。

二、辨证论治

便秘一病，由于病因和具体情况不同，临床上常见的便秘可有以下几种：

1. 火秘

除大便不通外，兼见心烦、口渴、口臭、尿赤、苔黄、脉数有力等症。此证的治法是清热润肠法。常用方如大承气汤、麻仁丸、三黄枳术丸、更衣丸等。

（1）大承气汤：大黄、厚朴、枳实、芒硝或元明粉（冲服或后下）。

（2）麻子仁丸：火麻仁、杏仁、白芍、大黄、厚朴、枳实。

（3）三黄枳术丸：大黄、黄芩、川黄连、枳实、白术。

（4）更衣丸：芦荟、朱砂。

2.气秘

须分虚实。实证多为气滞，可见胸脘痞闷，胁胀噫嗳，舌苔白或白厚，脉象弦数；虚证则因气虚不能运行布化，故兼见倦怠少气，饭后迟消，大便不一定干燥，而是排便时努责乏力，舌苔或见干燥，乏津，脉象可见濡虚等。此证治法，实者宜行气破结，常用药方如六磨汤、加味逍遥散等；虚者须用益气润肠法，常用方如黄芪汤、加味理中汤等。

（1）六磨汤：沉香、木香、槟榔、乌药、枳实、大黄。

（2）加味逍遥散：当归、白芍、柴胡、厚朴、枳实、杏仁泥、大黄。

（3）黄芪汤：黄芪、陈皮、火麻仁。

（4）加减理中汤：白术、干姜、白芍、厚朴、枳壳、火麻仁、桃仁泥、杏仁泥。

3.血秘

本证又分血少和血瘀两证。血少者如产妇失血过多，或外伤失血过多等，可兼见口唇色淡，口干，皮肤不润，皮毛憔悴，粪如羊屎，甚至五心烦热等，脉象多浮大少力。血瘀则有跌打损伤史，或腹痛有定处，或指甲青暗，舌上瘀斑，脉象多弦涩。治法上，血少者治以养血润燥法为主，常用方如加味四物汤、当归润肠汤；血瘀者治以活瘀润燥法为主，常用方有活血润燥生津汤、大黄五仁丸等。

（1）加味四物汤：熟地黄、白芍、当归、川芎、火麻仁、厚朴、大黄、桃仁、红花、陈皮。

（2）当归润肠汤：当归、大黄、桃仁、红花、火麻仁、甘草、生地黄、熟地黄。

（3）活血润燥生津汤：当归、白芍、熟地黄、天冬、麦冬、瓜蒌、桃仁、红花。

（4）大黄五仁丸：桃仁、杏仁、柏子仁、郁李仁、火麻仁、大黄（适量即可）。

4.风秘

除便秘外，还兼有诸风证，如头晕、头痛，全身筋骨酸楚，四肢震颤，时有瘛疭，目眩眼黑，四肢末端麻木等。因为风为阳邪，最容易燥血，故治疗时，以养血祛风，润燥滑肠为主要治法。常用方有搜风顺气丸、泻青丸、润肠丸等，随证加减。

（1）搜风顺气丸：槟榔、火麻仁、牛膝、郁李仁、菟丝子、山药、枳壳、防风、独活。

（2）泻青丸：龙胆草、栀子、羌活、防风、当归、川芎、大黄。

（3）润肠丸：大黄、当归、羌活、桃仁、火麻仁。

5. 冷秘

本证由于阳气不足，寒凝气滞所致，除便秘外，可兼有腹部喜暖，四肢畏冷，排大便时，努责无力，舌苔白，脉象沉伏，多见于老年人或阳虚之人。治以温补脾胃，回阳理气之法。常用方有温脾汤、半硫丸等方，随证出入。

（1）温脾汤：干姜、肉桂、附子、人参、大黄。

（2）半硫丸：半夏、硫黄。

6. 虚秘

本证多见于老年人或久病正气未复之人。由于体虚，阴阳俱不足，故多见虽有便意但多次上厕均排不出大便，因而感到很痛苦。其便秘之因，一是因肠道血分不足，致使肠道干涩，而大便难以通下，即俗语所谓"水乏舟停"；二是不仅肠道干涩而且推运无力，即阴阳俱虚，排便时并有努责无力之感。此证的治法是养血运肠，温肾润脾。常用方有益胃通幽汤、苁蓉润肠丸、半硫丸诸方，随证加减出入。

（1）益肾通幽汤：麦冬、沙参、生地黄、熟地黄、玉竹、当归、桃仁、甘草、升麻、瓜蒌、熟大黄、槟榔。

（2）苁蓉润肠丸：沉香、肉苁蓉、火麻仁。

（3）半硫丸：半夏、硫黄、生姜。

三、外治法

外治法可用于老人、久病者、小儿等便秘者。

1. 猪胆汁导法

大猪胆1枚，挤出一部分胆汁和醋少许，胆口加小竹管，涂以香油，插入肛门内，将胆中胆汁挤入肛门。约过半小时，即可排大便。

2. 蜜煎导法

蜜七合，一味，内铜器中，微火煎之，稍凝似饴状，搅之勿令焦著，欲可丸，并手捻作挺，令头锐，大如指，长二寸许，当热时急作，冷则硬。以之内肛门中，以手急抱，欲大便时则离手，即可排出大便。

四、名医要论

热气留于小肠，肠中痛，瘅热焦渴，则坚干不得出，故病而闭不通矣。(《素问·举痛论》)

病有……太阳阳明者，脾约是也；正阳阳明，胃家实是也；少阳阳明，发汗利小便已，胃中燥烦实，大便难是也。(《伤寒论》)

燥屎为津液耗虚，肠胃枯结，而屎不得下，是阳之有余，阴之不足也。(《读医随笔》)

此证之当辨者，惟二，则曰阳结、阴结而尽之矣……有火者便是阳结，无火者便是阴结。(《景岳全书》)

秘结证，凡属老人，虚人，阴脏人，及产后病后，或小水过多，或亡血、失血、大吐、大泻之后，多有病为燥结者，盖此非气血之亏，即津液之耗。凡此之类，不可轻用芒硝、大黄、巴豆、牵牛、芫花、大戟等药，及承气、神芎等剂，虽今日暂得通快，而重虚其虚，以致根本日竭，则明日之结必将更甚，愈无可用之药矣。况虚弱之辈，幸得后门坚固，最是寿证，虽有涩滞，亦须缓治，但以养阴之剂，渐加调理，则无有不润。故病家、医家，凡遇此类，切不可性急欲速，以自取其败，而致悔无及矣。(《景岳全书》)

五、验案

张某某，男，40岁。初诊日期：1964年。

病史及现症：10天前因吃蒸菜，次晨呕吐，大便泻，高热而住院治疗，经过使用抗生素、消炎剂、中药等治疗，泄泻止，但身热尚未退，每至下午身热可达40℃，神志昏迷，循衣摸床，目不识人，医院发出危重病通知，下午邀我会诊。见患者头面发红，脘腹痞胀，不欲饮食，大便5日未行，每至下午4时以后即神昏，循衣摸床，撮空引线，夜不能寐，舌苔黄厚，脉象沉而有力。诊为阳明腑实之证，投以大承气法，随证加减。

处方：大黄24g　　厚朴15g　　枳实21g　　芒硝（后下）21g
　　　焦麦芽12g　焦山楂12g　焦神曲12g　川黄连9g
　　　槟榔12g　　清半夏15g　陈皮12g

1剂，分2次服。

嘱其家属在病人服第1次药四五个小时后，打电话联系，以决定第2次药的服法。

病人服药 4 小时后大便 1 次，量不甚多，病人安定平稳，电话嘱再将第一剂药的 1/2 服下。

二诊：昨日服第 2 次药后大便又泻 3 次，量较多，味甚臭，病人今晨能喝稀粥 1 小碗，体温 36.8℃，全家很高兴。查其舌苔黄渐退，脉象滑略数。

据此脉症，病已近愈。故又处 1 张药方，嘱其服 3 剂后即可出院。处方如下：

生大黄 3g	厚朴 10g	枳实 10g	陈皮 10g
金银花 10g	连翘 10g	生甘草 3g	当归 6g
生白芍 10g	玄参 10g		

3~5 剂。

1965 年 4 月追访：上方服了 3 剂后，病人能吃能睡，即出院。又服上方 2 剂。直至今日身体健壮，上班做全日工作，未再发生疾病。

六、与西医学的联系

便秘在西医学又分为：

（1）功能性便秘：可因工作、生活习惯，打乱了排便时间而致。或滥用泻药，或结肠功能紊乱，或乱服药物而造成。

（2）器质性便秘：可因患某些肛门疾病，因怕排便时疼痛，而减少排便。或由于肠梗阻，先天性巨结肠，盆腔肿瘤压迫，大脑肿瘤，多发性硬化，胃肠病，血液病，结缔组织病以及癌肿等疾病造成。

对于诊断：必须除外以上诸种疾病。如有黑便，则更需搞清出血原因，以治本病。如排除各种疾病后，认为只是单纯的便秘，一般可投与一些通便药。

如排便困难者，可兼用灌肠法，或开塞露挤入肛门等方法，细心斟酌使用。

单纯性便秘服用中药治疗效果很好，可按本篇所述进行辨证论治。

附：（1）灌肠法：可用温盐水 800~2000ml，或肥皂水 75ml，加温开水至 1000ml，用灌肠器灌入直肠，稍忍片刻，即可排便。

（2）甘油栓或开塞露：甘油栓 1 个，插入肛门，俟有便意即可排大便。或取开塞露 1 枚，插入肛门将甘油挤入直肠。

七、体会

治疗便秘，有寒、温、补、泻诸法之不同。不可专以攻下为法。此外，便秘的病人，不可发汗、利尿以及过用祛风药。

老年人或久病后便秘，更不可一味用攻下，应注意补养气血，气血充足后，便秘可愈。

水　肿

身体内有了过多的水液留滞，而呈现出浮肿的现象，临床上称之为水肿。将水肿作为疾病论述，在中医文献中出现很早，例如在《素问·水胀》中就有"目窠上微肿，如新卧起之状，其颈脉动，时咳……其水已成矣。"的记载。历代医家对水肿发生的原因、病机，又各有发展。认为人体内水肿的部位不同，可以有全身性的，也可以有局部性的。汉代张仲景在《金匮要略》中，把水肿称为水气病，分为风水、皮水、正水、石水等，后世又有心水、肝水、肾水等名称。但是多数医家认为对各种水病都须要辨认其是阳水、阴水，进行辨证论治也就比较容易抓住主证了。

本篇以阴水、阳水作为重点，论述水肿的辨证论治。

一、病因病机

1. 外感

以风、寒、湿而引起水肿的较多。风邪主要是犯肺，皮毛闭塞，肺气不能宣通，以致不能通调水道，使水湿泛留于皮肤；寒湿可以困脾，而致化湿、健运的功能不健全，水湿停聚，形成水肿。

2. 内伤

可有过度劳累、思虑过度、饮食不节、房事过度等因素。分述如下：

（1）过度劳累：过度劳累消耗元气，则伤脾肾，脾主运化水湿，肾主水液排泄，脾肾受损，则易致水肿之疾。

（2）思虑过度：《黄帝内经》说："思则心有所存，神有所归，正气留而不行，故气结矣。"所以说"思而气结"，正气结滞，运化水湿之功能受阻，故水液潴留而发生水肿。

（3）饮食不节：暴饮暴食，饥饱无常，或过度饮酒，恣食生冷硬物，均可损伤脾气，脾的正气受伤，则水湿不得及时运化，而湿聚成肿。

（4）房事过度：耽溺于酒色，肾阳受损，肾阳虚则气化失常，小便不能及时气化而出，而致水肿。

二、辨证论治

（一）水肿分类

《黄帝内经》对水肿的分类有：

水胀：先目窠微肿，又有足胫浮肿，随后腹部逐渐膨大，遍及全身内外，并有咳嗽、颈脉搏动。

肤胀：以皮肤水肿为主，可有身肿腹大，按之凹陷。

鼓胀：腹部明显胀大，有如鼓的样子，腹部青筋暴露，周身都肿，面色苍黄。

汉代《金匮要略》对水气病的分类有：

风水：头面四肢浮肿，骨节疼痛，恶风，脉浮。

皮水：一身面目浮肿，按之没指，无汗，不恶风，脉浮。

正水：肿偏上腹，伴有喘息，脉象沉迟。

石水：肿偏在小腹，不喘，脉沉。

心水：身重气喘，不能平卧，烦躁不安，阴部水肿。

肺水：全身浮肿，小便不利，有时大便溏稀。

脾水：腹部肿大，四肢沉重，气短，小便不利。

肾水：腹大脐肿，腰痛，小便不利，下阴潮湿，两足逆冷。

近代治疗水肿则首先辨分阳水、阴水。

（二）辨证

1. 阳水

阳水有以下特点：

（1）在表：浮肿多在头面、四肢，脉象浮，舌苔淡白，水肿多在腰以上。

（2）属热：阳水多有口渴，身热，小便短赤，大便偏干，舌苔黄腻，脉象滑数等。

（3）属实：多突然浮肿，很快即遍及全身，浮肿无汗，皮肤光泽，声高气粗，小便不利，大便多干秘，舌苔黄厚，脉象滑实有力。

2. 阴水

与阳水相对，阴水可有以下特点：

（1）在里：水肿多在身半以下，或先从下肢开始浮肿，或由腹部开始水肿，脉象多沉。

（2）属寒：阴水多面色苍白，身冷喜暖，四末不温，小便清白但不利，大便稀或带有完谷不化，舌质淡，舌苔白，脉象迟缓或濡细。

（3）属虚：多缓慢发病，有自眼胞先肿的，有从足背先肿的，逐渐遍及全身。

虚证多是脾肾阳虚。脾阳虚则所纳水谷不能很好地运化，饭后腹部胀满不适，或小便不利，泄泻，四肢沉重，全身倦怠，舌苔白腻，脉象濡细。肾阳虚水肿则兼见腰背冷痛，膝酸腿软，舌质淡，舌苔白，脉象沉细或右尺弱。气血两虚者，则病程较长，面色不华，声低，息微，身体懒倦，懒言少语，舌质淡，脉象沉细无力。

阳水起病快，水肿很快遍及全身，或面目、四肢浮肿明显，伴有骨节疼痛，头痛、咳嗽、恶风、脉浮者，为风水；关节不痛，不恶风寒，脉不浮者，为皮水；都属于阳水，水邪都偏在表，故多为上半身水肿。

总之，阳水属表、属热、属实，可据此辨证。

阴水起病较缓慢，水肿渐渐出现，常伴有脾肾虚证，如腰痛，大便溏泄，大腹水肿明显，兼有呼吸困难者，为正水；水肿以小腹部明显，又无呼吸困难者，为石水。

总之，阴水起病缓慢，多兼虚证，其水邪多在里，无表证，可有寒证，舌苔多白，脉象沉细弱或濡细滑。

（三）水肿治疗原则

（1）《黄帝内经》中对治疗水肿已提出了总的治疗原则"平治权衡，去菀陈莝，开鬼门，洁净府。"

后世医家对此四句话有多种解释，今取大多数医家的意见，参以己见，解释于下：

"平治于权衡"是说"治水病要调理阴阳虚实使之平衡"，这里说的"权""衡"有秤砣秤杆之意，就是说要使人体的阴阳、气血、虚实达到相对的（需要的）平衡，最好是达到像秤砣、秤杆一样的平衡，不差分毫之精度。

"去菀陈莝"据后人考证，"莝"字是"茎"字之误。为衍错之字，"茎"字可能是传写之误，不可作入句中，故以"去菀陈"为句，据《黄帝内经研究大成》中解释"去菀陈"是一种针刺疗法中"去瘀血"的针法。从治水肿时要"去菀陈莝"来说，在历史都是说：要像斩草一样渐渐去之，并且要去掉淤积的气血痰瘀。

"开鬼门""洁净府"说的是治水肿要"发汗"和"利小便"。"鬼门"指的是汗窍，"净府"指的是"膀胱"，"开鬼门，洁净府"就是说治水要发汗、要利尿。

（2）"腰以上肿者发汗，腰以下肿者利尿"，这是后世医家学习了《黄帝内经》《金匮要略》等书以后，结合临床经验渐渐总结出来的经验，也是现代临床上最常用的治疗大法。

（3）提壶揭盖法，是说如单用利小便药而不见效者，可结合开肺气之药，也就是说应用宣肺利水法，常能使小便顺利而下，如提壶倒水时，水不易出，而把壶盖掀动一下，水就会顺畅地倒出来。

（4）先导其水以杀其势，后补肾阳以壮其主，宣肺以利气机，和肠胃以健脾运，通膀胱以利水道。

（5）身有热者发汗，身无热者利尿，肌肤疼痛者发汗，小便赤涩者利尿。

以上诸治法，都是历代医家总结出来的临床经验。临床上辨证论治时，可适当结合，灵活运用。

（6）危候：①手足心无纹；②脐突出；③缺盆平；④睾丸上缩，阴茎肿；⑤大便滑泻，水肿不消。

（7）先起于腹后散于四肢者，易治；先起于四肢后归于腹者，难治。

对以上第6、7两项，要心中有数，在临床上灵活掌握，不可死板、拘泥，以极力救治为要。

（四）常用药物疗法

1.辛温发汗、宣肺利水法

适用于阳水，腰以上肿，以及兼有表证（头痛、身痛、恶风寒、无汗、咳嗽、脉浮等），舌苔薄白，脉象浮。常用方如麻杏苡甘汤、羌活胜湿汤。

（1）麻杏苡甘汤：麻黄、杏仁、薏苡仁、甘草。

（2）羌活胜湿汤：羌活、独活、川芎、藁本、甘草、防风、蔓荆子（湿甚加苍术，寒甚加附子）。

2.表里双解法

适用于表寒里热者。症见一身面目浮肿，恶风寒，无汗，发热而渴，咳嗽微喘，小便黄赤不利，舌苔白中带黄，脉象濡数。治用越婢加术汤。

越婢加术汤：麻黄、生石膏、生姜、甘草、大枣、白术。

3.分消水肿法

适用于表里湿热者。症见一身面目浮肿，发热烦渴，渴不多饮，小便黄赤不利，舌苔黄腻，脉象滑数，常用方如麻黄连翘赤小豆汤、导水茯苓汤。

（1）麻黄连翘赤小豆汤：麻黄、连翘、赤小豆、生梓白皮、杏仁、甘草、生姜、大枣。（后世生梓白皮常用桑白皮代替，供参考）

（2）导水茯苓汤：茯苓、桑白皮、麦冬、紫苏、泽泻、白术、木瓜、大腹皮、陈皮、广木香、槟榔、灯心草。

4. 温化水湿法

适用于表里寒湿者，症见全身浮肿，咳吐稀水状痰，身冷喜热，四肢不温，小便清白但不利，舌苔白腻，脉象濡细。常用方如麻黄附子汤合五苓散。

麻黄附子汤合五苓散：麻黄、附子、甘草、白术、猪苓、茯苓、桂枝。

5. 固表消肿法

适用于表虚浮肿，症见身重浮肿，汗出，恶风，脉浮。常用方有防己黄芪汤。

防己黄芪汤：防己、黄芪、白术、甘草。可适当加些茯苓。

6. 益气行水法

适用于皮水，四肢聂聂动者，常用方如防己茯苓汤。

防己茯苓汤：防己、茯苓、黄芪、桂枝、甘草。

7. 温中健运、行气利水法

适用于阴水，脾阳虚弱者，症见面色萎黄不泽，口中清淡，食后迟消，腹大如鼓，身冷喜热，肢端不温，身倦懒动，腹胀不适，小便清白不利，舌苔白腻，脉象或迟弱或濡细。常用方如实脾饮、胃苓汤。

（1）实脾饮：白术、茯苓、炙甘草、炮附子、草果、炮姜、大腹皮、木香、厚朴、木瓜、生姜、大枣。可再加桑白皮、车前子，去草果。

（2）胃苓汤：苍术、白术、茯苓、砂仁、陈皮、厚朴、猪苓、泽泻、炙甘草。

8. 温肾化气、除湿利水法

适用于肾阳不足，命门火微，关门不利者，症见下肢浮肿或小腹水肿，肚腹胀大，阴囊水肿，肢端发凉，腰背怕冷，腰膝酸痛，小便不利，或鸡鸣泄泻，舌苔白，脉象细弱等。常用方如济生肾气丸、真武汤。

（1）济生肾气丸：熟附子、紫肉桂、熟地黄、山茱萸、山药、茯苓、泽泻、牡丹皮、车前子、怀牛膝。

（2）真武汤：制附子、炒白术、茯苓、白芍、生姜。

9. 清热利水法

适用于湿热盛的阳水，症见突然全身浮肿，发热烦躁，渴而不能多饮，小便短黄而不利，舌苔黄腻，脉象滑数。常用方八正散、五淋散。

（1）八正散：木通、车前子、萹蓄、大黄、滑石、甘草梢、瞿麦、栀子、灯心草。

（2）五淋散：甘草、栀子、茯苓、当归、白芍。可加猪苓、车前子。

以上各种治法，要在辨证论治的法则指导下随证加减，才能提高疗效。

总之要抓住对肺、脾、肾三脏的调理。肺为水之上源，肺气可以通调水道，下输膀胱，所以开宣肺气是治水肿很重要的。其次为脾，脾主中焦，有运化水湿的功能，所以治水肿还要重视调理中焦，肾主一身之水，是排水的总司，肾阳还可助肺、脾二脏的气化作用，所以治水肿，更不能忘记调补肾脏，故此，肺、脾、肾为治疗水肿最重要的脏器。

三、名医要论

夫水气遍身浮肿者，由脾、肾俱虚，故肾虚不能宣通水气，脾虚又不能制水，故水气盈溢，流注皮肤，遍于四肢，所以通身肿也。(《太平圣惠方》)

所谓气化者，即右肾命门真火也，火衰则不能蒸动肾之关门（注：胃为肾之关门），则水聚焉。以蒸动其关，积水始下，以阳主开也，此法不独治水肿，其要亦在通阳而已。(《类证治裁》)

故凡治肿者，必先治水，治水者，必先治气，若气不能化，则水必不利，惟下焦真气得行，始能传化。(《景岳全书》)

治水之法，行其所无事，随表里寒热上下，因其势而利导之，故宜汗，宜下，宜渗，宜清，宜燥，宜温，六者之中，变化莫拘。(《证治汇补》)

风水、皮水、正水，一而三，三而一者也。因此，水气病的治法，温阳化气为不二法门，宣通肺阳、温运脾阳、温振肾阳是主要方法，以达到发汗利小便的目的。(《金匮今释》)

四、验案

宋某某，女，41岁。初诊日期：1986年8月29日。

主诉：浮肿5年多。

病史与现症：患者于1981年5月出现颜面部浮肿，渐发展至颈部，眼睑皮肤发红。双膝关节疼痛，四肢皮肤发凉，汗少。于 1982 年初浮肿加重，纳差，头晕，乏力，在当地医院诊断为"胶原病"，给予泼尼松治疗，4 个月后好转出院。前 2 个月，上述症状加重，并出现腹胀、腹水，于 1986 年 8 月 29 日以"水气病、胶原病"收入病房。现症：腹胀纳差，头晕乏力，口干欲饮，下肢浮肿，月经闭止，手足发凉，少腹发冷。泼尼松每日口服 40mg。

查体可见：腹部膨隆，腹水征阳性，双下肢水肿阳性，目睑浮肿，皮肤微红。舌质暗，舌苔白薄腻，脉沉细，双尺脉弱。

化验检查：血常规：Hb151g/L，白细胞 9.5×10^9/L，中性 0.76，淋巴 0.16，单核 0.08。尿常规：蛋白 ±，白细胞 0~1。血沉 45mm/h，血钾 2.5mmol/L，血钠 124mmol/L，血氯 84.2mmol/L。类风湿因子阴性，抗核抗体 1∶40（免疫荧光法）。LE 细胞阴性。

B 超：腹腔积液（大量），肝大，右叶厚 14.6cm，表面光滑，胆胰脾未见异常。

放射性核素肾扫描示：左侧肾小管分泌及排泄功能未受损，右侧肾小管分泌功能轻度受损，排泄功能尚可。

辨证：肺脾肾失调，水液代谢失职，发为水气病。

治法：宣肺行水，温阳化气。

方药：越婢加术汤合五皮饮加减。

生麻黄 9g　　　生石膏（先下）30g　　苍术 6g　　桑白皮 15g

冬瓜皮 40g　　大腹皮 15g　　　　泽泻 25g　　乌药 10g

桂枝 6g　　　　吴茱萸 6g　　　　　沉香粉（分冲）1.2g

车前子（包煎）12g

水煎服，16 剂。

服上药后，全身由不出汗变为有汗，腹胀减轻，食欲增加，觉肠间辘辘有声，双下肢仍有浮肿，内侧为重，舌质暗，苔白腻。又开方如下：生麻黄 12g，生石膏（先下）35g，苍术 9g，桂枝 15g，茯苓 30g，猪苓 30g，泽泻 20g，冬瓜皮 40g，抽葫芦 40g，桑白皮 12g，大腹皮 15g，紫肉桂 2g，黄柏 6g，车前子（包煎）15g。

又服药 14 剂，月经已潮，下肢浮肿已经消退，眼睑仍浮肿，手足发凉，饮食、二便正常。舌苔白厚，脉沉细。又处方如下：生麻黄 12g，生石膏（先下）25g，苍术 10g，桂枝 18g，茯苓 35g，猪苓 30g，泽泻 20g，大腹皮 15g，细辛 3g，附子 6g，熟地黄 18g，白芥子 5g，车前子（包煎）15g。

进上药 14 剂后，经 B 超证实腹腔、盆腔内腹水消失，仍觉手足不温，腰酸，双目干涩，舌苔薄白腻，脉沉细。效不更方。又服药 30 剂，水肿消失，四肢发凉较入院时明显好转，饮食、二便正常。泼尼松每日减量至 10mg。化验血沉、血钾、血钠、血氯、肾功能均正常。出院后仍守前方，以巩固疗效。随访半年，病情稳定，未出现浮肿。

五、与西医学的联系

西医学把水肿分为原发性水肿、心性水肿、肾性水肿、肝性水肿、营养不良性水肿等，还有妊娠中毒性水肿等。

原发性水肿，几乎仅见于女性，往往伴有精神因素，有时头痛，烦躁，忧郁，腹胀，失眠，常有尿少、月经前水肿加重等。其发病机制尚有待进一步研究。此病应注意除外心、肾、肝等引起的水肿。

心衰性水肿，多有心脏病史，可有呼吸困难，颈静脉怒张，心脏扩大，肝可肿大，心律快，可见奔马律，听诊时于肺底部可闻到湿性啰音。严重时可有腹水。

肾性水肿，主要由肾功能不全引起，有肾病的病史，尿检查可有蛋白尿，血检查可有白蛋白低、胆固醇不正常等，肾功能检查可见肾功能不正常等。

肝硬变性水肿，常伴门静脉高压，有时可有黄疸、蜘蛛痣，腹壁静脉曲张，肝脾肿大，肝功能不正常等。

水肿的治疗，主要是彻底治疗原发病。一般在治疗水肿时，应紧急采用利尿法，但要注意不可利尿太急，以致造成血容量降低和低血压。用利尿剂治疗，刚用时有效，以后则逐渐减效或失效。利尿剂以隔日服 1 次较稳妥。一般都要注意禁止（或减少）盐的食入。一般都采用呋塞米，但要注意血钾的变化。

心性水肿病人如发生急性肺水肿（呼吸困难，心率快，两肺可闻明显的湿啰音）时，病情紧急，可建议速去急诊室调治，以免误事。

对这些水肿用中医学辨证论治的方法治疗，往往效果不错。

六、体会

中医治疗水肿，疗效较好。鉴于其病因病机主要是由肺、脾、肾和三焦、膀胱的气化失常，在治疗方面就应主要抓肺（上焦）、脾（中焦）、肾（下焦）的气化，单用利水剂效果往往不好。在辨证方面主要分虚证、实证；虚证多阴水，实证多阳水；虚证以脾、肾阳虚居多，间或有肺气虚，水行不利者，实证主要为肺气失宣，三焦气滞，膀胱不利；虚证以脏病为主，实证以腑病为主。

临床习惯上常以五皮饮（大腹皮、桑白皮、茯苓皮、陈皮、生姜皮）随证加减应用，给水找出路以消除水肿，但这都属于临床治标的办法。治水肿以恢复脏腑气化功能，去除发病原因为治本之法。

我个人体会《金匮要略·水气篇》所论，实为治水肿病的指南，应该细细详读。所以清代陈修园先生说："五水辨，金匮详，补天手，十二方。"十二方指：越婢汤、防己茯苓汤、越婢加芍药汤、甘草麻黄汤、麻黄附子汤、杏仁汤、蒲黄散、芪芍桂酒汤、桂枝加黄芪汤、桂甘姜枣汤、麻辛附子汤、枳术汤、外台防己黄芪汤。还要注意治水肿，最好不用针刺刺之，否则会针眼流水，不易收口。

淋　　浊

排尿时，尿道中涩痛，尿色深黄，排出不爽，欲去不去，欲止不止，排尿时尿道疼痛，尿意频频，叫作淋。尿道中常有米泔样物流出，排尿时尿道不痛，叫作浊。因为两病皆表现在尿道，有时可能相互转化，所以常把淋浊放在一起讨论。

我国对于淋病的论述甚早，例如在《黄帝内经》中就有"小便黄赤，甚则为淋"的记载。汉代张仲景《金匮要略·消渴小便利淋病》中有对淋病的较为详细的论述。可以说中医学对淋浊病的治疗，积累了数千年丰富的临床经验。历代医家均有临床经验的补充与积累。

另外，还有一种性病性淋病（旧社会称此为花柳病）附在最后谈论。有传染性，并且能遗害第二代，请参阅本篇所附"性病性淋病"所介绍的内容。

一、病因病机

中医学一般把淋证分为气、血、膏、石、劳五种。这五种淋证，虽然都有尿道涩痛的共同点，但并非一个疾病，所以要从病因、证候、治法等方面分辨清楚。浊证也有赤浊、白浊之分，病因、证候、治法也有不同，都要注意。

（一）淋证的病因病机

1. 膀胱湿热

嗜食肥甘，饮酒过多，皆可导致中焦湿热，中焦湿热可以下注膀胱，这是内因。还有外因，不经常洗涤外阴部，而致局部污秽不洁，污秽蕴成湿热之毒，可由尿道入侵膀胱。如果内外合邪，则很容易发生淋证。

2. 忧闷气郁

忿怒不解，或忧郁太过，气有余便生火，思虑伤脾，就会影响中焦运化，而湿热内生，下注膀胱引致淋证。此证即气淋。

3. 劳伤太甚

肾为作强之官，劳力太甚则伤肾，肾主水功能失常，淋漓不畅，尿道涩痛而成淋证。

4. 热煎生石

中焦湿热，下注肾膀，久久不愈，湿热煎灼，久熬生石，如壶中水锈，其成锈之邪，从尿道排出而涩痛淋漓。

5. 跌打损伤

腰部、下腹或腿部受到跌打外伤，则产生瘀血，血瘀不行则生瘀热，因腰腿属肾，瘀热从尿道排出而成淋证。

6. 纵欲伤肾

入房太甚则伤肾，肾伤则肾火炽盛，肾火盛则肾之阴阳失调，郁而不行，渐生肾热而致淋证。

以上诸种病因均可致淋证，但综而观之，尤以膀胱湿热最为重要。正如《诸病源候论》所说："诸淋者，由肾虚而膀胱热故也，膀胱与肾为表里，俱主水，水入小肠，下于胞（尿胞），行于阴（尿道）为溲便也，肾气通于阴，阴，津液下流之道也，若肾虚则小便数，膀胱热则水下数而且涩，则淋漓不宣，故谓之淋。"可见淋证之发与"膀胱热"关系最为密切，要抓住这一要点。

（二）浊病的病因病机

明代李士材先生在《医宗必读》中说："心动于欲，肾伤于色，或强忍房事，或多服淫方，败精流溢，乃为白浊。"以上所言，为肾伤于色而致的白浊。但也谈到了"心"，心与肾有水火既济的关系，故浊病与"心"也有一定的关系，辨证时要注意到"心"的受害。

浊病初起多为白浊，病在气分，久则伤及血分，而发为赤浊，要加用理血药。

二、辨证论治

（一）淋病的辨证论治

淋病辨证，首先要分清五淋。

1. 气淋

有虚、实之不同。实则气滞，少腹胀满疼痛，小便涩滞，余沥不尽。虚者少腹发坠，里急后重，小便涩痛，排出费力，腹坠疼痛。实者，舌苔或黄或白厚，虚者舌苔薄白，实者脉象滑或兼弦数，虚者脉象沉滑。治实证可用清热利气之法，常用药方有假苏散、加味导赤散；治虚证可用健脾益肾利湿法，常用方如五淋逍遥散等，随证加减。

（1）假苏散：荆芥、陈皮、香附、麦芽、瞿麦、川木通、茯苓。

（2）加味导赤散：生地黄、川木通、黄芩、黄柏、青皮、香附、厚朴、白芍、茯苓、猪苓。

（3）五淋逍遥散：黄柏、川木通、茯苓、猪苓、柴胡、当归、白芍、厚朴、槟榔、广木香、滑石块、陈皮、瞿麦、升麻（少许）、党参（不可用量太重）。

2. 血淋

排尿时，溺中带血，小便淋漓，尿道刺痛，小腹胀痛，尿中血色或紫或红或暗。治宜凉血祛瘀之法。常用方如加味四物汤、茜根散。

（1）加味四物汤：生地黄、当归、白芍、川芎、怀牛膝、滑石块、桃仁、通草、牡丹皮、红花、川木通。

（2）茜根散：茜草根、黄芩、阿胶珠、侧柏叶、生地黄、生甘草。

3. 石淋（砂淋）

小腹引痛，小便难，溲中有砂石，排出后，疼痛稍缓解，尿色黄赤或浑浊。此证治宜清热涤石法。常用方有石韦散、金钱草散等，随证加减。

（1）石韦散：石韦、冬葵子、川木通、瞿麦、榆白皮、滑石、甘草梢。

（2）金钱草散：金钱草、黄柏、怀牛膝、海金沙、冬葵子、川木通、茯苓、猪苓、泽泻、牡丹皮。

4. 膏淋

小便频数，尿道涩痛，小便浑浊，尿液脂腻如膏，有小便欲出而困难之感。

舌苔薄白或白腻，脉象沉滑或弦滑。此证常治以分利化浊法。常用方如萆薢饮、加味六味地黄汤等，随证加减。

（1）萆薢饮：川萆薢、石菖蒲、茯苓、灯心草、莲子、黄柏、车前子、文蛤。

（2）加减六味地黄汤：生地黄、萆薢、山茱萸、茯苓、猪苓、牡丹皮、泽泻、车前子、黄柏、苍术。

5.劳淋

此病由于过度劳累而发，或淋病久久失治而转为慢性淋病者。其特征是每遇过度劳累后即发病，小便淋漓不爽，如水滴沥不断，尿道涩痛。因过度思虑而发者为脾虚劳淋，右手脉多滑数，由于房事过度而发者为肾虚劳淋，多见尺脉沉弱。治脾虚劳淋用补中益气法，治肾虚劳淋用益肾利湿法。

（1）补中益气汤加味：黄芪、党参、白术、当归、升麻、柴胡。可加猪苓、泽泻、车前子、甘草梢等。此方适用于脾虚劳淋。

（2）加味菟丝子丸：菟丝子、茯苓、山药、莲子肉、枸杞子、泽泻、猪苓、萹蓄、车前子。此方适用于肾虚劳淋。

淋病虽分为五淋，但初学中医的同志，往往想用一方加减通治。今介绍一方名曰五淋汤，药方组成为：茵陈、竹叶、川木通、滑石、栀子、茯苓、赤芍、甘草梢。淋病初起时，多为湿热之证，可投予此方。气淋可加荆芥、香附、麦芽、厚朴等；血淋可加怀牛膝、郁金、桃仁、茜草炭等；石淋可加海金沙、冬葵子、金钱草、鱼脑石等。但是，必须注意，这种加减，必须在辨证论治的指导原则下进行。本法在淋病初起时，可以这样使用，但以后一定要辨证论治，进行治疗。所以本法可便于初学，但不可当为捷径。

（二）浊病的辨证论治

浊病临床上常见的为白浊、赤浊二证，兹分述于下。

1.白浊

时时从尿道流出白色浊物，尿道排尿时不痛，尿道口常有如脓汁、米汤、眼眵样的东西附着，尿道有的发痒，有的不痒。舌苔无大变化，脉象可见滑象或尺脉沉滑。因为"浊出于精窍"，故治疗此证，以固肾为主，佐以清心，常用治法是固肾清心法或固肾摄精法。常用方如益元固真汤、九龙丹、程氏萆薢分清饮。

（1）益元固真汤：甘草梢、山药、泽泻、人参、茯苓、莲须、芡实、巴戟天、升麻、益智仁、黄柏。

（2）九龙丹：枸杞子、金樱子、莲子肉、芡实、山茱萸、当归、熟地黄、茯苓。

（3）程氏萆薢分清饮：萆薢、白术、车前子、茯苓、石菖蒲、黄柏、莲子心、丹参。

2. 赤浊

尿道时常流出混有血液的似脓非脓，好像米汤的浊物，排尿时尿道不适，但不甚痛，如浊物太多太稠而阻塞尿道，排尿时可有轻度疼痛，但浊病排尿时不是淋漓不爽，尿意频频，此与淋病不同。舌苔或薄腻，脉象可见沉涩或滑数。此病常因白浊，久久不治，肾气先伤，久久又伤及血分所致。治法常以清心活瘀为法。常用方可用清心莲子饮加利湿活瘀之品。

（1）清心莲子饮：石莲肉、茯苓、黄芪、人参、黄芩、麦冬、地骨皮、车前子、黄柏炭。

（2）程氏萆薢分清饮：方见前。可加黄柏炭、茜根炭、猪苓、萹蓄、桃仁等利湿活瘀止血之品。

附：性病性淋病

本病由淋球菌感染而致，因与患有淋病的人性交受传染而发病。初起时尿道十分疼痛，并有脓样物由尿道排出，尿意频数，排尿又疼，所以非常痛苦，排尿流出的脓样物中可以找到淋球菌，有性交接触史、尿道排泄物中找到淋球菌，即可确诊。

治疗可用抗生素内服或注射，疗效很好。中药可用五淋散加川黄连、黄柏、黄芩等杀菌药物治疗，一般说效果尚可，现在多用抗生素治疗，效果很好。但要注意以下事项：

（1）淋病患者的手不可摸自己的眼睛，因有时会感染而患淋毒性结膜炎，甚者可以致盲。

（2）患过淋病的人往往患淋毒性关节炎，关节肿痛，十分痛苦。

（3）对第二代有一定的遗害。

（4）此病属于性病专科，如患此种淋病，应尽量到性病专科，彻底治疗。

三、名医要论

淋闭之病，不可一向作热治，亦有胞囊有寒而便溺不通者，亦有胞系了戾而不小便者，宜审别之。《鸡峰普济方》执剂之法，并用流行滞气，疏利小便，清解邪热，其于调平心火，又二者之纲领焉，心清则小便自利，心平则血不妄行，最不可姑息用补，气得补而愈胀，血得补而愈涩，热得补而愈盛，水道不行，加之谷道闭遏，未见其有能生者也。（《仁斋直指方》）

淋病，下焦气血干者死。（《识病捷法》）

（淋病）若用本题药不效，便宜施以调气之剂，盖津道之逆顺，皆一气之通塞。（《证治要诀》）

二浊五淋，俱小便下浊也，浊多虚，淋多实，盖淋痛，浊不痛为异耳。（《医宗说约》）

五淋病，皆热结，膏石劳，气与血。（《医学三字经》）

四、验案

王某某，男，28 岁。入院日期：1966 年 5 月 18 日下午 2 时。

问诊：主诉左侧腰痛、左少腹痛向前阴部放射、小便淋漓涩痛已 19 个小时。

四五天前，左侧腰部疼痛，昨日下午 7 时左右，又加左少腹疼痛，并向前阴部及左大腿内侧部放射。尿频、尿急、小便涩痛不畅，尿黄赤，大便干燥。时时恶心，纳食不香，口干不欲饮水。

望诊：发育良好，营养佳。急性痛苦病容。舌边、舌尖发红，舌苔微黄。

闻诊：言语声音、呼吸均正常。

切诊：腰、腹部切按，未发现异常。脉象滑而略细。

辨证：素食肥甘，蕴而生热，湿热下注，热蓄膀胱，久受煎熬，水结化石，发为砂石淋痛。《诸病源候论》石淋候中说："肾主水，水结则化为石，故肾客砂石。肾虚为热所乘，热则成淋。其病之状，小便则茎里痛，尿不能卒出，痛引少腹，膀胱里急，砂石从小便道出，甚者塞痛令闷绝。"本病人舌边、舌尖发红，舌苔黄，知为热证，脉滑主有湿邪。四诊合参，诊为石淋病，膀胱湿热证。

经 X 线拍摄腹部平片证实，左侧第三腰椎横突处有 1.0cm×0.8cm 结石 1 块。印象为左侧输尿管结石。

治法：清利下焦湿热，滑窍、活瘀、消石。

处方：海金沙（布包）15g　金钱草 60g　萹蓄 15g　滑石块 15g
　　　车前子（布包）12g　路路通 9g　生大黄 6g
　　　延胡索粉（分冲）1.5g

水煎服，1剂。

方义：本方以海金沙散加减而成。方中用海金沙清利膀胱湿热，金钱草利尿排石，为主药。辅以滑石利湿滑窍，萹蓄清热利尿。佐以车前子利湿益肾而不伤阴；生大黄活瘀清热，推陈致新，延胡索活血兼能理气而止痛。更以路路通行气活血通络为使药。共成清热利湿、滑窍、活瘀、消石之剂。

二诊（5月19日）：上药进1剂，症状无变化，上方去延胡索、生大黄、路路通，加川牛膝9g，炒杜仲9g，生甘草5g，以增强益肾、活血、缓急之力。

三诊（5月23日）：上方进4剂，腰及少腹部已不疼痛，尿量增多，但排尿后尿道仍痛。舌、脉无大变化。仍守上方，改生甘草为生草梢。2剂。

患者于上午9时以后，即未排尿，至下午5时，小腹胀满疼痛。立即进行X线拍片检查，发现原输尿管之结石，已下移至膀胱下口、尿道上口处，堵塞尿道口，因而尿闭，小腹胀痛甚剧。急煎中药：滑石块30g，冬葵子15g，川牛膝9g。1剂，立即服用。并注射哌替啶、阿托品各1支。药后疼痛略缓解，排尿约50ml。

四诊（5月24日）：昨夜仍尿闭，今上午又注射哌替啶和阿托品，小腹胀痛仍不减。于中午11时45分，施行膀胱穿刺术，排尿800ml，小腹胀痛即止，又急煎下方：滑石块30g，金钱草60g，冬葵子24g，川牛膝15g，赤芍15g。1剂，即服。

下午3时30分，参照X线照片中结石所在之部位，用手指（戴指套、涂油）从肛门顺沿尿道上口处向下方轻轻按摩2~3分钟，其后尿道流出稀淡血液两滴。继服前开之汤药。

晚8时30分，病人欲排尿，即用力排尿，从尿道排出结石1块，长圆形，似瘦小的花生米状，褐色之中带有微黄。结石排出后，立即去放射科进行X线拍片检查，结石阴影已不见，膀胱、尿道均正常。

五诊（5月25日）：输尿管结石已排出，诸症皆消除，精神佳，舌脉已平。再进中药3剂予以调理。处方如下：海金沙9g，金钱草15g，滑石块15g，怀牛膝9g，炒杜仲9g，茯苓12g，炒白术9g，陈皮6g，生甘草6g。3剂，再带走2剂，回家服用。

病人于5月26日痊愈出院。

五、与西医学的联系

西医学中虽无"淋浊"专篇的论述，但对排尿困难，尿频，尿急，尿痛，却有比较详细的论述，今就病理性排尿困难，尿频，尿急，尿痛，联系如下：

病理性尿频，尿急，尿痛的病因很多，如肾结石、前列腺炎、阴道炎，膀胱结石，膀胱、前列腺肿瘤等等。甚至癔病，精神紧张都能引致尿频，尿急，尿痛，但是其主要病因是膀胱及尿道疾病，如：①膀胱容积减少：膀胱肿瘤的挤迫，膀胱结石，或膀胱外肿瘤的压迫，以及结核，肿瘤的浸润。②膀胱受激惹：如膀胱炎、尿道炎、膀胱结石、膀胱肿瘤等。这些异物刺激，兴奋尿意中枢而出现反射性尿频。尿道受感染等等。③膀胱神经调节功能失常。

诊断时，应排除多尿，因为尿急、尿频者，其排尿量并不一定增多，甚至伴有尿痛。多尿是排尿次数与排尿量均增多，但无尿急、尿痛等病状，还要检查尿道是否有畸形、肿物、尿道口异常等。

实验室检查尿液：如有大量红细胞及脓球可考虑有泌尿系感染。尿培养一般为阴性，如尿培养发现淋病双球菌，则可确诊为性病性淋病，可转皮肤性病科诊治。如既有红细胞又有盐类结晶，则可考虑有无膀胱结石等，如多次尿检都有蛋白尿要考虑肾炎。必要时要做超声波、X线检查，甚至做肾盂造影、膀胱造影等，以便确定诊断。

西医学对尿频、尿急、尿痛的治疗，主要是治疗原发病，如肾炎所致者，应由泌尿科详细诊断为何种肾炎，治愈其肾炎，这些排尿痛苦的症状自然痊愈。如为膀胱炎或泌尿系感染所引起的，则可应用消炎药治疗或用抗生素，一般说，疗效不错。

主要是要确诊为何病引起，以治疗原发病为要。如确诊为泌尿系结石，也可按照本篇所说"石淋"去辨证论治。如病人有明显的尿频、尿急、尿痛，但一时尚未能得到确诊，病人要求用中医治疗，也可按照本篇所谈进行辨证论治，有时也常见明显疗效。

六、体会

淋病初起，一般可用五淋汤清热利湿，随证加减，但要随时想到辨证论治。虚证则适加养肾阴、温肾阳之品，湿热盛者，可适当加重清热。如黄连、黄芩、黄柏等。浊证初起如亦有尿痛者，也可以用利湿清热之法，但如浊证病久，则须注意调治脾肾。脾病则湿热下注，肾病则收摄无权，败精流溢。除注意这些治疗原则外，可参看"名医要论"中的各种治疗，详细辨证论治。

有的医书则谓淋有七种，即前述五淋中再加寒热二淋，其根据是唐·王焘的《外台秘要》，其书中有曰："寒淋者……其病状，先寒战，然后尿是也。""热淋者……其状小便赤涩。"综合观之，只要对淋病患者进行详细深入的辨证论治，其寒热自明。今仍从多数医家以五淋论述之。

癃　闭

小便淋漓、点滴而出，称为癃；小便闭止、连点滴都不能出，称为闭。因二者均是小便方面的疾病，故临床上常把小便不通统称之为癃闭。

癃闭作为疾病来讨论治疗，在中国已有数千年历史，《黄帝内经》一书中即早有"膀胱不利为癃闭"的记载。历代医家，又代有补充发明，如明代张景岳说："小水不通是为癃闭"。清代张石顽说："闭癃合而言之，一病也，分而言之，有暴久之殊，盖闭者，暴病，为溺点滴不出，俗名小便不通是也……癃者久病，溺癃淋漓点滴而出。"所以说，中医对本病的治疗，是有丰富经验的。

一、病因病机

1. 骤受惊吓

惊吓伤心，心为君主之官，与肾、膀胱有上下交济之关系，惊吓伤心则上焦气化失利，不能与下焦交通和济。中医学认为膀胱与小肠关系甚为密切，小肠泌别清浊，心与小肠相表里，惊吓伤心，也影响小肠的泌别与通利，而致小便排泄失常，发生癃闭之病。

2. 忍尿入房

强忍小便而入房，因而伤及肾与膀胱，致肾气失司，膀胱不利而癃闭。

3. 憋尿时间太长

膀胱已满而强憋不尿，致膀胱气化紊乱而成癃闭。

4. 寒天涉水

肾主寒，寒能伤肾，寒天本已寒冷，肾气应之，又涉凉水，内外寒邪伤及膀胱与肾，可致排尿困难。

5. 跌打停瘀

跌打损伤则产生瘀血，尤其是腰腹部受到跌打外伤后，瘀血停瘀于肾与膀胱二经，而气化不利，排尿也失利。

6. 暴怒气滞

暴怒则伤肝，气滞不行，肝肾同源，肝为肾之子，可影响到肾气不利，致肾脏失于司二便之职，小便排出不利而癃闭。

7. 心肺热结

心肺热邪郁结，而致上焦气滞，气化失常而致癃闭。

8. 妊娠

妊娠与下焦肝肾气血有关，妊娠期间，有时发生癃闭，但此非疾病，俟产褥后症状自会消除。

癃闭的病因病机虽有以上多种，但形成癃闭的关键，是三焦气化不能正常运行，并不专责于膀胱。气化之枢，系于三焦，正如《黄帝内经》所说："三焦者，决渎之官，水道出焉。"如上焦气化失常，则肺气不能通调水道下输膀胱，即所谓之上窍闭而下窍亦塞；中焦气化不利则脾胃不能升清降浊；下焦气化不利，则膀胱启闭失司而溺道不利。由此观之，癃闭之病，实系于三焦气化，故三焦气化失利是癃闭病因之关键。

二、辨证论治

本病多治以清利之法。如兼见以下证情者，可依法治疗。

1. 兼肺热者

可见口舌干燥，呼吸短促，咳嗽，舌苔少津，寸脉洪数。治宜结合清肺热之法。常用方如黄芩清肺饮等，随证加减。

黄芩清肺饮：黄芩、茯苓、桑白皮、麦冬、车前子、栀子、川木通。

2. 兼心热者

可见舌尖红，口渴，口疮，舌糜，睡眠不安，舌尖红，舌苔微黄，寸脉数而有力。治宜结合清心热之法，清心利水。常用方如加味导赤散、清心四苓散。

（1）加味导赤散：生地黄、川木通、甘草梢、连翘、黄连、竹叶、栀子。

（2）清心四苓散：黄连、连翘、黄芩、猪苓、茯苓、泽泻、生薏苡仁、车前子、陈皮。

3. 兼脾胃湿热者

可见脘腹胀满，食欲不振，身倦懒动，大便溏软，舌苔厚腻，脉象滑数。治宜结合清中焦虚热之法，用清胃利湿法。常用方有加减胃苓汤、清热胃苓汤等。

（1）加减胃苓汤：陈皮、厚朴、苍术、甘草、茯苓、猪苓、泽泻、黄芩、黄连、扁豆。

（2）清热胃苓汤：茯苓、泽泻、猪苓、陈皮、滑石、黄芩、车前子、青皮、香附、萹蓄。

4. 兼膀胱湿热者

兼见小腹胀满疼痛，小便色赤，舌苔薄白或白腻，关脉滑数。治宜结合清利下焦之法，用坚肾利湿法。常用方有加味金匮肾气丸、清热利湿肾气丸。

（1）加味金匮肾气丸：生地黄、山茱萸、茯苓、泽泻、牡丹皮、制附子、车前子、黄柏、知母。

（2）清热利湿肾气丸：黄芩、萹蓄、灯心草、黄柏、竹叶、生地黄、山茱萸、茯苓、泽泻、牡丹皮、香附、怀牛膝。

5. 兼有瘀血者

或有跌打损伤史，或身带重伤，尿道微有刺痛，尿色红赤或黑浊。治宜结合活血化瘀之法，用活瘀利水之法。常用方如加味牛膝汤。

加味牛膝汤：牛膝、当归、黄芩、琥珀末（布包）、茯苓、泽泻、川木通、茜草、生薏苡仁。

6. 无兼夹证候，惟有小便不利者

一般可用清热利湿之法。常用清热五苓散，随证加减。

清热五苓散：茯苓、泽泻、猪苓、滑石、黄柏、萹蓄、瞿麦、川木通、车前子、厚朴、陈皮、甘草。

以上诸治法方药之外，尚有提壶揭盖法，适用于上焦肺气失宣而气化失常所致的小便不下。药用：麻黄、生石膏、桔梗、茯苓、猪苓、桑白皮、陈皮、泽泻、车前子。旨在通过宣通上焦的气机而使三焦通畅，则小便自会通利。

再有年老肾气虚弱而致小便淋漓甚至不通者，要用温肾利水之法。常用方如金匮肾气丸、加味济生肾气丸等，随证加减，均可有效。

（1）金匮肾气丸方：生地黄、山茱萸、炒山药、茯苓、泽泻、牡丹皮、紫肉桂、制附片。

（2）加味济生肾气丸：生地黄、熟地黄、山茱萸、炒山药、茯苓、泽泻、牡丹皮、怀牛膝、车前子、紫肉桂、制附片、川木通、苦桔梗。

三、外治法

1. 探吐法

用镊子夹棉花或用鹅翎等软物，刺激咽部，令其作呕，甚或致吐，气之上逆可使小便通下。

2. 取嚏法

用纸捻刺激鼻孔，或闻以通关散（药店有售），使人打嚏喷，随着肺气开通而使小便通下。

3. 诱导法

让病人仰卧于床沿，去掉衣裤，用壶盛温水，从耻骨上倒下，如冲洗状，使水流入床边所接之盆中哗啦有声，不停地如此冲洗倒水，往往患者听了一阵水声哗啦后，尿液得以排出。

4. 导尿法

可请病人到医院泌尿科导尿。

总之，本病在临床上不甚多见，如病人突然小便不通，不能排尿，无其他兼症时，可用以上外治诸法给予通尿；对有明显的兼夹症者，可按本篇辨证论治。

本篇所介绍的外治法，均为我国民间常用的经验疗法，可以选用，方法简便而有效。

老年癃证，可用补肾通关，强壮身体法治疗，常常有效。

四、名医要论

膀胱不利为癃，不约为遗溺。(《素问·宣明五气》)

二便齐闭，最为恶候，乃阴阳关格，天地不交，《内经》谓之三焦约是也。(《医学汇海》)

小便癃闭，亦有因于膀胱阳气无权一证，以桂枝通太阳之阳，则其溺立下。(《脏腑药式补正》)

关无出之谓，皆邪热为病也，分在气在血而治之，以渴不渴而辨之。如渴而小便不利者，是热在上焦肺之分，故渴而小便不利也……如不渴而小便不通者，热在下焦血分，故不渴而大便燥，小便不通也。(《兰室秘藏》)

气道调，江河决，上窍通，下窍泄，外窍开，水源凿。分利多，医便错。(《医学三字经》)

五、验案

耿某某，男，82岁。初诊日期：1999年5月30日。

近2周来小便不畅，甚至小便不通，即住某高干医院。诊断为老年性前列腺肥大，嘱须手术治疗。患者不愿手术，而请我治疗。患者自从医院导尿后，现症为小便时点滴而下，排1次尿需要很长时间，因而感到很痛苦。舌苔无大变化，两脉尺略无力。证属肾气不足，膀胱启闭失司，而成癃闭之病。治以温肾助阳利水之法。处方如下：

生地黄 10g	熟地黄 10g	山茱萸 12g	山药 12g
茯苓 30g	牡丹皮 10g	泽泻 20g	怀牛膝 12g
车前子（布包）12g	紫肉桂 6g	川木通 3g	

水煎服，7剂。

二诊（6月6日）：小便已能排出，不再点滴而下。再投上方加制附片6g。

三诊（6月13日）：小便已排尿正常。嘱年老肾气不足，需服丸药一段时间以扶助正气。处方如下：

生地黄 30g	熟地黄 30g	山茱萸 30g	茯苓 90g
泽泻 60g	牡丹皮 20g	怀牛膝 30g	车前子（布包）35g
紫肉桂 20g	制附片 18g	川木通 10g	

上方共为细末，炼蜜为丸，每丸重9g。每日2次，每次1~2丸，温开水送下。

追访（2000年2月）：自服上药后小便一直正常，无痛苦，所以药丸服完后即再配一料，继续服用。

2001年春节再追访，小便正常，身体健壮。

六、与西医学的联系

西医学没有关于癃闭的专篇论述，只有在泌尿系统疾病的症状中有尿潴留和少尿、无尿的论述。

对尿潴留，又有完全性和部分性之分，也有按急性和慢性区分者。尿潴留是指尿排出障碍，潴留在膀胱内而言。

诊断时应注意尿道有无狭窄、畸形、炎症、外伤、结石以及肿瘤压迫阻塞、膀胱炎症、手术后、药物障碍（如阿托品、氯丙嗪等可使排尿障碍）和神经性膀胱等。确定诊断后，应清除其尿潴留，以保护泌尿系及肾脏。

导尿：如诊断确系膀胱排尿困难，可用导尿管导尿。

如患者愿请中医治疗，可按本篇论述进行辨证论治。

七、体会

癃闭之病虽不多见，但遇之，宜从全身考虑进行辨证论治，有因火邪结聚膀胱者；有因热居肝肾者；也有妊娠七八个月胎胞压迫膀胱者；有须调三焦之气闭的；有须开上窍（提壶揭盖），开宣肺气的；有肺中积痰而致小便不通者，可用吐法或化痰开窍之法等。老年癃证，又需注意补养扶正，助肾气，不可专用渗利之品而竭其源泉。医者，必须注意辨证论治。

遗　尿

遗尿又名遗溺。人不知不觉而尿自出，谓之遗尿；知道尿出而又不能自禁，谓之小便失禁。

人到十多岁时，在睡眠中排尿而不自知，尿湿被褥者，俗称之"尿床"，亦属于遗尿之类。

还有的人在清醒状态下尿自排出，尿湿裤子后才知道自己已排尿，这种病证也谓之遗尿。

睡中尿床者，病情较轻，服中药治疗效果很好；不知不觉而遗尿者，病情较重，但辨证论治效果亦较好。

对于遗尿，我国很早就有所研究，积累了丰富的治疗经验。例如《素问·宣明五气》中就有"膀胱不利为癃，不约为遗溺"的记载，同书《骨空论》中有"督脉为病，癃痔遗溺"的论述。

另外，如中风、癫痫、昏迷等疾病或酒醉等情况下，也可伴发遗尿。但这种遗尿，只要治好其本病，则遗尿自止，如中风、癫痫时的遗尿，只要治好中风、癫痫，遗尿自然会痊愈；如酒醉后发生的遗尿，清醒后其遗尿自会消失，故均不在本篇论述。

一、病因病机

1. 脬气不固

脬，古代指膀胱，俗称尿脬。脬气不固即指年幼肾气尚未发育成熟，或年老气衰，肾失固摄，膀胱失约而发生遗尿。

2. 肾督虚衰

肾脉和督脉之经络都络属阴器，肾主膀胱之开合，故肾督二经正气不足时，则膀胱启闭失常，开多合少，而发生遗溺。

3. 肺气不足

肺主敷布津液，通调水道，下输膀胱，如果肺气不足，失去气化的功能，上虚不能制下，也可发生遗尿。

4. 中焦气陷

劳役过度，饮食失节，思虑伤脾等，使中气受伤，中焦之气不能正常升降，如《黄帝内经》所说"中气不足，溲便为之变"。故中气下陷也可致遗尿。

总的看来，遗尿或尿失禁多为脬气不固所致，脬气不固又与肺、肾有密切关系。因为肾与膀胱相表里，司膀胱的启闭开合，肾虚则膀胱的开合失司，而导致遗尿或尿失禁；肺主治节，敷布津液，通调水道，下输膀胱，气化则出，如肺气不足，则正如《金匮要略》所说"上虚不能制下"，故致遗尿或尿失禁。但还要注意肾督的虚衰，因督脉之经脉络阴器入廷孔（尿道口），督脉又与肾贯脊相合，故《黄帝内经》也说："督脉为病，癃痔遗溺"。所以在补肾时常常肾督同治。

二、辨证论治

1. 脬气不足

此证多见于儿童，常在夜间睡眠中或有梦或无梦而排尿，醒后才知已经尿床，一般无其他症状，即使是已到七八岁或10余岁仍常常睡中尿床。此证多由于肾气虚而脬（膀胱）气不固所致。常用治法是补肾固脬。常用方有固脬丸、桑螵蛸散、桂枝加龙骨牡蛎汤等。

（1）固脬丸方：熟地黄、枸杞子、山茱萸、五味子、龙骨、牡蛎、覆盆子、续断、鸡肠（可用鸡内金代）、猪尿脬（即猪膀胱）。

（2）桑螵蛸散：桑螵蛸、龙骨、牡蛎、茯苓、龟甲、远志、石菖蒲、人参、当归。

（3）桂枝加龙骨牡蛎汤：桂枝、白芍、炙甘草、生姜、大枣、龙骨、牡蛎。还可再加桑螵蛸、鸡内金。此方治疗梦中尿床。

2. 在辨治小便失禁时，常以如下三焦证候加以介绍

（1）上焦虚证：有久咳或形寒饮冷伤肺的病史，或有肺痿吐涎沫的病史，症

见咳嗽、遗尿。本证治法宜用益肺固肾法，常用方如加味阿胶散、加味茯菟汤等随证加减。

①加味阿胶散：阿胶、鹿茸、桑螵蛸、川贝母、五味子、沙参、牡蛎。

②加味茯菟汤：茯苓、菟丝子、杜仲、补骨脂、当归、贝母、橘红、半夏、杏仁、白术、胡桃肉。

（2）中焦气陷证：可兼见食欲不振，饭后迟消，脘腹饱胀，四肢无力，舌苔白，口唇色淡，脉象濡弱虚缓等。治以补气升阳法为主。常用方如补中益气汤、加味理中汤等随证加减。

①补中益气汤：炙黄芪、人参、白术、当归、茯苓、升麻、柴胡、炙甘草、陈皮。

②加味理中汤：炒白术、干姜、人参、茯苓。可加用桑螵蛸、炒鸡内金、益智仁、覆盆子等。

（3）下焦虚衰证：可兼见腰膝酸软无力，或腰痛腿酸，耳鸣足冷，尺脉沉弱等。治宜温补下元之法。常用方如巩堤丸、鸡肠丸、固脬汤等，随证加减。

①巩堤丸：熟地黄、菟丝子、五味子、益智仁、补骨脂、制附片、白术、茯苓、韭菜子、炒山药。

②鸡肠丸：鸡肠（若不易找，可用鸡内金代之）、羊肾、赤石脂、龙骨、肉苁蓉、川黄连、肉桂。

③固脬汤：黄芪、潼蒺藜、桑螵蛸。

若督脉及肝经均衰弱者，还可兼有阳痿、腰部无力、易怒等症，可在上述诸方药中加狗脊、鹿角胶、炒杜仲、白芍等益肾强督养肝之品。

若有跌打损伤史或兼见瘀血症（如舌上瘀斑，有固定之疼痛等）者，可再适当加用桃仁、红花、赤芍、丹参、泽兰等活血化瘀之品。

如果儿童因尿床而求医者，可用桑螵蛸，1岁1个，2岁2个，3岁3个，依此类推，再适当加用一些乌药、益智仁、焦麦芽、焦山楂、焦神曲等，煮水服之，有效。

治疗时要注意，选用温补肾阳药时，不可过热，可适当加用生地黄、玄参、黄柏等，以免又生热病，要谨记阴中求阳、阳中求阴的精神。

三、名医要论

下焦蓄血，与虚劳内损，则便尿自遗而不知。(《仁斋指直方》)

小便不禁，当固肾以益气，然后补中可也。(《医林绳墨》)

上焦虚者，宜补肺气；下焦虚者，宜固膀胱；夹寒者，壮命门阳气，兼以固涩之剂；夹热者，补肾膀阴血，佐以泻火之品。(《证治汇补》)

人之旋溺，赖心肾二气所传送，盖心与小肠为表里，肾与膀胱为表里。若心肾气亏，传送失度，故有此证。(《万病回春》)

人睡中尿出者，是其素禀阴气偏盛，阳气偏虚，膀胱与肾气俱冷，而夜卧阳气衰伏不能制阴，阴气独盛则小便多而或不禁。(《医学金针》)

四、验案

楼某某，男，22岁，司机。初诊日期：1975年3月7日（某医院会诊病例）。

主诉夜间尿床已近20年。20年来，每夜于睡眠中遗尿，甚至1夜尿2次。因每天在院中晒被褥，故被邻居取笑，为了不尿湿被褥，常年睡在木板上。多年来，曾多次服用中西药物及针灸治疗等，均未见疗效。现在除每夜尿床一两次外，并感到腰部酸痛、恶风、喜暖。发育正常，言语清晰，呼吸正常，头面、腹部、四肢均未见异常，神经系统检查无特殊发现，膝、跟腱反射存在，肛门反射存在，臀部无感觉障碍。脉象左尺略沉，右尺较弱，面色及舌质、舌苔均未见异常。

辨证：尿液贮于膀胱，肾与膀胱相为表里，肾司二便之开合，肾虚无权，则膀胱开合失司，故睡中尿自遗出。观其脉象左尺沉，右尺弱，再结合腰部怕风、喜暖畏冷等症，诊为肾经虚寒，膀胱开合失司之证。

治法：温补肾阳，固摄下元。

方剂：桂附地黄丸合缩泉丸加减。

处方：熟地黄25g　　　桑螵蛸12g　　　制附片6g　　　紫肉桂5g
　　　淫羊藿12g　　　益智仁9g　　　乌药12g　　　覆盆子12g
　　　续断12g　　　锁阳12g　　　桑寄生30g　　　鸡内金12g

二诊（3月31日）：因故未及时服药，已服6剂，遗尿次数有所减少，现每周尚有一两次夜间尿床。腰部仍酸痛，舌、脉同前。仍投上方，嘱其可按方多服几剂。

三诊（7月3日）：上方共服48剂，现已近3个月未尿床，腰痛已减轻，只有在阴天及负重时才有一些痛感，过度劳累时偶有夜间尿床。现在精神健旺，信心十足（过去其父母及本人因经过很多治疗均未见效，故对治疗此病已失去信心），现在病已近愈，全家十分高兴。现已铺被而睡，睡眠已好，但有时多梦。胃亦较前舒适，饮食很好。舌尖微红，脉象略弦，左手较右手明显些。根据其多年受尿湿浸渍，故在上方基础上加白术、威灵仙以祛湿邪。处方如下：熟地黄25g，桑螵蛸12g，制附片6g，紫肉桂5g，淫羊藿12g，续断15g，覆盆子12g，乌药12g，锁阳12g，益智仁9g，桑寄生30g，鸡内金12g，白术6g，威灵仙9g。嘱服10~20剂。

追访（1975年10月）：上方又服10余剂，病即痊愈。身体健壮，正常上班，未再复发。

五、与西医学的联系

正常人的排尿功能是受大脑和骶髓排尿中枢调节的。若某些原因，尿液不受控制地流出，称为尿失禁。由于病因和发病原理不同，故临床上分为以下几种情况。

（1）真性尿失禁：常由膀胱及尿道病变、上尿路阻塞、神经性膀胱、尿道括约肌松弛、手术或尿道损伤等造成。

（2）假性尿失禁：常由尿道狭窄、前列腺肥大、膀胱神经功能障碍、肿瘤、炎症性病变、横断性脊髓病变等造成。

（3）应力性尿失禁：如妊娠、分娩、难产、绝经期妇女会阴部肌肉和组织松弛，子宫、卵巢的过大囊肿挤压膀胱等可造成尿失禁，但这些尿失禁常在自然生产或囊肿摘除后自愈。

（4）先天性尿失禁：由先天性尿道畸形、膀胱外翻、输尿管异位开口等所致。一般须手术治疗，畸形矫正后，尿失禁可愈。

（5）尿瘘所致尿失禁：如膀胱瘘、尿道阴道瘘、膀胱阴道瘘、膀胱子宫颈瘘、膀胱子宫瘘、输尿管阴道瘘等造成尿失禁。

治疗尿失禁主要是治疗其原发病，如手术等矫正其畸形等。

如无尿道、膀胱等的畸形，只是尿失禁，经检查无明显致病原因的患者，往往寻求中医治疗，可按本篇讨论的辨证论治，可以收到满意的疗效。

六、体会

治疗遗尿与尿失禁，以补肾固脬法为主，但是肺为水之上源，脾为上下之关门，肾与督脉、肝经关系密切，故此还要随时想到益肾调肝、宣肺、补督诸法，则较全面。遗尿则以补肾固脬为主，尿失禁则要温补下元，兼用固涩。

遗　精

遗是指失或泄，精是指男子的精液，遗精病包括梦遗、滑精两种情况。梦遗即是在睡眠中做梦发生性交而泄精；滑精是在睡眠中并无梦境而醒后发现已泄精，或在清醒状态下精液自出者。一般说来有梦而遗精者，多是相火旺而多实证；滑精者，则多为正气不足，不能摄固精气，故多为虚证。但是梦遗者，久久不愈，也有变成虚证者，滑精者也有因湿热之邪内蓄蕴热转为湿热实证者。

如在身体壮实的青壮年，或婚后夫妻在两地工作者，偶有发生遗精者，每月偶有一两次，并不出现头晕、腰酸、腿软、精神不振等症状，属于生理现象，不必治疗。

只有遗精次数较多，每月四五次或更多，并且兼有头晕、疲乏、精神不振等症状，才属病态，可请医师进行治疗。

一、病因病机

1. 相火妄动

劳心太过，心阴暗耗，君火偏亢，相火妄动；思色不遂，相火妄动。相思过度，幻而成梦，梦交遗精，心阴不足，君火偏旺，君火偏旺则相火妄动，因而睡中遗精。

2. 肾虚不固

青年早婚，或恣情纵欲，所伤太过，肾虚不固，肾不摄精而成滑精。

3. 湿热内蕴

嗜酒过度，肥甘太过，中焦湿热，土壅木郁，肝脾湿热流注下焦，扰动精室，而致遗精。

对遗精的辨证，一般说，有梦而遗者，多是相火妄动；无梦而遗者，多属肾虚。二者虽在病机上有所不同，但都与心、肾有关。因为肾属水，主蛰藏，受五脏六腑之精而藏之，若肾虚不能藏精，屡屡泄精，则五脏六腑精气受损，可渐成虚劳之证。如思想过度，心火一动，相火随之，幻而成梦，因梦交失精，如不及早治疗，时间一久，亦可渐成难治之证。

二、辨证论治

1. 相火妄动

梦遗失精，头晕烦躁，口渴盗汗，大便偏干，夜寐不宁，五心烦热，性情急躁。舌质偏红，脉象细数。此证治宜滋阴清火法。常用方如知柏地黄丸、三才封髓丹等，随证加减。

（1）知柏地黄丸：生地黄、山茱萸、茯苓、怀山药、泽泻、牡丹皮、知母、黄柏。

（2）三才封髓丹：天冬、生地黄、人参、黄柏、砂仁、甘草。

（3）清心莲子饮：石莲肉、人参、地骨皮、柴胡、茯苓、黄芪、麦冬、甘草、车前子。

2. 肾虚不固

遗精，无梦而遗，甚或滑精，头晕目暗，精神不振，腰酸腿软，头痛耳鸣，舌质偏淡，脉象沉细尺弱。此证治宜补肾固精法。常用方有六味地黄丸、金锁固精丸、水陆二仙丹、金锁玉关丸等，随证加减。

（1）六味地黄丸：生地黄、山茱萸、山药、茯苓、泽泻、牡丹皮。

（2）金锁固精丸：金樱子、锁阳、芡实、莲须、龙骨、牡蛎、潼蒺藜、莲子粉（布包）。

（3）水陆二仙丹：金樱子（一半生用，一半炒熟，熬膏），芡实（蒸熟为粉），二药和为丸，淡盐汤送下，每次 6g，每日 2 次。

（4）金锁玉关丸：芡实、莲子肉、藕节、茯苓、山药、五味子、石菖蒲、生地黄、金樱子。

3. 湿热下注

遗精次数较多，排尿时有似精液之物滴流，小便热赤，尿意频而排尿不爽，小腹或有重胀之感，心烦少寐。舌苔黄腻，脉象滑数或濡数。此证治宜清化湿热法。常用方如程氏萆薢分清饮、龙胆泻肝汤、八正散等，随证加减。

（1）程氏萆薢分清饮：萆薢、车前子、茯苓、莲子心、石菖蒲、黄柏、丹参、白术。

（2）龙胆泻肝汤：龙胆草、黄芩、泽泻、柴胡、车前子、细木通、生地黄、当归。

（3）八正散：川木通、车前子、萹蓄、大黄、滑石、甘草梢、瞿麦、栀子、灯心草。

治疗遗精，不可单用、早用固涩之剂。一般患病不久者，多用平相火兼养精之方药；患病日久，或滑精重证，才用补法，以补肾生精之品组方，兼用固摄之品；如果应用补肾固涩之品而不见疗效，可加用一些升提中焦脾气之品，因中焦脾虚时，下焦固摄之权亦可不足；清利下焦湿热时，常加些泻肝之品，因为肝可影响中焦，致中湿不化而流入下焦。所以，临床时要随证权变，详细辨证，不可拘泥于一方一药。

三、名医要论

医经曰：男子二八，肾气盛，天癸至，天癸者精也，精者身之本也。肾藏精，藏精者不可伤。皆由不善卫生，喜怒劳逸，忧愁思虑，嗜欲过度，起居不常，遂致心火炎上而不息，肾水散漫而无归，上下不得交养。心受病者，令人遗精白浊；肾受病者，亦令人遗精白浊。此皆心肾不交，关键不牢之所致也。肾病者，此当禁固之，心病者当安宁之。(《济生方》)

凡十六七岁童子而梦遗者，慎不可补，清心自安。(《国医宗旨》)

梦遗未必肾阳不虚，滑精亦能引动心肝之火。(《中医临证备要》)

遗精一证……不越乎有梦、无梦、湿热三者之范围而已。(《临证指南医案》)

不梦而遗心肾弱，梦而后遗火之强，过欲精滑清气陷，久旷溢泄味醇伤。(《医宗金鉴》)

四、验案

许某某，男，29岁。初诊日期：1962年4月2日。

主诉失眠、头痛、遗精1年余。1年多来失眠，每晚只睡1~2个小时，常有彻夜不眠。右前额部疼痛，白天有时头晕，精神欠佳，晚间倦怠嗜卧而不得眠，入睡则盗汗、多梦、遗精（每周三四次），手足有时发麻，夜间尿频，1夜三四次，不痛不黄，有时心悸、鼻衄，大便正常。胸、腹、四肢未见异常。舌苔薄白，舌质微红，脉象两手均细。

辨证：据其失眠、遗精年余，伴有盗汗、脉细，知为阴虚，心肾不交。肾阴不足而不能济心，心血不足而不能下济肾精，心肾不能相济，故失眠、心悸、遗精、尿频。肾阴虚不能养肝，则肝阳易动而上扰，故右前额疼痛，并有头晕。阴虚生内热，内热迫血故有时鼻衄。四诊合参，诊为阴虚阳旺，心肾不交而致遗精、失眠。

治法：滋阴益肾，平肝潜阳，安心神，固下元。

处方：

生地黄 12g	生白芍 9g	生石决明（先煎）24g
酸枣仁 12g	生牡蛎（先煎）15g	香附 6g
朱远志 6g	首乌藤 12g	磁朱丸（布包煎）6g
芡实 9g	莲须 6g	

水煎服，3剂。

二诊（4月5日）：药后头痛已大减，头晕、周身乏力、四肢发麻之症消失，失眠和夜尿频仍同前。口唇发干，咽干不欲多饮，舌苔薄白，舌质略红，脉象细。前方去香附，以防香燥伤阴，加知母9g，以清心胃之热，并能滋肾。加合欢花9g，以加强交通心肾之力。改首乌藤为15g，改酸枣仁为18g，并且生熟各半入煎，以加强和合阴阳而安神的作用。服4剂。

三诊（4月9日）：药后效果明显，已能睡3小时以上，梦亦减少，头痛已止，盗汗已停，本周没有发生遗精，有时尚感头晕，易疲劳。诸症均有改善，说明药证合宜，故效不更方，仍守原法，处方如下：

生地黄 9g	生石决明（先煎）30g	生白芍 9g
酸枣仁（生熟各半）18g	朱远志 6g	首乌藤 15g
合欢花 9g	生牡蛎（先煎）18g	知母 9g
磁朱丸（布包）6g		

水煎服，3剂。

此后，诸症渐消，仍守此法，以上方稍事出入，又治疗3次即获痊愈。

五、与西医学的联系

西医学中把"遗精"作为专篇论述者至今尚未见到。对"精"的看法，西医学与中医学有很大的不同。西医学的"遗精"只是一个症状，过去曾在神经衰弱、失眠等的临床表现中提到过。遗精患者往往会找中医治疗。

六、体会

遗精一病，有梦而遗者，多用清心降（相）火法治疗，无梦而遗者，多用补肾固精法治疗，而平肝潜阳法、清热利湿法、补肾兼安神法、安神佐以补肾法等，皆为临床常用之法，有时也佐用升中焦清阳法以提高疗效。所以不可拘泥死板，还是要本于前人所嘱："圆机活法，存乎其人。"

阳　痿

阳痿，是指男子的阴茎不能勃起，因而不能进行性交的疾病。因为男子的生殖器在过去一般被称为"阳器"，所以古代医书中又把此病称为"阳痿"，因为有些人把男子的生殖器称作"阴器"，所以有的医籍中称此病为"阴痿"者。

最早关于本病的论述，在我国已有三千多年，《黄帝内经》中就有"足厥阴之筋……其病……阴器不用，伤于内则不起，伤于寒则阴缩入"的论述。

由于工作太累，劳神过度，有时也会出现阳痿，但只要好好休息就会好的，偶有一两次阳痿，就认为是患了阳痿病，心中害怕惊恐，是完全不必要的，休息几天，待身体恢复，精力充足了就会好的。只有多次不能过夫妻性生活，虽经休息仍不能恢复者，才需要请医生诊治。

中医学数千年来有丰富的治疗经验，此病是可以治愈的，患者不必过分恐慌。医者要深入询问病情，注意解除患者对此病的不必要的害怕，作耐心细致的思想工作，对病情恢复是很有好处的。

一、病因病机

1. 精神刺激

许多人对本病不理解，在工作过度劳累时，偶尔发生 1 次阳痿，即精神恐慌、害怕，由于精神紧张，心里非常害怕，而致阳痿者，为数不少。这种情况，只要夫妻双方都互相理解，相互安慰，静养休息几天就会好的，不必要服药治疗。但是，如果互不理解，而夫妇互相埋怨，急于求成，则会造成精神紧张，而出现心理性阳痿。

2. 命门火衰

此即肾阳不足之证。肾为先天之本，内寄阴阳二气，俗称肾气、元气，肾中阴阳相互资生而源源无穷，主宰着人体的发育和生殖。如因早婚，房事过度，或年轻无知，误犯手淫，以致精气损伤，肾气肾阳不足，则不能温助兴阳之功能，可致阳痿。

3. 惊恐伤肾

惊伤心，恐伤肾。如果突受惊恐，肾气受伤，则肾中阴阳精气俱不充，而致阳痿。

4. 心脾受损

身体极度劳累及思虑过度，则损伤心脾，脾为气血化生之源，气血不足则精气失养，血不生精，精血不充，则肾气虚衰，精血生化温运之功能不足，渐致宗筋失养，而成阳痿。

5. 湿热下注

嗜酒过度，喜食肥甘，过度劳累，均可伤损脾胃，脾胃受伤则中焦运化失司，中湿不化，渐蕴生热，中焦湿热过盛，则下注肝肾，宗筋失养，肾气不足，而渐致阳痿。

二、辨证论治

1. 精神刺激，心理畏惧

心细善虑，易受刺激，常在身体劳累时发生一两次阳痿，因疑虑、恐惧而造成心理性阳痿。对此除给予一些药物帮助外，首先是解除其心理恐惧，要多做思想工作，必要时请其妻子参加诊治，解除思想顾虑。常用方有加味六味地黄丸、七味都气丸等。

（1）加味六味地黄丸：生地黄、山茱萸、茯苓、山药、牡丹皮、泽泻、香附、厚朴、紫肉桂。

（2）七味都气丸：熟地黄、山茱萸、山药、茯苓、泽泻、牡丹皮、紫肉桂。可再加生龙骨（先煎）30g，生牡蛎（先煎）30g。

2. 肾阳虚

工作不能持久，易疲劳，腰腿酸软乏力，下腹部喜暖，阴茎临事不举，或虽勃起但不能坚硬。舌苔薄白，脉象两尺沉细，或右尺较无力。此证多是命门火衰，故常治以温补命门，益肾填精之法。常用方有大造回真丹、归肾丸等随证加减。

（1）大造回真丹：补骨脂、枸杞子、山药、菟丝子、金樱子、胡桃肉、山茱萸、巴戟天、肉苁蓉、人参、鹿茸、五味子、小茴香、熟地黄、炒白术、紫河车。

（2）归肾丸：熟地黄、怀山药、山茱萸、茯苓、枸杞子、当归、杜仲、菟丝子。

3. 心肾不足

精神不振，无性欲要求，面色不华，心悸易惊，胆小善恐，睡眠不宁，舌苔薄白，脉象沉细少力。此证治疗，多用培补心肾，益精安神之法。常用方如归脾汤、补心益肾汤、加味荆公妙香散、麦味地黄丸等，随证加减。

（1）归脾汤：炙黄芪、人参、当归、白术、茯苓、广木香、远志、炒枣仁、龙眼肉、炙甘草、生姜、大枣。

（2）补心益肾汤：人参、玄参、丹参、茯苓、五味子、远志、生地黄、熟地黄、山茱萸、枸杞子、巴戟天、淫羊藿。

（3）加味荆公妙香散：怀山药、人参、黄芪、茯苓、远志、朱砂、麝香、淫羊藿、巴戟天、杜仲、潼蒺藜。

（4）麦味地黄丸：麦冬、五味子、生地黄、山茱萸、怀山药、茯苓、泽泻、牡丹皮。

4. 心脾两虚

多因操劳过度而致。面色萎黄不泽，失眠，多梦，心慌心悸，四肢倦怠，阳具不举，举而不坚，舌苔薄白，脉象多见左手沉细，右手濡细。此证治宜养心健脾，佐以益肾之法。常用方如加味健脾丸等。

加味健脾丸：远志、丹参、杜仲、补骨脂、淫羊藿、茯苓、仙茅、巴戟天、白术、莲子肉、怀山药、神曲、山楂、炙甘草。

5. 湿热下注

下肢沉软，阳痿，阴囊潮湿，小便少而色重，食欲不振，舌苔白厚或厚腻，脉象滑数。此证常治以清利湿热，补肾壮阳法。常用方有二妙补肾汤、龙胆泻肝汤合斑龙丸、固真汤等，随证加减。

（1）二妙补肾汤：苍术、炒黄柏、茯苓、杜仲、补骨脂、淫羊藿、巴戟天、山茱萸、枸杞子、菟丝子。

（2）龙胆泻肝汤合斑龙丸：龙胆草、黄芩、泽泻、川木通、车前子、当归、柴胡、甘草、鹿角霜、茯苓、柏子仁、菟丝子、补骨脂、熟地黄。

（3）固真汤：炒知母、炒黄柏、龙胆草、泽泻、炙甘草、升麻、柴胡、羌活。可酌加枸杞子、淫羊藿。

阳痿的治疗，首先要解除思想顾虑，还必须详查脉证，细审病因，治其根本。千万不可一味蛮补，妄用壮阳助火之品。

三、名医要论

凡思虑焦劳，忧郁太过，多致阳痿。（《景岳全书》）

阳痿治疗，必须在壮水之中加入补火。(《临证备要》)

早泄、阳痿要慎用壮阳药。(《名老中医医话》)

其夺火者，多从夺精而来。然亦有多服寒药，以致命火衰弱，阳痿不起者。(《理虚元鉴》)

少年阳痿，有因于失志者，但宜舒郁，不宜补阳。经曰：肾为作强之官，技巧出焉，藏精与志者也。夫志字从士从心，主决定，心主思维，此作强之验也。苟志意不遂，则阳气不舒，阳气者，即真火也。譬诸极盛之火，置于密器之中，闭闷其气，不得发越，则立死而寒矣。此非真火衰，乃闷郁之故也。宜其抑郁，通其志意，则阳气舒而痿自起。(《医述》)

四、验案

杨某某，男，40岁。初诊日期：1969年6月20日。

主诉近一两个月来，阳痿，心情不悦，食欲亦减退，二便、睡眠均正常，惟阳痿近2个多月，夫妻不能过性生活，而心情不愉快。诊其脉象左手正常，右手尺脉较弱。首先告知其本病与长期心情不悦有关，关键是要有信心，保持心情舒畅，再加上药物治疗病必痊愈。据此脉症及心情，采用疏肝补肾之法。处方如下：

生地黄 25g	山茱萸 10g	茯苓 15g	泽泻 12g
牡丹皮 10g	香附 10g	远志 10g	厚朴 12g
淫羊藿 12g	阳起石（先煎）30g	制附片 6g	

7剂，水煎服。

二诊（6月30日）：自上次诊后，信心强固，心情较前好转，服药7剂后，阳痿亦见好转，信心更强。舌苔薄白，脉象同前。再投上方加陈皮10g，7剂。

三诊（7月9日）：阳痿明显好转，饮食见增，精神好转，心情较前愉悦。舌苔正常，脉象右手尺脉渐现有力。再投上方10剂。

1969年10月追访：国庆节到其家中做客，询之阳痿已痊愈，夫妻性生活和谐。

五、与西医学的联系

西医学的内科学中尚无"阳痿"一病的专篇论述。但据我们所知，西医学对"遗精"患者，主要是检查引起阳痿的原发病，确诊以后，首先是在精神方面作些思想工作，其次是治其原发病，认为原发病治愈后，阳痿也就自然痊愈了，也不主张一见阳痿即投以"伟哥"之类的壮阳药,以治疗原发病为主。所以,不少阳痿病人常来中医处治疗。中医治疗此病,主要强调治本,不要单治其标,更不要骤然投予壮阳药物,必须辨证论治。

六、体会

阳痿也属"痿证"范畴,古人有"治痿独取阳明"之论。所以,调理饮食也是非常重要的,清代名医叶天士在《临证指南医案》一书中就有:"又有阳明虚则宗筋纵。盖胃为水谷之海,纳食不旺,精气必虚,况男子外肾(指阴茎),其名为势,若谷气不充,欲其势雄壮坚举,不亦难乎?治惟通补阳明而已"的议论。可见,治疗阳痿,在辨证论治时,亦应考虑到调理脾胃之法,不可一味地蛮补肾阳。

奔 豚 气

奔豚气亦名奔豚,奔豚气病名,为汉代以后的称谓。

奔,疾走也;豚,小猪也。奔豚是指发病时,自觉腹内有气上冲,好像有小猪奔走之状,故名奔豚。

奔豚作为病名,最早见于《灵枢·邪气脏腑病形》,篇中说:"肾脉,急甚为骨癫疾;急为沉厥(下焦厥冷),奔豚",指出肾主骨,肾为人体元气生发之处,如肾气虚,寒不太甚时则发为沉厥,虚气反逆,则发为奔豚。至秦汉时代的医书《难经·五十六难》中又说:"肾之积,名曰贲豚,发于少腹,上至心下,若豚状,或上或下无时,久不已,令人喘逆,骨痿,少气……"。汉代张仲景先生的《金匮要略》中则有奔豚气病的专篇论述。因奔豚气之病,在腹中有气上下攻窜,发作时则出现,不发作时则腹中摸不到有形的积块,知病在气分,所以自《金匮要略》以后则称"奔豚气"病。

张仲景先师,在《金匮要略》奔豚气篇中提出了治疗奔豚的药方,如奔豚汤、桂枝加桂汤等。这些药方至今仍为临床常用,并且效果显著的药方。此篇为后世治疗奔豚奠定了基础,后世多遵其说。

本病的特点是:"发作欲死,复还止""或上或下无时";《诸病源候论》还说:"休作有时,乍瘥乍极"。总之,是一种发作性疾病,发病时"发作欲死",不发病时检查不到有何器质性疾病。

所以本病患者，到西医医院进行检查，往往查不到阳性结果，我的体会是，此病服用中药效果很好，可请中医治疗。

一、病因病机

引起奔豚气病的病因虽然可有多种，但临床常见的因素又多以七情内伤和寒水上逆而致病者较为多见，现分述于后。

1. 七情内伤

《金匮要略》论奔豚气时认为奔豚病是"从惊恐得之"，《黄帝内经》曾说："恐则精却，却则上焦闭，闭则气还，还则下焦胀，故气不行矣。"另外，七情之中还有"思则气结""惊则气乱""恐则气下"等，这些"气结""气乱""气下"等情志怫郁，气道失常，皆可导致正气流行失畅而导致发病，由于本病以肾为主，所以惊恐伤于心肾，正气失常，邪气上逆而致发病。

2. 肾寒上逆

肾为寒水之经，肾气不足者，下焦素有寒邪水饮之气，如遇发汗太过，再损伤阳气，寒邪、水饮之邪即可乘虚上逆，直冲心下而发病。

二、辨证论治

治疗本病应针对气、寒、水为主，这三者之中又以"气"为主，所以理气降逆，平肝降逆，温肾降逆常为主要治疗法则，但也要根据证候的不同，进行加减化裁，有的要结合温经通阳，有的要结合逐寒行水等。

1. 肝肾气逆

发病时，自觉有气从少腹（或小腹）上冲至心下或咽喉，非常难受，不可名状，甚至发作欲死。也有的病人自觉有气从下腹部一直上冲到心下，则惊悸心慌，或腹痛，或胸闷气短，或呕吐，或烦渴，或头痛、乍寒乍热，恶闻人声，发作欲死，自觉上冲之气渐渐复还回原来之处则痛止，气平如故。常常反复发作，1日可有数次。舌苔或白或黄，脉象或弦或滑，发病时或略数。治疗此证常以平肝温肾，调气降逆为主要治法。常用方有奔豚汤、桂枝加桂汤、旋覆代赭汤等，随证加减。

（1）奔豚汤：甘草、川芎、当归、黄芩、白芍、半夏、生姜、生葛根、甘李根白皮（现多用桑白皮代）。

（2）桂枝加桂汤：桂枝（桂枝汤原方中桂枝加至二两）、白芍、生姜、甘草、大枣。（按：后世的医家认为应在桂枝汤中加入肉桂）。我常在桂枝汤中加紫肉桂 3~6g。

（3）旋覆代赭汤：旋覆花（布包）、生赭石（先煎）、半夏、人参、生姜、大枣、甘草。

2. 肝肾寒逆

此证较前一证少见。病人素体阳虚，内伏有寒水之邪，在疾病中，又伤及阳气（如发汗太过等），或感受寒邪，内外合邪，寒邪乘正虚而上逆，引致奔豚气病发作。例如《伤寒论·辨太阳病脉证并治》第 65 条有："发汗后，其人脐下悸者，欲作奔豚，茯苓桂枝甘草大枣汤主之。"《金匮要略》奔豚气病篇中也有："发汗后，烧针令其汗，针处被寒，核起而赤，必发奔豚，气从少腹上冲心，灸其核上各一壮，与桂枝加桂汤主之。"由此可见，大汗伤阳，汗多心虚，下焦寒邪乘虚上逆则更易引发奔豚。舌苔白腻或白，脉象可见弦紧或沉弦等象。此证治宜温阳调肝，理气降逆之法。常用方有苓桂甘枣汤和桂枝加桂汤，随证加减。

（1）茯苓桂枝甘草大枣汤：茯苓、桂枝、甘草、大枣。

（2）桂枝加桂汤：桂枝 15g，白芍 9g，生姜 3 片，大枣 4 枚，甘草 6g。

按：本方即桂枝汤原方加重桂枝（由 9g 加至 15g），所以名曰"桂枝加桂汤"。但后世医家也有说"加桂"应为加肉桂 6g 左右（因有肾寒）以温肾阳，此理亦通。作者曾用加肉桂法治疗奔豚，确有良效。但也有一例女性患者患奔豚，每次发病自觉有气自左少腹向上冲至头部左侧，旋即头痛心悸，心中难受不可名状，我先用桂枝汤加肉桂治疗，能取得一定效果，但每月仍发作一两次，后来改用桂枝汤加重桂枝之法，刚开始用 18g，渐渐增加，直至增加到每剂 30g，疾病才完全治愈。所以对古人的方剂加减法，需要深入思考。用加肉桂者也能取得一定疗效。另外，《医学心悟》中还有奔豚丸，也可随证加减应用。

三、名医要论

奔豚气有三，犯肺之奔豚属心火；犯心之奔豚属肾寒；脐下悸，欲作奔豚，属水邪。（《伤寒指掌》）

奔豚者，肾邪也，肾邪一动，势必自少腹上逆而冲心，状若豕突，以北方亥位属猪故也。（《尚论篇》）

奔豚，气上冲胸，往来寒热，奔豚汤主之。（《金匮要略》）

仲景所谓奔豚气，与《难经》肾积，其证不同……要在学者分别之焉。盖其扩充仲景者，则寥寥罕闻尔。（《杂病广要》）

按：清代名医徐灵胎也有这种看法，认为此病与《难经》的"肾之积，名曰奔豚""病形同而病因异也"，希同道细心参阅体悟之。

四、验案

张某某，男，45岁，遵化县医院会诊病人。初诊日期：1971年6月3日。

主诉病由生气而得，自觉有一股热气从小腹上冲至心下、胸中、咽喉等处，则烦热而渴，气上逆，胸满，脘堵，不能吃饭，只能吃冰棍、冰块，一天要吃几十根冰棍，会诊时已数日未进饮食，昼夜只能蹲着，不能躺卧，卧则加重痛苦欲死，腹部喜暖，曾到几个医院诊治均未获效。观其舌质未见异常，诊其脉象沉弦尺弱，右尺弱明显。诊为奔豚气病，辨证为肝阳上逆，火不归原之证。治以平肝降逆，引火归原，佐以开胃之法。处方如下：

桂枝 10g	白芍 10g	炙甘草 3g	生姜 3 片
大枣 4 枚	紫肉桂 5g	旋覆花（布包）10g	生赭石（先煎）18g
半夏 10g	制香附 10g	青皮 6g	陈皮 10g
厚朴 10g	炒黄芩 10g		

水煎服，3剂。

二诊（6月6日）：上方进2剂后，即能进些饮食，夜间能躺下睡一会儿，食冰棍能减少几根，全家都很高兴，昨日服最后1剂药后情绪较前又有好转，舌无大变化，脉象尺部仍弱。再守前方加减。上方改紫肉桂为6g，加吴茱萸5g，仍投3剂。

三诊（6月10日）：上方服后，病情大见好转，已能吃饭，小腹热气上冲之状，发生次数已较前明显减少，有时一昼夜也未发生，不发生上冲则不发病。此后一直用此方稍事加减，共服药约30剂而痊愈。

药方分析：本例以桂枝加桂（肉桂）汤合旋覆代赭汤随证加减而治愈。本方在桂枝汤中加入紫肉桂5~6g。紫肉桂有温肾、助肾阳的功效，并能引火归原（肉桂助肾阳，守而不走，并能把散逆出去的肾气引纳回来，使肾阳守在下焦，临床上称此为"引火归原"）。此病人自觉小腹的热一上冲至胸中、咽喉就犯病，所以在桂枝加桂汤中，没有加桂枝，而加了肉桂以引火归原，又合用了旋覆花降上逆之气，生赭石平肝火、降逆气，青皮平肝，陈皮开胃，制香附疏肝理气，以防气郁生热（气有余便是火），黄芩泻已成之肝热，与香附同用，既能清泻肝热，又能防止气郁生火。本病人发病时只能吃冰棍，知是肝经郁而生热，不是胃热，所以未用生石膏、知母等清胃热之品，而是用香附、黄芩，又配以厚朴理气平肝和胃。所以，本病人服2剂药就可以稍进饮食。按"效不更方"的原则，此病人一直守住此方未大变化而至痊愈。可见，桂枝加桂汤确是治疗奔豚气病的有效方剂。我曾用此方多次随证加减治疗奔豚气，均取得了良好效果。

五、与西医学的联系

本病在西医学中尚未见到专篇论述。但我在 60 余年的临床中确实诊治过多例此类病，患者常常是经过西医学暂时诊断为神经官能症，或胃肠功能紊乱，或胃肠神经官能症等，还有的诊断为神经衰弱等。中医应抓住其主诉"自觉下腹部有气上冲"即发病的特点，给予辨证论治，常可治愈。所以不一定与西医的某病对号入座，而是应按本篇所述进行辨证论治。

六、体会

本病的最大特点是有气（或寒或热）自少腹或小腹上冲至心下、胸中、咽喉，甚至可上头部，即发病，发作欲死，1 日数次发生，或二三日发生 1 次。抓住这个特点，就可以诊为"奔豚气病"。

本病以七情内伤而患病者为多，七情之中又以惊恐忧思所致者为多，虽也有下焦寒邪上逆者，但较七情内伤发病者少。

本病治疗时，以桂枝加桂汤应用最多，奔豚汤次之。

消　　渴

消渴又名三消，即上消、中消、下消。如口渴多饮为上消，消谷善饮为中消，口渴多尿为下消。若多饮、多食、多尿俱见者，称为三消，也名消渴。"消"是指内消而言，例如：虽然能吃能喝，而人却消瘦得很快，所以称"消"；"渴"是指口渴、多饮而言。故此，中医学对口渴，喝水多，善饥、消瘦很快。这种病称为消渴病。本病在《黄帝内经》中已有明确的记载，例如"二阳结谓之消"，并且记有"消渴"这一病名。例如"膈以上津液耗渴，故为消渴"。

至隋代《外台秘要》书中并有"每发即小便至甜"的记载。宋代医书的消渴中，还有"尿味甜如蜜"的记载。

由以上诸记载来看，消渴病中包括了"糖尿病"。但是关于消渴病中，又有"果为实火，致耗津液者，但去其火，则津液自生而消渴自止"的记载。结合临床实际情况来看，消渴中确实包括"糖尿病"在内，但不能说消渴就是糖尿病。因为"消渴"中还包括"尿崩症""甲亢"等病，这些病的某个阶段，在症状上也会出现"消渴"。所以只能说"消渴"可以包括糖尿病，但不能对号入座地说消渴病即是糖尿病。

一、病因病机

常见的病因病机可有以下几种：

1. 过食肥甘

由于过多的服食厚味肥甘，恣食炙煿，饮酒无度等，造成中焦胃热，消耗津液而成消渴。

2. 体质虚弱

内脏脆弱之人，精津不足，阴虚则产生内热，内灼津液而成消渴。

3. 精神刺激

精神情绪的波动，过度的喜怒哀悲，都可引致肝气郁结，气郁则生内热，所以情绪波动与本病的发生，有很密切的关系。

4. 房劳精亏

恣意纵情，房事过度，可致阴精不足，肾气耗散，水不能制火，火热灼津而致"消渴"。

综合以上诸种病因病机，可用两个字来概括之，即"虚"和"热"。虚指阴津的不足，热指内热的煎灼。其中，阴虚是本，内热是标，阴虚可助内热的增长，内热耗伤阴津更可促成虚的加重。所以，二者又是互为因果的，所以在辨证论治时，要相互联系进行分析。

二、辨证论治

总则要注意分辨内热是气分热还是血分热。

气分热者，口渴喜饮冰水，血分热者，则口渴喜饮，下午较重，常伴有五心烦热。

1. 上消

主要是以明显口渴为主，喝大量的水后，随即又渴，口舌干燥，小便因饮多而频，大便正常，食纳正常，体重消减不甚快。舌苔黄，舌质红，脉象数较细。此证的病本在上焦，以肺热津伤为主。治病的方法是清热生津法，急治其标，佐以益肾以顾其本。常用方有天花粉散、玉女煎、二冬汤加人参生石膏。

（1）天花粉散：天花粉、生地黄、麦冬、葛根、五味子、甘草、粳米。

（2）玉女煎：生地黄、生石膏、知母、麦冬、怀牛膝。

（3）二冬汤加人参生石膏：天冬、麦冬、天花粉、黄芩、知母、甘草、人参、生石膏。

2. 中消

主要症状是能食善饮，虽然饮食倍增，但身体消瘦却较快，体重很快减轻。除了易饿、饮食倍增外，还有渴而能饮、小便数、味甜，大便干，舌苔黄，舌质红，脉象滑数或细数。此病主要在中焦，胃热津伤，甚则与脾有一定关系。此证治疗方法，主要是清热保津以治标热，结合益肾、生精、壮水、治火以治其本。常用方如白虎汤加人参生地黄、增液承气汤等。

（1）白虎汤加人参生地黄：生石膏（先煎）、知母、生甘草、粳米、人参（或党参）、生地黄。

（2）增液承气汤：玄参、麦冬、生地黄、生大黄、芒硝。

3. 下消

主要症状是口渴饮水，饮水虽然比正常人增加一两倍，但排尿的次数与量则比正常人增加 2~4 倍。（故称此曰"饮一溲二"），甚至尿中如有膏油而浑浊。舌质嫩红，脉象沉细数。尺脉可见弱小之象。此病主在下焦，乃肾水不足，生化失常，不能升清降浊，内热伤津所致。其治疗方法是补肾清热以治本，益气生津以治标，而标本同治。常用方如六味地黄汤，随证加减。

六味地黄汤：生地黄、山茱萸、茯苓、泽泻、牡丹皮、山药。可少加肉桂，以免一派阴霾，不利气化；也可加天花粉、麦冬。

以上是三消的辨证论治。临床上往往有的病人是口渴而多饮，又食量猛增还容易饿，小便也明显增多，即上消、中消、下消三消的症状一齐出现。

4. 消渴

即上述的三消症状全有者。此病往往舌苔微黄，脉象沉滑，重按少力。对此治宜根据"壮水之主，以制阳光"的法则处方用药。我遇此证往往用六味地黄汤加减治疗，兹介绍如下，供同道参考。

生地黄 35g	山茱萸 10g	茯苓 20g	泽泻 12g
牡丹皮 10g	紫肉桂 3~5g	天花粉 20g	麦冬 12g
玄参 15g			

水煎服。

另用上方 1 剂，煎水 500~1500ml（病人 1 天喝多少水就煎成多少），每口渴发作时就喝此水，随着病情的好转，口渴减轻，饮水减少，煎水量也可以渐渐减少（但要够 1 日饮用之量），渐渐不渴后，即只服汤药，不再煎饮此药水。

我治疗尿崩症也常用此法取效，仅供同道参考，希望大家再想办法，以治此顽疾。

甲状腺功能亢进的病状中，有时也会出现三消症状中的某些症状，只要运用本篇介绍的辨证论治，其症状即可消退。

三、名医要论

治上消者，宜润其肺，兼清其胃；治中消者，宜清其胃，兼滋其肾；治下消者，宜滋其肾，兼补其肺。深得治消渴之大旨矣。（《医学心悟》）

今医多用醒脾生津止渴之药，误矣。其疾本起于肾水枯竭，不能上润，是以心火上炎，不能既济，煎熬而生渴。今服八味丸，降其心火，生其肾水，则渴自止矣。（《外科精要》）

益火之源以消阴翳，则便溺有节（八味丸），壮水之主以制阳光，则渴饮不思（六味丸）。（《证治准绳》）

凡治消之法最当先辨虚实，若察其脉证，果为实火，致耗津液者，但去其火，则津液自生而消渴自止。若由真水不足，则悉属阴虚，无论上、中、下急宜治肾，必使阴气渐克，精血渐复，则病自愈。若但知清火，则阴无以生而日见消败，益以困矣。（《景岳全书》）

夫消渴者，渴不止，小便多是也……其病多发痈疽。（《诸病源候论》）

天花粉，治消渴之圣药也。凡消渴药中，大禁半夏，及不可发汗。（《医学正传》）

消渴虽是燥热，不可大用苦寒，致使脾气不行，结成中满，不可久与香燥，助热内结，发而痰喘。至要绝欲以生津，饮水多不禁。（《医林绳墨》）

四、验案

段某某，男，45 岁。初诊日期：1965 年 6 月 2 日。

主诉：口渴引饮，口渴时立即饮水，否则渴欲死，故常常随身携带热水瓶 2 个，1 个装热开水，1 个装冷开水，无论开会，行路都须带这 2 个暖水瓶，以备急用。大便正常，小便量多而频。身体渐渐消瘦，但消瘦得并不快，故而患此病数年来，工作尚可坚持。舌苔黄，脉象数大有力。查尿，尿糖（++++），查空腹血糖 200mg/dl，常服西药降血糖药，但血糖降到正常时，仍渴，故此，为了避免长服西药，怕生副反应，而停服西药。舌苔微黄，脉象数。据此脉症诊断为上消，投以滋肾、润肺、清胃热之法。处方如下。

生地黄 40g	山茱萸 10g	山药 12g	茯苓 12g
泽泻 10g	牡丹皮 10g	生石膏（先煎）30g	五味子 10g
葛根 12g	天花粉 18g	天冬 10g	紫肉桂 3g

水煎服，7 剂。

另用：生地黄 30g，山茱萸 10g，山药 12g，茯苓 12g，泽泻 10g，牡丹皮 10g，紫肉桂 2g，煎水 1000ml 代水饮，每日 1 剂，口渴时，即饮此水，不可再饮白开水。

二诊（6 月 10 日）：进上药及喝上述药水后，口渴减轻，在做 2 小时报告中间只需饮药水 1 次。再投上方，把药方中的生地黄改为 50g，药水方中加五味子 10g。

三诊（6 月 20 日）：进上药后，口渴大减，再也不用随身带两个暖水瓶了。开会，做报告时，中间也不须再饮水，故此从昨日开始，已只服汤药。不再煎药水喝了。查尿糖有时阴性有时一个"+"号。查空腹血糖已基本正常。舌苔滋润，脉已不数。嘱仍服二诊汤药，再服 20 剂以后，如不渴，可改为间隔 1 日服 1 剂。血糖尿糖都能保持正常，以后，如无明显症状（口渴），可间隔 2 日服 1 剂汤药，再服半年。后询问其汽车司机说早已痊愈，且能劳动。

五、与西医学的联系

西医学中目前尚无消渴之病名，根据本病的症状特点口渴（多饮）、易饿（多食）、尿多（多尿）、消瘦等情况，与西医的 3 个病，即糖尿病、尿崩症、甲亢有相似之处。兹分述如下：

（一）糖尿病

糖尿病与消渴相似处有多饮、多食、多尿，但不能说糖尿病就是消渴，只是糖尿病可以出现消渴的症状而已。

三多一少症在 1 型、2 型糖尿病均可出现。一般说，1 型者病情较重，2 型者病情较轻。糖尿病在长期的病程中常可因代谢紊乱而出现慢性并发症，如糖尿病性视网膜病和糖尿病肾病，及神经病变、心脑血管病变等。

西医学在治疗方面，多采取综合治疗。以饮食治疗、身体锻炼、降糖药物（口服或注射）为治疗方面的重点。要注意治疗措施的个体化，不能千篇一律。

口服降糖药有：①磺脲类：如格列本脲、格列喹酮片等；②双胍类：如苯乙双胍等。以上降糖药，均在饭前服用。注意上述降糖药均不可用于糖尿病孕妇及哺乳期的病人。

临床上投与口服降糖药和饮食控制，是必须经过周密的计算而设定的。故此应用西药及控制饮食时，最好是请内分泌专科医师，根据病人的具体情况，进行计算后，确定如何进饮食，如何服药物等。还应注意适当锻炼身体。

胰岛素既有短效、中效、长效的不同，又有普通胰岛素和高纯胰岛素等的不同，所以使用时要注意区分，其用量及给予时间均有不同。初始剂量使用后，还要根据空腹血糖、饭后血糖及尿糖情况调整其用量，也要注意个体情况，不可大意。在胰岛素的应用方面，西医学积有许多经验，随着各国制品的进口，品种也日益繁多，最好是在内分泌专科医师指导下应用，最为稳妥。

中医学在治疗糖尿病时，要注意详细询问其应用降糖药（口服或注射）以前的症状和特点，以便深入分辨其为何证（上消、中消、下消、消渴等证），还要注意舌苔、脉象的变化，详细辨证。我的经验（参看验案）是以补肾益阴法治本，以清热生津法治标，两法常常合用。

在服中药以后，慢慢地血糖也可控制，有的患者能降到正常，尿糖可变阴性，对停药后不控制饮食血糖复又升高者，再服一两个月仍能慢慢使血糖下降。

（二）中枢性尿崩症

病人有口渴多饮、排尿多的症状，但没有明显消瘦，主要是以排出大量的低比重尿为特点。发病原因是因为多种原因，使抗利尿激素调节机体水平衡的功能发生障碍，尿液不能被浓缩，大多与下丘脑脑垂体有病变或功能障碍有关。诊断本病须排除其他使抗利尿素调节障碍的因素，不过近些年来 MRI 的广泛应用已使本病的诊断容易多了。

国产药有尿崩灵，由鼻黏膜涂抹或吸入，缺点是长期使用会使鼻黏膜萎缩而失效，且带来鼻黏膜萎缩的痛苦。另外还有进口药 DDAVP，但价格昂贵。

经西药治疗，一般能控制口渴多尿症状 3~4 小时，进口药最长可达 12 小时，必须终生用药。

此病服中药治疗也可以控制其口渴、多尿的症状。我曾治疗一位南斯拉夫的患者"拉达"，女，13 岁，在南斯拉夫确诊为中枢性尿崩症，口渴，多尿，尿比重很低，正在上小学，1 节课不能听完即去上厕所小便，1 日数 10 次，听课时要带一暖瓶，把水凉温，准备随时饮用，利用暑假其母亲陪同来中国请中医治疗。我为她辨证为上消，投以益肾滋阴，清热生津之法，处方同验案药方，用量减少。

用药 2 个月后，小便即改为 1 日 20 次左右，尿比重也略上升，即回国上课准备寒假再来，带了中药 5 剂，丸药（用汤药方配成水丸）一料，估计能服 2 个多月。当年寒假又来北京，诉说现在上课时不用再带暖水瓶了，已能在课间休息时上厕所，体重有些增加。其母非常高兴，再陪女儿来中国治疗。

这次来治疗，仍投前方，已不用再熬药水，带着随时喝用。到寒假末时症状基本控制，尿比重已达到 0.06 有时可到 0.08，月经已来潮，即带着用汤药方配制的丸药和汤药 50 剂回国，嘱回去后先服汤药，每日 1 剂，服 10 剂后改为隔日 1 剂，如病状不出现，服 10 剂后，再改为隔 2 日服 1 剂，汤药服完即继服丸药。母女高兴地回国去了，以后再未联系，但南斯拉夫驻华使馆告知南斯拉夫一家报纸，特别对本例做了报道。

（三）甲状腺功能亢进症

是由多种原因引起的甲状腺激素增多，导致机体的神经、循环、消化等系统兴奋性增高和代谢亢进为主要表现的疾病。此病多见于女性，临床常见易饿，多食，多汗，肠蠕动增快，而大便次数多或腹泻，心跳加快，容易急躁发怒，轰然汗出等症状。由于易饿、多食、消瘦，患者常找中医诊治，中医据其症状也有时诊断为中消进行治疗。

西医诊断除检查甲状腺外，主要检查血清 T3、T4 以及基础代谢以及血糖等，确诊还需要做许多鉴别工作，最好请内分泌专科医师详查。

在治疗方面：目前主要应用甲巯咪唑口服，但有时需要摸索很长时间才能找到比较合适的用量。其他还有手术治疗、放射性治疗等，这些治疗方案均须请内分泌科医生确定。中医师还是应用辨证论治比较好。

中医学根据辨证而采用针灸或中药治疗本病，常能取得较好疗效，比中医治疗糖尿病、尿崩症的疗效要好。

六、体会

本病虽有上、中、下三消之分，但在临床上分辨起来并不是那么绝对清楚，更多的是上、中、下三消都有，所以医家仍以"消渴"作为病名，本文也特别把三消俱有，难以分辨上、中、下三消者增列为"消渴"证，这样是为了临床上容易掌握，但对上、中、下三消还是要辨别的，以便在遣方用药上有所侧重。

根据我数十年所见，用中药治疗糖尿病，多数病人服汤药，达到血糖不高，尿糖阴性后，病人即停服中药，并且饮食也不注意了，以致糖尿病又复发。《黄帝内经》中在数千年前即说"富贵之人，形乐而志苦，华食而纵淫，夫四体不劳则气血留滞，心志烦苦，则中气内伤，膏粱华食则脾胃有亏，放纵淫欲则精血耗竭，是以热中、消中多生于富贵之人。"可见此病富贵人得之者较多，并且如不注意饮食，则容易复发，如金代医家张子和先生曾说："消渴者不减滋味，不戒嗜欲，不节喜怒，病已而复作。"

对尿崩症，我治疗了多例，但不知多数患者是否复发，南斯拉夫女孩拉达一例，不但制止了口渴多尿之症状，而且体重有增，更重要的是月经也于寒假期间正常来潮，这将对其发育有极大帮助，惜其为外国人，未再继续联系。

至于"甲亢"，我曾治愈多例，多数不再复发，但在用药时要注意妇女的特点，应用益阴制阳佐以调气的方剂，常取得优异的效果。

关于消渴的治法，清代名医陈修园先生在《医学三字经》消渴篇中有一句话很重要，宜深深理会之，在书中曾有"消渴症，津液干，七味饮，一服安……"之句，关于"七味饮"陈先生解释说："赵养葵先生治消证先分上、中、下，但见大渴大燥，须用六味丸料一斤，肉桂一两，五味子一两，水煎六七碗，恣意冷饮之，睡熟，而渴如失矣。白虎，承气皆非所治也。"

观此段文字，我深受启发，数十年临床治消渴皆本此意，用之多效，实是抓住了治消渴的真谛也，请同道们深思之，并希望对此病深研之。

疟　疾

疟疾的特点是病人发冷、发热的发作有一定的时间，到时即发，其发冷时感到全身发冷，甚至战栗、抖齿、鼓颊，虽穿上皮衣、盖上棉被甚至烤火，均不能解其寒；其发热时，头痛，发热，脊痛，烦躁，虽脱衣、饮冷水，亦不能解其热。一般常先寒后热，发作时令人十分难受，不发作时则如常人，故有言：疟者虐也，对人有凌虐之意，故称疟疾。有的 1 日 1 发，有的隔日 1 发，还有的 3 日 1 发。也有的地方把本病称为"打摆子"。

关于本病早在春秋战国时代成书的《黄帝内经》中即有专篇记载，至汉张仲景所著《金匮要略》中也有专门论述。后代医家又有一定的补充发挥，积累了丰富的治疗经验，并且认识到本病有一定的季节性、地区性和传染性，在临床分类上，有正疟、温疟、瘅疟等。

一、病因病机

（1）夏季炎热伤于暑邪，腠理开泄，或当风浴水，寒湿之气内留，至秋受秋凉之气侵袭，邪气不得发越与荣卫之气交争而发病。

（2）夏季贪吃生冷瓜果，脾胃正气受遏，至秋又感风寒，邪气与正气相争而发病。

（3）感受秽浊不正之气，郁蒸于内，舍于脏腑募原之间，浊气与正气相争而发病。

（4）体质素虚，不能适应时令气候的变化，如再加饮食不节，以致荣卫紊乱而发病。

本病一般多见于夏末秋初，正如《黄帝内经》所说："夏伤于暑，秋必痎疟。"

二、辨证论治

1. 正疟

以定时的发冷、发热为主症。发病之时先见凛凛恶寒，浑身怕冷，虽穿厚衣、盖厚被不能解其寒，发一阵寒后感到周身发热，口渴饮水，头痛，身困，虽处冰窟不能解其热，经过一定时间后，即大汗淋漓，热退神安，体倦神疲，睡一会儿即恢复正常。这种发作，明日仍在今日发作之时而发，所以说发作有定时。每日1发者病较轻，间日1发者稍重，3日1发者，邪入三阴故病重。发冷时脉象可见弦紧，发热时或不发作时脉略弦。

正疟的治法以和解少阳为主，常用方有小柴胡汤、清脾饮、草果厚朴汤等，随证加减。

（1）小柴胡汤：柴胡、黄芩、半夏、人参、甘草、生姜、大枣。

和解少阳法和小柴胡汤为治疟疾的主要方法。中医认为疟邪一般均在半表半里，邪出与阳争则发热烦躁，邪入与阴争则恶寒战栗。邪正交争停止，则病情缓解。所以治法以和解少阳为主，当然还要随证加减以提高疗效。此方用于发于冬春者较好，如发于夏末秋初，还可加草果、常山之类的药物，以加强和解兼抗疟之力。

（2）清脾饮：柴胡、黄芩、半夏、生姜、甘草、青皮、厚朴、白术、茯苓。

此方适用于疟疾兼有脾湿生痰，舌苔厚腻，脉弦滑，发于夏秋湿热之季者。

（3）草果厚朴汤：草果、苍术、槟榔、厚朴、陈皮、甘草。

本方适用于夏秋之季者。清脾饮重在和解少阳，本方重在除湿燥痰，可据证采用。

2. 牝疟

虽也有定时寒热，但寒多热少，（如同八二之分），或但发冷不发热，如《金匮要略》所说："疟多寒者，名曰牡疟"（按："牡"，也应改为"牝"）。《医门法律》说："疟多寒者，寒多于热，如三七、二八之分，非纯寒无热也。"此证治法为和解祛痰，常用方如蜀漆散、柴胡桂姜汤等，随证加减。

（1）蜀漆散：蜀漆、云母、龙骨等份为散，未发前，浆水服半钱（0.1~0.2g）。

（2）柴胡桂姜汤：柴胡、桂枝、干姜、黄芩、牡蛎、甘草。但寒不热者可用蜀漆散，寒多热少者可用本方。

3. 温疟

特点是发作时热甚寒微，如《金匮要略》所说："温疟者，脉如平，身无寒，但热，骨节疼烦，时呕。"《黄帝内经》也说："先伤于风，而后伤于寒，故先热后寒也，亦以时作，名曰温疟。"本证先热后寒，寒微热甚，或但热不寒，故其治法是清热解肌为主，少佐辛温以宣解其所伏风寒。常用方如白虎加桂枝汤、人参白虎汤、五汁饮等，随证加减。

（1）白虎加桂枝汤：生石膏、知母、粳米、甘草、桂枝。

（2）人参白虎汤：人参、生石膏、知母、粳米、甘草。

（3）五汁饮：梨汁、荸荠汁、鲜芦根汁、麦冬汁、藕汁。

4. 瘅疟

本证的特点是发作时但热不寒，发热的时间也较长，手足烦热，形体消瘦，舌绛，脉象细数。本证热邪炽盛，所以治法是清热解肌，和解少阳。常用方如柴胡白虎汤、白虎加人参汤等，随证加减。

（1）柴胡白虎汤：柴胡、黄芩、天花粉、人参、生石膏、知母、粳米、甘草。

（2）白虎加人参汤：生石膏、知母、粳米、甘草、人参。

5. 疫疟

疫疟是指传染流行甚广者，沿门阖户，交相传染，所发症状，男女老幼，基本相同，寒热交作，定时而发，或者头痛、口渴等。治疗须以辟秽、和解、清热为主。常用方如治疫清凉饮、太乙紫金锭、达原饮等，随证加减。

（1）治疫清凉饮：秦艽、赤芍、知母、贝母、连翘、荷叶、丹参、柴胡、人中黄。

（2）太乙紫金锭：文蛤、山慈菇、朱砂、牛黄、大戟、千金子霜、苏合香、冰片、麝香。共为小锭或药粉，随证选用。

（3）达原饮：厚朴、常山、草果、槟榔、黄芩、知母、石菖蒲、青皮、甘草。

6. 瘴疟

瘴疟与感受山岚瘴气有关，主发于岭南，多雨多湿，热难消散，湿热交蒸，发为山岚瘴气。因湿热秽浊之气较重，故除寒热交作外，还可见呕吐、腹痛、头痛、头昏等症。治宜芳香辟秽，除湿化浊之法。常用方有藿香正气散、达原饮等，随证加减。

（1）藿香正气散：藿香、紫苏、陈皮、白芷、大腹皮、茯苓、苍术、厚朴、半夏、甘草、桔梗、生姜、大枣。可适加常山、草果。

（2）达原饮：见疫疟。

还可用上2方送服太乙紫金锭2~3g。

瘴疟细分可有热瘴、冷瘴之别。

①热瘴：热多寒少，热甚时可致神昏谵语，舌绛或舌苔焦黑，脉弦数或洪数。治宜祛秽解毒，和解清热法。常用方为清瘴汤，随证加减。

清瘴汤：青蒿、柴胡、茯苓、知母、陈皮、半夏、黄芩、黄连、枳实、常山、竹茹、益元散。

②冷瘴：发作时寒多热少，舌苔白腻，脉弦。治宜芳香化浊，和解祛秽法。常用方如加味不换金正气散，随证加减。

加味不换金正气散：厚朴、苍术、陈皮、甘草、藿香、佩兰、草果、半夏、槟榔、石菖蒲、荷叶。可加青蒿、柴胡等。

瘴疟出现神昏等症时，也可应用三宝（即安宫牛黄丸、局方至宝丹、紫雪丹）。

7. 疟母

患疟久久不治，或治不得法，而致久久不愈者，痰、食、气、血、积滞郁结，成为腹中病块，在左胁下可触及，稍有胀痛，或消化不好，此名疟母。治疗此证用《金匮要略》的鳖甲煎丸，常服有效。

鳖甲煎丸方：鳖甲、乌扇、黄芩、柴胡、鼠妇虫、干姜、大黄、芍药、桂枝、葶苈子、石韦、厚朴、牡丹皮、瞿麦、凌霄花、半夏、人参、䗪虫、阿胶、蜂窠、赤硝、蜣螂、桃仁。

如法制成丸药如梧子大，空腹服 7~10 丸，每日 3 次。此丸制作工艺复杂，一般药店有售。

8. 截疟法

所谓"截疟"即赶快制止疟疾发作的方法。中医学讲究辨证论治，"治病必求其本"。所以对"截疟"法的运用很少。所以元代医家孙允贤曾说："治疗之法，当先散寒邪，不可骤用截、补之药，若截早则补住邪气，其证变异，不能即愈，致成痎瘵者有之。"(《南北经验医方大成》)截疟药方有：截疟七宝饮、小柴胡加常山汤、截疟常山饮。

（1）截疟七宝饮：常山、陈皮、青皮、槟榔、草果仁、炙甘草。

（2）小柴胡加常山汤：柴胡、黄芩、半夏、人参、甘草、常山、生姜、大枣。

（3）截疟常山饮：柴胡、草果、常山、知母、槟榔。

截疟药在病人发作数次后才可用。

所谓截疟药即常山、草果、乌梅、槟榔、青蒿之类。如系疟疾已发作数次而就医者，可在辨证论治方药中，加用上述截疟药类中的一二味，亦可提高疗效。但不可疾病刚发作，即用截法。

9. 简易治疟法

（1）针刺大椎穴，然后在穴位处放胡椒面约 0.2g，用橡皮膏贴住。此法在疟发作前 3 小时用，行之有效。

（2）用竹筷（或柳枝）截成约 3cm 长短之小棍，压在诊脉的寸关尺处，男左女右，然后用绷带紧缚住。也须在疟发前 3 小时如法缚置，压力须估计摸不到脉搏为好。

以上两法，我在带领北京中医学院学生，在河南抗疟工作中使用过。

三、名医要论

夫人四体安然，外邪得以入而疟之，每伏藏于半表半里，入而与阴争则寒，出而与阳争则热，半表半里者少阳也，所以寒热往来，亦少阳所主。(《医门法律》)

或一日一发，或间日一发，或三日一发。一日一发者易治，间日一发者难

愈，三日一发者，尤难愈。（《济生方》）

疟之始发也，先起于毫毛，伸欠乃作，寒栗鼓颔，腰脊俱痛，寒去则内外皆热，头痛如破，渴欲冷饮。（《素问·疟论》）

先热而后寒也，亦以时作，名曰温疟，其但热不寒者，阴气先绝，阳气独发，则少气烦冤，手足热而欲呕，名曰瘅疟。（《素问·疟论》）

瘅疟之作，多因伏暑，伤冷所致……大抵伏暑浅而寒多者易治，伏暑深而热多者难治。（《岭南卫生方》）

久病新病皆用柴胡，但久病用少，新病用多，以疟乃少阳经之病居多，而柴胡又为少阳经引药，且治寒热有功也。（《医镜》）

四、验案

李某某，男，63岁。初诊日期：1974年4月15日。

问诊：主诉反复发作性高烧2年多。

两年多来，每隔3~7天即发高烧1次，体温达38.5℃~40℃。每次发热持续3~4天，渐渐自行缓解退烧。在发热期间曾使用过多种药物，均不能改变其发热规律。偶尔也有发热几小时而自退或隔20天左右发热1次者，但这种情况很少，总以每隔1周左右即发作1次为最多。发热之前先发冷，随之发热，有时呕吐。此次从湖南来京，住在北京某医院1月余，曾用多种抗生素、退热剂及服中药治疗，未能制止其发作。在医院除做过多种化验检查外，也做过放射性核素扫描、超声波、胃镜、胆囊造影等检查，均未能确定诊断。最近医院建议做腹腔镜检查，因其本人不同意而出院，遂来我院门诊。

目前发作过去已有四五天，又将发热，现感右胁及胆囊区堵满不适，恶心，口苦，口渴，纳差，鼻塞，咳嗽，咳出较多的黄白黏痰，腰酸乏力，精神不振。

望诊：发育正常，较瘦，久、重病容，面色不华，舌苔薄而微黄。

闻诊：说话声音较低，呼吸有时气短，时有咳嗽，咳声清亮。

切诊：头颈胸腹未见异常。脉象：左手沉细，右手弦细。

辨证：据其寒热交作，定期而发，口苦，恶心，有时呕吐，右胁发满，舌苔薄，脉见弦象来看，知病邪在少阳半表半里之分。此患者发病已2年之久，知病属疟疾。根据其发作时热多寒少的特点，可诊为表里不和，营卫失调，病久内热之疟疾证。

治法：和解少阳，清热达邪。

处方：小柴胡汤合白虎加桂枝汤加减。

柴胡 25g	黄芩 12g	党参 15g	炙甘草 3g
生石膏（先煎）30g	赤芍 12g	白芍 12g	桂枝 6g
生姜 3 片	大枣 4 个	陈皮 9g	茯苓 12g
牛膝 9g			

水煎服，4~6 剂。

方义：本方以柴胡和解少阳半表半里之邪热为主药。黄芩清泻少阳火热，生石膏清解气分邪热，为辅药。更以党参、甘草、大枣甘缓和中、补益正气，以助抗邪之力；桂枝辛而甘温、解肌达表、调和营卫而助驱邪外出之力，共为佐药。赤白芍益阴和营，活血清热；陈皮、茯苓化痰除湿治咳；生姜辛散，通行表里，并防黄芩、石膏之寒凝伤中；牛膝利腰膝，共为使药。总之，取小柴胡汤之和解转枢，白虎加桂枝汤之清热达邪，共成和解少阳、清热达邪之剂。

二诊（4 月 19 日）：上药已服 4 剂，自服药以来，距上次发热后已 7~8 天，未再发热，精神略有好转，已不口渴，余症大致同前。再加减上方治之。

柴胡 25g	黄芩 12g	半夏 9g	党参 15g
生石膏（先煎）30g	赤芍 12g	白芍 12g	桂枝 6g
陈皮 9g	杏仁 9g	茯苓 12g	槟榔 9g
草果 9g	常山 9g		

水煎服，4 剂。

三诊（4 月 22 日）：自服药以来已 10 多天未发热，胁部不适已除，未呕恶，口苦减轻，舌脉仍同前。再投 19 日方 3 剂。

四诊（5 月 3 日）：上方共进 10 剂，一直未再发热，体力也较前好转。舌苔较厚，尚有些咳嗽。乃在上方中把党参增到 18g，去常山，加厚朴 9g。3~6 剂，效可继服。

五诊（5 月 17 日）：上方进 14 剂，一直未再发热，食纳已增，咳嗽、吐痰已减少。舌苔同前，脉细之象渐退。仍守上方，将桂枝减为 4.5g，加白蒺藜 9g。6 剂，效可继服。

六诊（5 月 31 日）：上药共进 10 多剂。患者精神振作，体力已恢复，面色已红润，自觉症状已不明显，舌苔化薄，脉象略弦滑，已无细象。仍以 5 月 17 日方把党参加到 30g，去白蒺藜，加何首乌 12g。3~6 剂，效可继服。

七诊（6 月 8 日）：精神、面色、体力又比上次转佳，饮食基本正常，二便调匀，舌苔尚薄黄，脉象略滑，已见缓象。患者追诉：上次诊后，自认为服药已40 余剂，已 50 天未发热，故拟停药 1 周，观察情况，但在停药期间，曾有 1 天发热 1 次（39℃），立即服所取的中药，当日即退烧，此后未再停药，亦未再发热。据此情况，四诊合参，知患者正气虽已恢复，但尚未十分健壮，邪气亦尚未彻底解清，故仍在祛邪的同时加强扶正，以利康复。处方如下：

柴胡 25g	黄芩 12g	半夏 9g	党参 30g
何首乌 15g	生石膏（先煎）30g	赤芍 12g	白芍 12g
桂枝 6g	陈皮 9g	草果 9g	茵陈 12g
泽泻 9g	槟榔 9g	厚朴 9g	杏仁 9g

水煎服，6 剂。

八诊（6 月 15 日）：上药进 7 剂，自觉精神、体力恢复得更好，未再发烧，除有轻微咳嗽外已无其他自觉症状。舌苔已不黄，脉象亦渐和缓。故减少柴胡、黄芩的用量，并去掉生石膏、茵陈、泽泻祛邪之品而转入扶正为主。处方如下：

柴胡 18g	黄芩 9g	半夏 9g	党参 30g
何首乌 15g	桂枝 4.5g	赤芍 9g	白芍 9g
草果 9g	槟榔 9g	厚朴 9g	杏仁 9g
紫菀 12g			

水煎服，6 剂。

九诊（6 月 22 日）：精神、体力均佳，一直未再发热，自觉病已痊愈，又曾停药 1 周，也未发热。故准备回原籍休养，要求改服丸药，以巩固疗效。查其气色、舌脉均无大异常，同意患者意见，并嘱其在等候配制丸药的期间，再服几剂汤药，以后即接服丸药。处方如下：

（1）汤药方：上方去厚朴加茯苓 12g。6 剂。

（2）丸药方：柴胡 46g，黄芩 25g，半夏 25g，党参 78g，何首乌 46g，桂枝 12g，赤芍 12g，白芍 12g，草果 24g，槟榔 24g，紫菀 30g，茯苓 30g，厚朴 30g，白术 15g，茵陈 15g，香附 21g，延胡索 21g，泽泻 15g。共为细末，炼蜜为丸，每丸重 9g，每次服 1~2 丸，每日 2 次，温开水送服。

五、与西医学的联系

西医学认为疟疾是疟原虫经按蚊叮咬人体传播的寄生虫病。

疟疾的临床表现，其典型者，与中医学所说的正疟基本一致，由于疟原虫裂殖体成熟的时间不一，间日疟、三日疟、恶性疟的发作时间也随之而异。

疟原虫感染后都有一定的潜伏期：间日疟多为 10~15 天，但有的可达 6 个月以上；三日疟 24~34 天，恶性疟 7~12 天。

本病多次发作后，可致贫血逐渐明显，也有的出现黄疸，疟疾病人一般都有脾肿大，初发病人，常于第 2 周即可扪及，随着疟疾的反复发作，脾也日渐肿大加重，甚至可达到脐下。体检时注意不可用力触按，以免发生脾破裂。

脑型疟疾发作：多见于恶性疟疾中，约占 2%，多有高热神昏、谵语、剧烈头痛、抽搐、精神失常。

过高热型：体温急剧升高可达 42℃，伴谵妄、抽搐、昏迷等，可于数小时内死亡。

疟疾多次发作，可致流产、早产或死胎。

诊断：疟疾的诊断，目前仍以在血涂片中找到疟原虫为确诊。

对症状典型，但多次未找到疟原虫者，也可用氯喹作诊断性治疗。一般在服药后 24~48 小时后发热被控制而未再发作者，可能为疟疾。

治疗：西医学多采用氯喹、阿莫地喹及派喹类进行治疗。氯喹是控制临床发作的最常用和最有效的药物。服药后 24~48 小时退热，48~72 小时血中疟原虫消失。一般常用双磷酸氯喹，首剂 1.0g，第 2、3 天各 0.5g，老年人或有心脏病者慎用。

其他药还有疟乃停，第 1 天口服 2 次，每次 0.4g，第 2 天服 1 次 0.4g，治凶险型疟疾，可静脉滴注。

近几年常用青蒿素，疗效与氯喹相似，毒副作用小。但治疗后，近期复发率高，若与伯氨喹合用，可使复发率降低。青蒿素有多种制剂和剂型。片剂每片 0.3g，每日 3 次，每次 1 片，连用 5 天。

六、体会

疟疾的病机为"邪据少阳，阴阳相移，虚实更作，邪正交争"，邪浅者每日 1 发，邪较深者，2 日 1 发。邪气更深者，可 3 日 1 发。疟疾的治法，正疟以和解少阳为主；牝疟以和阴阳，祛顽痰为法；温疟清热解肌；瘅疟生津解热；瘴疟应冷热分治，冷者，芳香解秽，热者和解清热；疟母则用鳖甲煎丸久服，同时也可佐以汤剂，以小柴胡汤稍加三棱、莪术、炙山甲之类。疟疾新起者，邪气正盛，宜祛邪为主；久病者，正气已虚，宜扶正为先。疟疾初起不宜过早地使用截疟药物。最后介绍一个治疟疾的个人经验方，供同道参考。

| 柴胡 15g | 黄芩 12g | 半夏 9g | 常山 9~12g |
| 草果 9g | 槟榔 12g | 乌梅 5g | |

水煎服。

常山和乌梅，最好在发作几次后再加用。胁痛加青皮 6g，正虚加党参

9~12g，热多加秦艽 12g，青蒿 15g，寒多加桂枝 10g，干姜 9g。

使用任何经验方，也别忘掉辨证论治。

癫、狂、痫

一、概述

癫、狂、痫，是三种神志失常的疾病。癫是逐渐形成的一种，如痴如呆，疯疯癫癫，语无伦次，多疑少决（俗称文疯子）。狂，则是刚暴多怒，狂言妄语，骂詈不避亲疏，甚则踰垣上屋，打人骂人（俗称武疯子）。痫，是平时如常人，但可突然昏倒，不省人事，手足抽搐，口吐白沫，或口角流涎，约两三分钟后慢慢苏醒，自己不知曾发病，醒后又如常人，可以正常工作，有的 5~7 天发作 1 次，有的一两个月发作 1 次，甚至有的数月或 1 年发作 1 次。因每次发作之中有一定的间隔，所以过去曾以痫证命名，言其发作有间隔。自从 20 世纪 80 年代以后，医界又都把此病改称痫病。

中国在《黄帝内经》中即有关于癫狂痫的记载，历代医书有分开论述者，也有把三病合为一篇论述者。

癫、狂、痫虽然都是神志失常的疾病，但在病因、证候、治疗诸方面又都各有一定的不同，故本书把癫病、狂病、痫病之病因病机与辨证论治分开论述，以便临床容易掌握。

（一）癫病

癫病俗称"文疯子"，即病人疯疯癫癫如呆如傻，胡言乱语，神识不清，多疑少决，或自己独坐空室，自言自语，睡眠不稳，不能学习，但不打人，不摔碗杯等，故俗称文疯子。

《黄帝内经》中即有"衣被不敛，言语善恶，不避亲疏，此神明之乱也。"（《脉要精微论》），说明此病的历史已经很久，历代医家又代有发明，尤其是在治疗方药方面，代有积累，治疗可谓丰富多彩。前人经验认为精神治疗效果较好。

1 病因病机

（1）情志怫郁：由于情志不遂，精神不得舒畅，抑郁少欢，日久阳气被遏，不得泄越，或郁而化热，或液化为痰，痰迷清窍，而致神识失常。

（2）心虚神耗：用心过度，神志耗伤，又忽受精神打击，则神识不清而渐成癫病。

2. 辨证论治

（1）痰气迷心：心主神明，如因生气，情志不舒，渐渐影响水谷精微的运化，而致液化成痰，痰浊随气郁上泛，迷乱清窍，会使人神识不清，如痴如呆，其症整日悒悒不乐，自言自语，或笑或泣，如醉如梦，言语失序，无自知力，舌苔白厚，脉象弦细或滑弦而沉。此证治疗多用涤痰醒神，佐以开窍之法。常用方如安神导痰汤等，随证加减。

安神导痰汤：天南星、半夏、枳实、橘红、甘草、远志、石菖蒲、黄连、朱砂。

（2）心衰神耗：劳心过度，心衰神耗，突受惊吓或喜怒过度，神情失守而致寡言少语，如痴如呆，独自言笑，喜独处，少欢乐，饮食基本如常，舌苔白滑，脉象沉细而滑，或虚大少力。此证治法宜养心省神，佐以开窍之法。常用方如益心醒神汤等，随证加减。

益心醒神汤：珍珠母、川连、远志、茯苓、石菖蒲、生赭石、半夏、陈皮、竹茹、枳实、天竺黄、郁金、香附、当归。

（二）狂病

俗称"武疯子"，病人多妄言妄动，骂人动武，爬墙上屋，如见鬼状，骂詈不避亲疏，甚则登高上房，歌吼不休，弃衣狂走，不惧水火，手执刀斧，人不敢近，故称"武疯子"。舌苔薄黄或黄厚，脉象多滑数或洪数。

《黄帝内经》中黄帝问曰："病甚则弃衣而走，登高而歌，或至不食数日，逾垣上屋，所上之处，皆非其素所能，病反能者，何也？岐伯曰：四肢者，诸阳之本也，阳盛则四支实，实则能登高也。帝曰：其弃衣而走者何也？岐伯曰：热盛于身，故弃衣欲走也。帝曰：其妄言骂詈不避亲疏而歌者何也？岐伯曰：阳盛则使人妄言骂詈不避亲疏，而不欲食，不欲食故妄走也。"从这段文字记载来看：第一，当时已有狂病；第二，岐伯所答也论述了狂病的病机，此病机临床上至今仍应用有效。

从这里也可以看出癫属阴，狂属阳，虽然都是神志不清，但证候与治法却各异。

1. 病因病机

（1）暴怒伤肝：暴怒阳亢，邪气上逆，乱于头脑，清阳受扰，精神失常。

（2）精神创伤：如受怒、惊、恐、悲所伤，久久不解，久郁生热，痰热上扰，清阳错乱，精神失常。

（3）痰浊蒙心：心主神明，如气血失常，津液化生痰浊，痰浊上扰，蒙蔽心窍，则神明失守，精神失常。

2.辨证论治

（1）肝阳亢旺：精神错乱妄言乱语，大声叫骂，烦躁不宁，或打人骂人，上房登墙，摔毁器物，易怒，舌苔发黄或黄厚，脉象弦滑数。此证治宜清火化痰，镇肝安神之法。常用方有生铁落饮、珍珠母丸等，随证加减。

①生铁落饮：生铁落1000g（煎汤代水），生石膏60~90g，龙齿45g，防风30g，茯苓45g，玄参30g，秦艽30g。

以上6药共研粗末，放入生铁落汤中煮取两碗，去渣加入竹沥汁约200~500ml和匀，温服1碗，每日3次。

②珍珠母丸：珍珠母90g（先煎），水牛角片6g，川黄连6g，天竺黄6g，远志6g，石菖蒲6g，胆南星9g，生大黄6~9g，枳实9g，生赭石（先煎）30g，龙齿（先煎）25g，香附9g，水煎服。

（2）痰浊蒙心：身体偏胖，舌苔厚腻而黄，精神失常，胡言乱语，言语声浊，不甚清楚，嬉笑无常，脉象滑数。此证治宜化痰清心，健脾安神之法。常用方有宁神导痰汤、安神定志丸、化痰清神汤等，随证加减。

①宁神导痰汤：胆南星、半夏、化橘红、茯苓、枳实、甘草、远志、石菖蒲、黄芩、黄连、朱砂。

②安神定志丸：茯苓、人参、远志、石菖蒲、龙齿（先煎）、朱砂。可加半夏、胆南星、竹茹。

③化痰清神汤：川黄连、茯苓、炒枣仁、柏子仁、远志、甘草、半夏、橘红、胆南星、焦槟榔。可适加生赭石、龙齿。水煎服。

（三）痫病

痫病，亦称"癫痫"，它的特点是发病有间歇期，有的1周1次，有的数周1次，还有的数月或1年发1次者。

此病一般有2种，一种是先天性的，是由胎儿在母腹时，妊妇受惊恐所致，一种为后天性的，即生后感受各种致病因素所致。后天性者，治疗效果较好，先天性者，须长期服药，或可取效。

1. 病因病机

（1）肝胆受伤：惊恐伤胆，肝与胆相表里，胆伤蕴痰肝伤蕴热，痰热内扰神明，外闭经络，而致发病，不仅神明失守，而且手足抽搐。痰有聚散，故发病有作止。

（2）水不制火：心火过盛，肾水不足，水火不济，液化生痰，若受惊触动，痰浊蒙心，肾虚不能制火，则发痫病。

（3）情志不遂：气郁伤肝，气郁生火，灼液为痰，痰蒙清窍，若遇情志不遂，则可引发痫病。

（4）中运不健：饮食不节，或脾胃素弱，中焦运化失常，水谷不能正化，酿生痰涎，若遇情志怫郁，气郁经络，痰涎积聚，经络不畅，影响思绪，亦可发生本病。综上所述，可概括为痰、气、惊、风四字。

2. 辨证论治

本病发作没有固定时间，或1日数发，或数日1发，亦有逾月、半年或1年1发者。发作时，突然昏倒，不择其地，口吐涎沫，牙关紧闭，瘛疭作声，声如羊鸣，故俗称"羊痫风"，两目上视发作约1~3分钟，即渐清醒，恢复如常人。以脉象辨证，一般以沉细而弦者为阴痫，浮滑细数者为阳痫，浮滑洪数为风痫，虚弦为惊痫，沉数有力为实证，细缓沉而无力为虚痫。治法也可分数种，介绍以下数方，供临证时选用：

（1）追风化痰法：适用于风惊，即风痰偏盛者。

①追风化痰丸：半夏、天南星、防风、天麻、白僵蚕、全蝎、白附子、皂角、枯矾。

②息风化痰汤：防风、荆芥、菊花、半夏、橘红、茯苓、胆南星、郁金、明矾、全蝎、蜈蚣、竹茹、枳实、木香、姜汁。

（2）清心安神法：适用于阳痫，痰火内扰者。

①安神丸：人参、茯苓、当归、枣仁、生地黄、黄连、橘红、天南星、天竺黄、牛黄、琥珀、珍珠、朱砂。原方还有雄黄，因现在禁用故去之。（方中的人参须仔细斟酌，或用或不用。）

②清火化痰汤：川黄连、生栀子、黄芩、玄参、半夏、天竺黄、郁金、明矾、胆南星、远志、石菖蒲、茯苓。

（3）舒气解郁法：适用于肝气郁结而动风的风痫。

①丹栀逍遥丸：当归、生白芍、柴胡、茯苓、白术、甘草、生姜、薄荷、牡

丹皮、栀子。可酌加天竺黄、防风。

②加味四七汤：人参、肉桂、半夏、甘草、青皮、橘红、茯苓、厚朴、香附、防风。此方中的人参，也要随证加减。

（4）消食化痰法：适用于中运不健，化生痰涎，痰热生风者。

①瓜蒌丸：瓜蒌、半夏、天南星、山楂、神曲。

②定痫丸：天麻、川贝母、天南星、半夏、陈皮、茯苓、丹参、麦冬、石菖蒲、远志、白僵蚕、全蝎、琥珀、朱砂、竹沥、姜汁、甘草。

以上诸方，须要随证再进行加减。

二、名医要论

癫狂由七情所郁，遂生痰涎，迷塞心窍，不省人事，目瞪不瞬，妄言叫骂，甚则逾垣上屋，裸体打人，当治痰宁心。（《证治要诀》）

癫者，语言不分次序，处境不辨秽洁，时如醉人，常作叹息，或歌或笑，或悲或哭，或不语，或不食。（《顾松园医镜》）

夫三阳并三阴，则阳实而阴虚，故癫，三阴并三阳，则阴虚而阳实，故狂。（《三因方》）

大抵狂为痰火实盛，癫为心血不足，多为求望高远不得志者有之。（《医学正传》）

痫证……其实不越痰、火、惊三字之范围。（《医家四要》）

三、验案

于某某，男，28 岁。初诊日期：1970 年 5 月 30 日。

患者于本年 4 月 8 日因煤气中毒昏迷不省人事达 48 小时之久，经人送医院抢救，采用换血等方法，神识稍清，但仍舌謇语塞，周身肌肉紧张，手不能握，足不能步。后来，以上诸症加重，故于 5 月 30 日来我院住院治疗（距煤气中毒已经 52 天）。当时症状，面部表情紧张，神志痴呆，烦躁，手舞足蹈，循衣摸床，动作不能自主，时欲翻跌床下，而须一二人按持，牙关紧，口难张，舌不能伸展，言语声低不清，肢体肌肉僵直，两手颤抖不能持物，两腿不能站立，二便不能自主，大便燥结，四五天 1 行，舌体卷短，舌质红，苔白而少，脉象缓滑有力。据此脉症，四诊合参，诊为毒气深入血分，神明受扰，发为癫疾。治宜清血败毒，开窍息风法。处方如下。

川黄连 2.5g，天竺黄 6g，羚羊角粉（分冲）1.2g，生大黄 6g，全瓜蒌 30g，带心连翘 9g，玄参 9g，炒枳实 6g，绿豆衣 6g，紫雪丹（分 2 次冲服）1.8g，沉香粉 3g，全蝎粉（分 2 次冲服）0.6~1g。水煎服，1 剂。

二诊（6 月 1 日）：药后，大便得通，证情转稳。此因毒气得泄而内窍通利。故在上方中减去通利、辛燥之品，改方如下。

连翘 12g	金银花 12g	赤芍 9g	牡丹皮 9g
玄参 9g	鲜生地黄 24g	绿豆衣 18g	川黄连 2.4g
天竺黄 3g	石菖蒲 3g	瓜蒌皮 9g	羚羊角粉 1g

犀角粉 1g（分 2 次冲服）（此药现已禁用）

水煎服，3 剂。

三诊（6 月 2 日）：药后神志转清，二便通利，饮食基本正常，能安然入睡，舌质仍红，伸展欠利，言语不清，手足尚有时抽搐，但脉象已和缓稍滑。上方去其犀羚昂贵之品，改方如下：

连翘 9g	生地黄 9g	紫草根 9g	绿豆衣 30g
鲜芦根 30g	青黛（布包）1g	六一散（布包）9g	

水煎服，3 剂。

四诊（6 月 4 日）：进上方后，神志更为清楚，言语正常，手足亦较前便利自如，自己能端碗吃饭，二便均正常，舌质尚红，脉象滑中略带弦意。再进上方 3 剂。病人基本恢复正常。

住院共 28 天，服中药 27 剂，即痊愈出院。

分析：本病人曾在多家医院（中西医院）诊治，皆认为中毒太深，神经受损且不能恢复，病情日趋恶化，故皆曰"不治"。我们则根据《黄帝内经》记载"人之所有者，皆气与血"；《难经》记载"气以煦之，血以濡之"的精神，从清血解毒醒神入手，遵内经"诸暴强直""诸热瞀瘛""皆属于热"之旨，兼泻阳明，服药 3 剂，神识转清能安然入睡，故去掉犀羚价昂之品，因舌红改用凉血养阴、解毒清心之品，药后言语清楚，行动自如。按照效不更方的精神，又服药 20 余剂，神志清楚，行动、舌、脉均转为正常而痊愈出院。《难经》曾说"重阴则癫"。本证属癫，我们抓住了其"舌体卷短舌质鲜红""神昏"，知其毒邪已深入血分，心主血，舌为心苗，所以方药，以解毒凉血，清心醒神为法，神清后，重用生地黄、玄参、青黛等凉血佐以银、翘解毒，始终没有忘掉清解阳明，先用大黄，后用芦根、六一散，取得了良效。我们在"重阴"的"阴"字上，加强理解，认为阴即血，本例邪毒深入，舌蹇而红，神识不清，有血毒化热，渐入阳明之势，采用了兼清阳明邪热之法，而取效，最后凉血养阴而收功。所以对古人书要深入理解，灵活掌握，运用得法才能取得令人理想之效。由此可见，读古人书实非易事呀。

我们没有被"神经受损，不易恢复"的说法而吓倒，而是按照中医自身理论，认识发病、传变、转归的规律，并运用中医理论而治愈。所以，我们认为，中西医确有互补之处，应当从大量实践中观察、总结，为中医现代化积累资料，不可生搬硬套。

四、与西医学的联系

西医内科学中无"癫病""狂病"之病名，只有"癫痫"一病，基本与中医学的"痫病"相同。但在西医学的精神病中有"精神分裂症""偏执狂"等疾病，其临床表现与中医学所说的"癫病""狂病"相似，今与西医学上述三病，做些联系，以供参考。

（一）精神分裂症

本病的病因，目前尚未完全明了，一般认为是遗传因素与环境因素相互作用的产物。据国外报道，单卵孪生子一方有精神分裂症而另一方也患此病者达77%左右，由此可见遗传因素在本病的病因中起重要作用。关于环境因素，半数以上的本病患者在发病以前都可找到一些"精神刺激"（环境因素），所以不能单从遗传一个方面去说明病因，当然环境因素不是一个决定性的因素，即使是一个诱因，也只是在本病发病中起一定的作用。此外还有"自身中毒"学说等等。临床表现：本病任何年龄都可发病，但多数在青壮年，在20~30岁的患者约占半数。本病的发病率在2‰，城市居民略高于农村居民。其临床表现多种多样，几乎所有的精神症状都可出现。有的不但影响自己，而且要干扰他人。最多见的是思维障碍、知觉障碍和性格改变，而意识障碍多不明显。

1. 性格改变

表现为胆小，不喜与人交往，喜孤独，好妄想，喜钻牛角尖等。这种性格改变往往是缓慢进行的，早期不易被发现。

2. 思维障碍

主要表现为思维散漫和妄想。检查思维障碍的方法，是与病人进行交谈。思维散漫的表现就是谈话缺乏逻辑性、连贯性、"东拉西扯"不能说明问题。轻度的思维散漫，可能是表达能力的问题，不一定是精神症状。

病人对抽象概念和具体概念混淆不清，也是本病常见的思维障碍。例如问病人"你感到心情沉重吗？"病人答："对，铁是沉重的。"

再一个表现就是妄想，最常见的是被迫害、钟情、疑病、夸大等。如怀疑有人要暗害自己诽谤自己，感到自己被跟踪、被监视，食物中被放了毒等，甚或自己产生被控制感或被洞悉感，但这些感觉，是怎么样产生的，自己也说不清楚。

3. 情感障碍

本病的情感障碍主要表现为情感反应与思维活动不协调（即所谓的"分裂"现象）。有的病人可以热衷于去实现某种毫无根据的幻想；有的病人表现为"情感淡漠"。但也有的病人，在早期看不出有情感障碍，即使有情感障碍，也不是经常出现。

4. 知觉障碍

在意识清楚的情况下常常有听幻觉，主要是听到说话的声音，"声音"来自窗外、邻室或更远的地方，"声音"的内容往往是议论他、辱骂他、恐吓他或通知他、指使他去做什么事，而且常无条件地接受。病人有无幻听的症状，可通过询问发现，或观察到他有无"对空说话"、喃喃自语或侧耳倾听等来判断。精神分裂症病人的幻听有时不是用耳朵听到，而是"感到有声音"，例如"感到肚子里有人在说话"等。

幻视则在儿童患者中较多见，幻见的形觉多不完整，例如看到"墙上有只眼睛在眨动"等。

触幻觉的内容常常是不愉快的，例如"感到身上被通电"，被打、被强奸等。

5. 行为障碍

行为障碍往往是上述几种障碍的后果。例如病人可以在别人面前喋喋不休地诉述其病态思维内容，别人不听或不要他说，他仍诉述不止。本病按症状又可以分为以下4型：①单纯型：多发生于青少年期。②青春型：多发于青年期，症状明显，较易得到早期治疗，预后较好。③紧张型：也多见于青少年期，本期如能及时治疗，疗效较好。④偏执型（或称妄想型）：多发生在30岁前后，主要症状为妄想、幻觉及相应地行为障碍。急性发病者，经治疗后预后较好，缓慢发病者预后较差。

也有按急性、慢性分型者。

诊断：须靠精神科医师做出。

治疗：西医学过去对本病采用的电休克、胰岛素休克等方法，现在已很少用。目前采用精神药物治疗已成为常用的方法。临床常用的药物可分为抗精神病药、抗狂躁药、抗忧郁药、抗焦虑药和镇静安眠药5类。这些药物，最好是请精神病专科医师，精心选用较为妥当。

中药治疗本病疗效较好，请详看本篇的辨证论治。

（二）偏执狂

本病属于偏执性精神病的一种。本病的病因遗传因素不明显，但与个性特点有很大关系。

本病患者常因精神刺激、环境矛盾或情绪受打击而起病，继之产生不安全感与不信任感，对周围现象妄加推测、牵强附会，从而形成妄想，有的形成被迫害妄想，有的发生系统性的夸大妄想，甚至出现暴力行为进行"反击"。等等。

本病的诊断须依靠精神科医师，进行周密调查和经过一段时期的随访，方能做出。

在治疗方面，西医学尚无良好的治疗方法，我认为采用中医治疗，尚可起到较好的疗效，可试用。

（三）癫痫

癫痫属于西医学中神经系统疾病。认为是脑细胞异常放电引起的一种急性的反复发作的一时性脑功能障碍。或可有意识、运动、感觉、自主神经功能和精神的障碍。可以发生于任何年龄，但以儿童和青少年发病率最高。病因有原发的和继发的。原发性癫痫病人的神经系统检查无异常，病情为非进展性，可能由遗传性脑功能过度兴奋或抽搐阈低导致癫痫发作。

西医学对癫痫的临床观察比较细致，将其发作分为部分性发作、全身性发作、不能分类的发作、在某些特定情况性发作等。在部分发作中又分单纯性部分发作、复杂性部分发作等。

在诊断本病时，要先注意与晕厥、癔病、短暂性脑缺血等进行鉴别。

多种仪器可作为帮助分析的手段，但是脑电图仍是诊断癫痫最有用的手段。

西医治疗本病有不少抗癫痫的药物，但有的需要终身服药。故此，采用中医治疗仍不失为良好的选择。

五、体会

中医学有"怪病皆生于痰"之说，所以癫、狂、痫的治法，虽有寒、热、降气、降火等法，但都不能离开消痰、化痰之原则。大家可仔细分析本篇所用之药方及验案所用之方，自然明白。

西医学对癫、狂之病，往往要与精神疾病作鉴别，因为严重的神经系统疾病，如神经官能症、癔病等，有时也出现突然昏倒、言语失常等症情，所以作为一位内科医师，应能把精神疾病与严重的神经系统疾病鉴别清楚，以免延误病情。现把我所知道的精神病人所具备的不正常情况介绍如下，供参考。

（1）不能从事正常社会生活。

（2）无自知力（不能认识自己有精神疾病）。

（3）对环境的认识有质的改变（不可理解的改变）。

（4）有人格的破坏。

（5）有自伤或伤人的行为。

（6）有明显的精神障碍（可参看精神分裂症的临床表现）。

如病人有上述情况，就可建议其到精神科去诊查。

癫痫（即痫证）病，有阴、阳、虚、实之别，暴病多实，宜豁痰顺气，清火镇肝，久病多虚，治宜养心安神，佐以化痰清热。本病发病来势很快，并有手足抽搐、口吐痰涎等症，所以遵循《黄帝内经》"风者，善行而数变"的认识，临床处方时常兼用祛风豁痰之品。

虚　　劳

虚劳之病，多为精气虚极而成，如《素问·通评虚实论》说："精气夺则虚"。如果久虚不复，渐渐累及脏腑、皮毛、筋骨、肌肉等，则称之为"损"，《难经·十四难》曰："一损损于皮毛，皮聚而毛落；二损损于血脉，血脉虚少，不能荣于五脏六腑；三损，损于肌肉，肌肉消瘦，饮食不能为肌肤；四损损于筋，筋缓不能自收持；五损，损于骨，骨痿不能起于床。"久损不复则谓之劳，故有"虚劳"之名称。

本病范围很广，单就病名来说，就有五劳、七伤、六极等名称，还有"劳极曰瘵"之说，故又有"痨瘵"之病名。例如张景岳说："凡在经在脏，但伤元气，则无非虚损病也。若劳瘵之有不同者，则以骨蒸、或以干嗽、甚至吐，营血俱败，尪羸日甚，此其积渐有日，本末俱竭而然。"（痨瘵另有一篇专论之）。

五劳，一般即指五脏的劳损，例如尽力谋虑成为肝劳，曲运心机成为心劳，意外过思成为脾劳，预事而忧成为肺劳，矜持志节、房事过度成为肾劳。

六极，多与六腑受损相连。但也有另立名目者，如《诸病源候论》中说："一曰气极，令人内虚，五脏不足，邪气多，正气少，不欲言；二曰血极，令人无颜色，眉发堕落，忽忽喜忘；三曰筋极，令人数转筋，十指爪甲皆痛，苦倦不能久立；四曰骨极，令人酸削，齿苦极，手足烦痛，不可以立，不欲行动；五曰骨极，令人羸瘦无润泽，饮食不生肌肤；六曰精极，令人少气，噏噏然内虚，五脏气不足，发毛落，悲伤喜忘。"

七伤，在《金匮要略》中有食伤、忧伤、饮伤、房室伤、肌伤、劳伤、经络营卫气伤之名，请参阅之。

总之，五劳、七伤、六极等病名，后世更有巧立名目者，实在是繁琐，不易记忆。盖虚劳一病，皆是精气虚极之病，辨其虚在何脏腑，是在阴是在阳，依法治之即可，何必巧立名目，令人不易掌握，实有舍本逐末之嫌。正如明代《病机沙篆》中所说："古称五劳、七伤、六极、二十三蒸，证状繁多，令人眩惑，但能明先天、后天二种根本之治，无不痊安，盖简而不繁，约而无漏者也。夫人之虚，非气即血，五脏六腑，莫能外焉，而血之源头，则在乎肾，盖水为天一之元，而人资之以为始者也。而血之源头，则在乎脾，盖土为万物之母，而人资之以生者也。故曰二脏安和，则百脉受调；二脏虚伤，则百疴竞起，至哉斯言，可为后学指南也。"

本篇综合仲景以及后世诸法，芟烦存要，以辨证论治为要领，以临床实用为依据，叙述如下。

一、病因病机

若论虚劳之因，属于不内外因，或大病未复便合阴阳；或疲极筋力，饮饱过度，极度忧思，叫呼走气，日渐损及脏、腑、气、血、筋、骨，总由精气受损，日渐成疾。如细分起来，可从以下诸因考虑：

1. 劳倦伤脾

或由后天营养不足，或由饮食失节，以致脾胃受损，中气虚弱而土不生金，金不生水，五脏皆无所禀受，渐致虚劳成病。

2. 房劳伤肾

大病后病体未复，便合阴阳（性交），或由先天肾气不足，真精不能庇荫肝木，以致木火刑金，肺虚则咳，久久不愈，渐成虚劳。

3. 真阳不足

真阳不足则阳虚外寒，卫外无权，而渐致畏寒，或自汗、气短、食少、倦怠、少神等阳气虚衰之证，而渐成虚劳。

4. 真阴不足

或体虚禀赋，或大病伤阴，阴虚则热自内生，津血消耗，相火内燔，渐致骨蒸、劳热、干咳、盗汗等症，渐成虚劳。

虚劳之病，总不外由精、气、血虚乏所致，但总与先后天脾肾之虚弱有关。

二、辨证论治

虚劳之病为久虚渐积而成，其病头旋眼晕，身疼脚弱，心怯气短，自汗盗汗，或发寒热，或五心烦热，或往来寒热，或骨蒸作热，夜多恶梦，昼少精神，耳内蝉鸣，口苦无味，饮食减少等。以上为《证治要诀》对虚劳的描述。《金匮要略》虚劳篇描述曰："劳之为病，其脉浮大，手足烦，春夏剧，秋冬瘥，阴寒精自出，酸削不能行。""男子脉虚沉弦，无寒热，短气，里急，小便不利，面色白，时目瞑，兼衄，少腹满，此为劳使之然。""人年五六十，其病脉大者，痹侠背行，苦肠鸣，马刀侠瘿，皆为劳得之。"

可见，虚劳之病临床表现多样，不易尽述。总括虚劳的证候，总不外阳虚、阴虚两类证候，今结合阳虚、阴虚的虚证特点和治疗法则以及注意事项，叙述如下：

（一）阳虚证

1. 胃阳虚

食欲不振，精神倦怠，胃脘痞闷，口苦无味，饮食减少，气虚自汗，四肢乏力，大便溏软，舌淡，脉象虚大等。胃阳本喜升发，虚则陷下，故治疗时不可再行钦降以免遏抑中阳。治疗宜用补中益气，和胃强脾之法，常用方如：

（1）补中益气汤：炙黄芪、人参、炒白术、炙甘草、陈皮、当归、升麻、柴胡。

（2）参苓白术散：人参、茯苓、炒白术、桔梗、莲子肉、陈皮、山药、炙甘草、白扁豆、炒薏苡仁、砂仁。

（3）小建中汤：桂枝、白芍、炙甘草、生姜、大枣、饴糖。

（4）黄芪建中汤：即上方加炙黄芪。

2. 肾阳虚

头晕目眩，腰膝无力，小便不利，下腹部喜暖，两腿酸软无力，工作不能持久，容易疲乏，心悸气短，遗精，阴茎发凉，耳鸣，小便不利，自汗，少神，舌苔薄白，脉象尺小于寸，或见尺脉虚而无力。肾阳本喜凝降，守而不走，肾阳虚损时反浮游于上，若误用升阳药，则真阳会消亡立至，故治疗肾阳虚证贵用凝重补肾之品以温补肾阳，正如《素问·至真要大论》所说："阳不足者温之以气"，治肾阳虚常用的法则是温肾助阳，补肾温阳。常用方如金匮肾气丸、右归丸、右归饮等。

（1）金匮肾气丸：生地黄、山茱萸、山药、茯苓、泽泻、牡丹皮、制附片、紫肉桂。

（2）右归丸：熟地黄、山茱萸、山药、枸杞子、杜仲、菟丝子、制附片、肉桂、当归、鹿角胶。

（3）右归饮：制附片、肉桂、熟地黄、山茱萸、山药、枸杞子、杜仲、茯苓、炙甘草。

（二）阴虚证

1. 肺胃阴虚

口渴口燥，干咳，气短，盗汗，便秘，牙痛，口苦，饮食喜多汤者，或有手心发热，烦躁，夜间多梦，白天少精神，舌质色红，脉象弦细或右关脉弦细。

肺胃之阴主要是主人体的津液，液生于气，故治疗此证应用清润之品，才能使津液生化。常用的治法如润肺生津法，养胃清润法等。常用方如沙参麦冬汤、益胃汤、玉液汤。

（1）沙参麦冬汤：沙参、玉竹、生甘草、冬桑叶、麦冬、生扁豆、天花粉。

（2）益胃汤：沙参、麦冬、冰糖、玉竹、生地黄、生甘草。

（3）玉液汤：生山药、生黄芪、知母、鸡内金、葛根、天花粉、五味子。

2. 心脾阴虚

心脾主血脉，心脾阴虚，实为血脉不足证。如心悸怔忡，饭后迟消，四肢倦怠，面白少神，气短乏力，手心热，烦躁失眠，低热，骨蒸劳热，自汗，盗汗，胸闷干咳，耳鸣，梦遗，小便不利，春夏病重，秋冬较轻，舌苔微黄，舌质偏红，脉象沉弦或弦细。

本证非补中州不能化血以养脉。常用治法如补中养血、温补心脾等。常用方如归脾汤、拯阳理劳汤、酸枣仁汤。

（1）归脾汤：人参、白术、当归身、黄芪、茯苓、远志、酸枣仁、广木香、炙甘草、生姜、大枣。

（2）拯阳理劳汤：人参、黄芪、肉桂、当归、白术、橘红、五味子、生姜、大枣。（可适当加些熟地黄）。

（3）酸枣仁汤：酸枣仁、炙甘草、知母、茯苓、川芎。可以加生地黄。

3. 肝肾阴虚

虽然精血是相互转化的，但本证中真精虚是主要的。本证是虚劳病中最重的证候，已接近于痨瘵之病，可以看看劳瘵病，可见头晕耳鸣，两目昏花，骨蒸盗汗，梦遗，五心烦热，潮热颧红，咳嗽，痰丝带血，咽干口渴，性情急躁等症。舌苔略黄，舌质嫩红，脉象沉细弦数。由于精生于味，故须用厚味滋肾之品以填补之，常用治法为滋肾填精，滋补真阴等。常用方如加味地黄汤、左归饮、麦味地黄丸。

（1）加味地黄汤：生地黄、山茱萸、山药、茯苓、泽泻、牡丹皮、天冬、玄参、知母、地骨皮。

（2）左归饮：山茱萸、杜仲、熟地黄、枸杞子、麦冬、龟甲、炙甘草。

（3）麦味地黄汤：生地黄、山茱萸、山药、茯苓、泽泻、牡丹皮、麦冬、五味子。

《金匮要略》所载治疗虚证的方药：

（1）虚劳里急，悸，衄，腹中痛，梦失精，四肢酸痛，手足烦热，咽中干燥，小建中汤主之。

（2）虚劳里急，诸不足，黄芪建中汤主之。

（3）虚劳腰痛，少腹拘急，小便不利者，八味肾气丸主之。

（4）虚劳诸不足，风气百疾，薯蓣丸主之。

（5）虚劳虚烦不得眠，酸枣仁汤主之。

（6）五劳虚极，羸瘦，腹满，不能饮食，食伤，忧伤，饮伤，房室伤，饥伤，劳伤，经络荣卫气伤，内有干血，肌肤甲错，两目暗黑，缓中补虚，大黄䗪虫丸主之。

《难经》对虚损的治疗大法："一损，损于皮毛，皮聚而毛落。二损，损于血脉，血脉虚少，不能荣于五脏六腑。三损，损于肌肉，肌肉消瘦，饮食不为肌肤。四损，损于筋，筋缓不能自收持。五损，损于骨，骨痿不能起于床。""治损之法奈何？损于肺者，益其气；损其心者，调其荣卫；损其脾者，调其饮食，适寒温；损其肝者，缓其中；损其肾者，益其精。此治损之法也。"

虚劳与痨瘵之异同：虚劳与痨瘵均为虚损之病，虚乃损之由，损乃虚之渐。虚劳之虚，有在阴分，有在阳分，然病在未深，多宜温补，正如《黄帝内经》所说："劳者温之"也。痨瘵之虚，则深在阴中之阴分，多有不宜温补者。故前人经验认为：凡治虚证宜温补者病多易治；不宜温补，病多难治。

张景岳先生曾说："盖虚损之谓，或有发现于一证，或有困惫于暂时，凡在经在脏，但伤元气，则无非虚损病也。至若痨瘵，则有不同者，则或以骨蒸，或以干嗽，甚至吐血吐痰，营卫俱败，尪羸日甚，此积渐有日，本末俱竭而然。"

三、名医要论

精脱者，耳聋，气脱者，目不明，津脱者，腠理开，汗大泄，液脱者，骨属屈伸不利，色夭，脑髓消，胫酸，耳数鸣，血脱者色白，夭然不泽，脉脱者，其脉空虚，此其候也。(《灵枢·决气》)

肺劳者，短气而面肿，鼻不闻香臭。肝劳者，面目干黑，口苦，精神不守，恐畏不能独卧，目视不明。心劳者，忽忽喜忘，大便苦难，或时鸭溏，口内生疮。脾劳者，舌本苦直，不但咽唾。肾劳者，背难以俯仰，小便不利，色赤黄而有余沥，茎内痛，阴湿囊生疮，小腹满急。(《诸病源候论》)

夫人之虚，不属于气，即属于血，五脏六腑，莫能外焉，而独主脾、肾者，水为万物之元，土为万物之母，二脏安和，一身皆治，百疾不生。(《医宗必读》)

"虚劳"二字联系起来加以认识，就是指"虚"由"劳"起，亦即指机体由于过度劳乏而致生理调节代偿功能以及适应性抵抗力降低所致的一类疾病。(《医学三字经浅说》)

救肾者，必本阴血，血主濡之，血属阴，主下降，虚则上升，当钦而抑，六味丸是也。救脾者，必本于阳气，气主煦之，气为阳，主上升，虚则下降，当升而举，补中益气汤是也。(《医宗必读》)

四、验案

张某某，女，51岁，记者。初诊日期：1965年7月2日。该女士由于工作劳累，用脑过度，而致全身疲倦，食思缺乏，1日仅吃粮100~150g，饭后腹部不适，大便溏软，每日2次，面色萎黄无泽，失眠，心慌，健忘，身本瘦弱，并且时有浮肿，舌质淡，舌苔薄白，脉象濡细。西医按神经衰弱、胃肠功能紊乱、胃肠神经官能症等治疗，均未见效，也曾服用过中医开的健脾、补气、养心、安神、双补气血等中药，而且也用过针灸治疗，均未获效。又因是"虚不受补"的体质，每服补药后，反而腹胀，不能食，不能睡。如此迁延不愈，已经半年多，不能上班工作。我据此脉症，诊为心脾两虚渐成虚劳之证。我采用了"虚则补其母"和"隔一隔二"的治疗法则，采用归脾汤的精神，结合小建中汤治虚劳的精神，组方如下：

太子参（易人参）5g，黄精（易黄芪）5g，野於术（以易炒白术）5g，茯苓10g，炒枣仁（先煎）9g，远志6g，龙眼肉9g，丹参（以易当归）12g，木香2.5g，生姜2片，大枣3枚，桂枝5g，白芍10g，莲子肉5g，陈皮6g，饴糖（分冲）20g。

此方服7剂后，诸症均有好转，以后即按此方，稍事加减。服用2个月后，渐渐把太子参换为党参，黄精改为黄芪，把丹参易为土炒当归，并且把每味药的用量由3~5g加重到6~10g，并根据证候的出入，稍稍进行加减，原方意不变，共服药4~5个月，其人身体渐壮，能食能睡，体重增加2~3kg，精神旺盛，体力增强，已能上班工作。

1970年追访：身体一直很好，尤其是在五七干校劳动时，各种重活都能干。现回报社，虽年老，但仍能干些工作。

五、与西医学的联系

目前西医学中尚无关于"虚劳"症状的专门论述，有时在神经衰弱、神经官能症中提到失眠、疲乏等症状，但与"虚劳"不能对应，有时在胃肠功能紊乱、胃神经官能症中提到过食欲不振、消化不良。

中医对待一些"内科杂症"，不论西医诊断为何病（或几种病），只要符合中医"虚劳"之证者，即可按照"虚劳"辨证论治。本篇验案之例即属这种情况，治疗结果非常满意。

对一些不易诊断、慢性、反反复复、身体虚弱久治不愈的"内科杂病"，都可考虑按"虚劳"治疗。但是必须认准它确实属于中医"虚劳"病范畴，不可乱套，以免耽误病情。

六、体会

中医治疗"虚劳"病，具有自己的特色，要深入学习，细心体悟。

我在临床上遇到"虚劳"病，往往采用《金匮要略》"虚劳"篇所论述的诊治精神与原则，常常运用小建中汤治疗，每获良效。有的患者需比较长时间地服用大山药丸（北京同仁堂丸药名，即《金匮要略》薯蓣丸）。今特将应用2方的经验体会略述于下，供参考。

1. 小建中汤

组成：桂枝、白芍、炙甘草、生姜、大枣、饴糖。

本方乃仲景先师常用之方，今用之治疗虚劳，我常想起在我青年时期跟随外祖父学医时，外祖父曾嘱我曰：《黄帝内经》所云"阴阳俱不足，补阳则阴竭，泻阴则阳脱，如是者，可将以甘药。"此是仲景大法所体现，故可以用小建中汤，味甘养脾，阴阳俱补，芍药之酸得到甘助，酸甘合化可以生阴，饴糖、甘草之甘得桂枝、生姜之辛，辛甘合化可以生阳，所以阴阳俱补，并能达到"缓中补虚"之效果。其方桂枝、芍药一阴一阳，调和营卫，甘草、饴糖一阴一阳，补和营卫，姜枣一阴一阳宣和营卫。嘱我在这种情况下，首先要考虑使用小建中汤。

本篇验案，即结合了这一治疗大法。我还治疗过再障、胃肠功能吸收不良、肺结核、神经衰弱等西医病而表现为中医"虚劳"者，也常常运用中医学"虚劳"的理论来辨证论治，常能取得良好效果。

再一点体会是，因为本病常为慢性发作，往往反反复复数年才愈，所以，有的病人需要长期服用丸药。我常用的丸药，就是《金匮要略》虚劳篇中所说的薯蓣丸。

2. 薯蓣丸

组成：薯蓣（怀山药）三十分，当归、桂枝、焦曲、生地黄、豆黄卷各十分，甘草二十八分，人参七分，川芎、白芍、白术、麦冬、杏仁各六分，柴胡、桔梗、茯苓各五分，阿胶七分，干姜三分，白敛二分，防风六分，大枣百枚为膏。

以上二十一味，末之，炼蜜和丸，如弹子大，空腹酒服一丸。一百丸为剂。

痨　瘵

痨瘵之疾，实为虚劳中的重证。"瘵"，古称重病，曾有"疾病厄瘵"之句。所以，虚劳中的"骨蒸"，《金匮要略》中所说的"内有干血""肺痿"，《黄帝内经》中的寒、热，以及后世的"传尸"等等，均与"痨瘵"有关。因此，本病须与虚劳病互相参看。

原北京中医学院（现北京中医药大学）主编的院内参考教材《内科学讲义》中曾有"痨瘵"专篇介绍，后全国统编教材中将其归入"肺痨"中，不作为"痨瘵"加以讨论。因为"痨瘵""虚劳""肺痿"，三病在辨证论治方面，同中有异，异中有同，虽然都是虚证，但还是有一定的区别，故本书还是按照以往的传统，将"痨瘵"独立一篇进行论述，希望读者能进一步体悟之。

一、病因病机

1. 情思郁结

人到青年，情窦已开，与情密者忽然离别，念念不忘，情思不遂，郁结日久，渐成疾病。至于失眠忘餐，更致容颜憔悴，沉疴在身，日久不愈，渐成虚劳，若再加上日久失治，或治不得法，阴阳失调，阴虚阳衰，渐成痨瘵。

2. 虚劳日久不愈

男子五劳七伤，妇女产后虚劳，寒热汗出，身体虚弱，易染时行杂病，再受感冒外疾，余热不除，更加重虚劳之病，阴阳日渐乖错，渐渐出现骨蒸内热，夜间盗汗潮热，形瘦体瘁，渐变痨瘵。所以有"感冒失治可成痨"之说，临床确应注意之。

3. 抑郁久病

平日忧思沉想，默默无言，面容暗惨，眉宇不舒，人皆以为老实忠厚，不知胸中杀机日盛，渐致性情暴躁，烦躁易怒，即使身处欢乐之所，亦无悦色。此即抑郁成痨、久郁成痨之谓。

总之，痨瘵之病多与情思久郁有关，平日应心情开朗，多嬉戏欢畅，有病早治，不留余邪，也是预防痨瘵之一途也。

二、辨证论治

1. 阴虚阳旺证

心胸闷倦，四肢烦痛而无力，腰膝酸软，多卧少动，上午精神尚好，午后则低热烦躁，性情易怒，四肢微热，夜卧盗汗，恶梦纷纭，或见先亡，或多惊悸，梦遗失精，容易激动，轰然汗出，舌质微红，舌苔薄白，脉象沉细略弦数。此为阴虚阳旺之证，也即肝肾阴虚、肝阳偏旺之证。此证治法宜养阴潜阳，常用方如六味地黄丸、天王补心丹、滋阴降火汤等，随证加减。

（1）六味地黄丸：生地黄、山茱萸、炒山药、茯苓、泽泻、牡丹皮。可加生龙骨（先煎）15g，牡蛎（先煎）15g。

（2）天王补心丹：人参、丹参、玄参、茯苓、远志、桔梗、当归、天冬、麦冬、柏子仁、生地黄、朱砂（为衣）。

（3）滋阴降火汤：生地黄、白芍、炙甘草、熟地黄、川芎、陈皮、当归、白术、黄柏、知母、天冬、麦冬、五味子。

（4）抱神汤（自拟经验方）：生石决明（先煎）30g，生龙骨（先煎）30g，生牡蛎（先煎）30g，生地黄15g，生白芍12g，炒黄芩10g，制香附10g，远志12g，炒枣仁（先煎）20g，茯苓20g，夜交藤15g，杭菊花10g，白蒺藜10g。水煎服。

2. 真阴不足证

下午低热，盗汗湿发，日渐消瘦，两颧发红，面色黄白，女子月经闭止，男子则有梦遗失精，手足心热，腰痛腿软，性情急躁，舌质红，舌苔微黄，脉象沉细而数。此证为肾阴不足之证，因水不制火故性情急躁，下午及夜间低热（体温大多在37.5℃~38.5℃），盗汗较甚故头发如水洗状。此证宜用拯阴理痨汤、秦艽鳖甲散、滋阴汤等方随证加减。

（1）拯阴理痨汤：牡丹皮、当归身、麦冬、炙甘草、薏苡仁、白芍、五味子、人参、莲子、生地黄。

（2）秦艽鳖甲散：银柴胡、鳖甲、秦艽、当归、知母、地骨皮。共为细末，每用15g，加青蒿5g，乌梅1枚，水1盅，煎至七分，去滓温服。

（3）滋阴汤：熟地黄、炒山药、麦冬、当归、白芍、炙甘草、阿胶、茯苓、杜仲、丹参。低热明显者可加秦艽、鳖甲、地骨皮、青蒿等以加强养阴清热之力。

3. 虚火灼肺证

咳嗽，咯吐少许黄痰，痰少而黏，或带血丝，咽喉干涩，声音嘶哑，下午及夜间低热，五心烦热，形体消瘦，下午颧红，舌红绛少津，脉象细数。此证为肝、心、肾之虚火上炎，煎灼肺阴，肺阴受损，清肃失职而致咳嗽少痰且痰黏难咯，阴虚火旺故下午低热、痰中带血、五心烦热。治法宜用清金降火之法。常用方有百合固金汤、紫菀散、地骨皮汤等，随证加减。

（1）百合固金汤：百合、生地黄、熟地黄、麦冬、白芍、当归、川贝母、生甘草、玄参、桔梗。

（2）紫菀散：紫菀、柴胡、鳖甲、知母、桑白皮、生甘草、款冬花、生地黄。共为细末，每次用9g，水1碗，入生姜1片，煎至六分，去滓温服。

（3）地骨皮汤：地骨皮、鳖甲、当归、秦艽、银柴胡、知母、川贝母。共为细末，每次用9g，水1盏，加乌梅半个，同煎至7分，去滓温服。

4.干血痨瘵

此证多见于青年女子，素日体虚，沉默寡言，性情抑郁，渐致月经不潮，经闭数月后，即性情急躁易怒，善悲伤，下午低热，治不及时或治疗失误，渐出现下午发热（常38℃以上），夜间盗汗，甚则发如水洗，两颧发红，脉象细数。此证乃肾阴不足，肝血亏虚所致。因本病患者面色黄白，两颧发红如妆，口唇发红如涂丹，头发黑润（因常出盗汗所致），所以民间俗称"俊花痨"或"细证"。治法应养阴清热，活瘀通经。常用方有秦艽鳖甲散、滋阴降火汤、四乌贼一藘茹丸、加味四物汤等随证加减。

（1）秦艽鳖甲散：方见本病"真阴不足证"。

（2）滋阴降火汤：方见本病"阴虚阳旺证"。

（3）四乌贼一藘茹丸：此为《黄帝内经》所载13方之一。乌贼骨100g，藘茹（茜草）25g。共为细末，用麻雀卵和合为丸，如黄豆大小，每次5丸，饭前用鲍鱼汁送服。

（4）加味四物汤：当归、熟地黄、生地黄、白芍、川芎、南红花、桃仁、香附、秦艽、地骨皮、茜草、玄参、鳖甲。水煎服。

三、名医要论

夫蒸病有五，一曰骨蒸，其根在肾，旦起体凉，日晚即热，烦躁，寝不能安，食无味，小便赤黄，忽忽烦乱，细喘无力，腰痛，两足逆冷，手心常热，蒸盛过伤，内则变为疳，食人五脏。二曰脉蒸，其根在心，日增烦闷，掷手出足，翕翕思水，口唾白沫，睡即浪言，或惊恐不安，脉数，若蒸盛之时，或变为疳，脐下闷，或暴利不止。三曰皮蒸，其根在肺，必大喘鼻干，口中无水，舌上白，小便赤如血，蒸盛之时，胸满，或自称得注热，两胁下胀，大嗽彻背连胛疼，眠寐不安，或蒸毒伤脏，口内唾血。四曰肉蒸，其根在脾，体热如火，烦躁无汗，心腹鼓胀，食即欲呕，小便如血，大便秘涩，蒸盛之时，身肿目赤，寝卧不安。五曰内蒸，亦曰血蒸，所以名内蒸者，必外寒而内热，把手附骨而内热甚，其根在五脏六腑，其人必因患后得之，骨内自消，饮食无味，或皮燥而无光，蒸盛之时，四肢渐细，足跗肿起。（《诸病源候论》）

夫证有二，其火冲乎上焦者，发热之中，则兼淋浊结燥、遗精盗汗、腹痛惊悸等证。（《丹溪心法·附余》）

痰之黄厚者，为有气，可治；状如鱼涎白沫者，为无元气，难愈。(《寿世保元》)

童男室女，脏腑脆嫩，热蒸易以传变，如头面四肢稍有浮肿，其势已成，即有神丹，莫可救也。(《医学要则》)

左右者，阴阳之道路，其有不得左右眠，而认边难转者，此其阴阳之气有所偏竭而然，多不可治。(《医统》)

四、验案

邓某某，女，16岁，学生。初诊日期：1950年2月10日。

问诊：约1年以来，月经闭止不潮。其母告知，该女学习成绩很好，平时不爱说话，整日闷头读书。患者自述头昏倦怠，形体渐瘦，饮食无味，下午低热，体温37.5℃~38℃，夜间盗汗。近1月来，夜间有时体温达38℃以上，盗汗很多，白天睡眠时也出汗，经常发湿如洗，大便2日1行，手足心热，易急躁，微有咳嗽。平素月经正常，近1年来月经先是量少、延后，逐渐不能来潮，大约已10个月未来月经。

望诊：面色浅黄，两颧微红，两肩微耸，舌质红，无苔。

闻诊：言语清楚，神识正常，活动自如，语声略低。

切诊：头面、胸腹未见异常。脉象细数。

辨证：青年女子，月经10个月未潮，夜间盗汗，潮热少眠，盗汗湿发，两颧微红，舌红，脉细数，知为肝肾阴虚，阴虚生内热，欲作痨瘵之证。因其已在北京几家大医院系统检查，未发现结核病等。即投予养阴退热之秦艽鳖甲散加减。

处方：炙鳖甲（先煎）15g　　生地黄20g　　青蒿15g　　地骨皮15g

牡丹皮10g　　红花10g　　桃仁10g　　香附10g

生白芍12g　　当归10g　　秦艽12g　　焦麦芽10g

焦山楂10g　　焦神曲10g　　浮小麦30g

水煎服，6剂。

二诊（2月17日）：药后无不良反应，睡眠稍有好转，上方增炙鳖甲为20g，加玄参15g，白芍改为15g。续进7剂。

三诊（2月25日）：服上药后，下午低热略有降低，盗汗也似有减少，舌脉无大变化，汤药照旧。并嘱其母请人掏麻雀卵，以备下次来诊时为其女配制丸药长期服用。

半月后，其母送来麻雀卵 10 余枚，请我配丸药。我即按照《黄帝内经》四乌贼一藘茹丸方，自制了丸药约 50 粒，嘱每日除服用汤药外，每晨空腹用鱼汤送服 5 粒丸药，不可随便停药。

四诊（4 月 10 日）按上述方法服用汤药约 20 余剂，丸药也已服完。现低热未作，盗汗减少，食纳见增。更可喜的是昨日来月经，但量很少，色黑如沥青。患者精神转佳，舌红见退，脉象仍沉细，已无数象。再投以养血通经之剂。

处方：当归 10g　　生地黄 15g　　熟地黄 15g　　白芍 12g

　　　川芎 10g　　香附 10g　　红花 10g　　桃仁 10g

　　　茜草 15g

7 剂，水煎，于下午 1 时半和晚上 7 时半左右分 2 次服。另配服大黄䗪虫丸，每晨空腹用温开水送服 1 丸。

五诊（5 月 10 日）：服汤药 10 余剂，丸药遵上嘱服用。患者形体已渐胖，身高较前增长，精神健旺活泼，与初诊时判若两人。其母告知 2 天前已来月经，色鲜红，量基本正常。已无发热，盗汗已止，饮食、睡眠均正常。其母喜形于色，并谓女儿患病日久，久治未愈，此次痊愈，日后定让其学医来服务于病患者（患者中学毕业后，考入北京卫生学校，现在北京某印刷厂医务室从事医务工作）。

数月后，到患者家中追访，告知病已痊愈，生活、学习均好。

五、与西医学的联系

在肺痨晚期，可能出现与此病相似之证候。

其余西医病，很少与此相类似者。所以本病与西医学不易联系。

六、体会

本病与虚劳之不同之处，是虚劳尚有阳虚、阴虚之别，本病则无阳虚之证，大多是阴虚（比血虚还要深）证，所以治疗也多是用养阴清热之方药。还要注意必要时应加活瘀通经络之品，同时服用。可细细体悟验案例中所用之方药。

再者，"痨瘵"之病，实为中医治疗之优势，如遇此病，要有充足的信心，细心进行辨证论治，实能活人济世。

黄　　疸

黄疸是指眼的白睛、全身皮肤以及小便都发黄的疾病。《黄帝内经》中即有记载，如"溺黄赤，安卧者黄疸"，"目黄者，曰黄疸"（《素问·平人气象论》）；又如"身痛而色微黄，齿垢黄，爪甲上黄，黄疸也"（《灵枢·论疾诊尺》）。汉代《伤寒论》《金匮要略》中又有关于黄疸病因、证候、方药的记载，这些方药至今用之仍有良效；仲景先师曾把黄疸分为谷疸、酒疸、女劳疸、黑疸等。随着历史的发展、医家经验的积累，到明、清时代对本病则分为阳黄、阴黄、急黄（或称瘟黄）论治。西医学的肝炎、胆囊疾患等病中，也可出现黄疸，这些黄疸运用中医对黄疸的论述进行辨证论治，疗效也很好。

一、病因病机

1. 饮食过多

如果饮酒不知节制，饮食过多，则湿热蕴结，湿郁热蒸，因而发黄。

2. 饮食过于油腻

过食膏粱厚味、瓜果生冷或香甜食品等，使中焦滋腻不运，伤害脾胃，中湿郁滞，蕴而化热，湿热交蒸，郁而发黄。

3. 脾虚湿重

湿邪不化，久郁不解，郁而发黄。

4. 肝郁不解

木郁犯脾，气滞湿郁，郁结发黄。

二、辨证论治

诊治黄疸，首先要分辨是阳黄，还是阴黄；认清阳黄、阴黄后，再结合其他特点，即可论治。现将阳黄、阴黄分别介绍如下。

1. 阳黄

病程较短，正气不虚，黄疸的颜色鲜明，金黄如橘子色，兼有湿热证候，如舌苔黄腻、尿色深黄等。治疗大法为清热利湿。常用方为栀子柏皮汤和茵陈蒿汤。

（1）栀子柏皮汤：生栀子 6g，炙甘草 3g，黄柏 6g。

（2）茵陈蒿汤：茵陈蒿、生栀子、生大黄。

一般治疗阳黄，均以茵陈蒿汤随证加减，茵陈蒿一般用量为 10~20g（有时会更多些），疗效可靠。治疗阳黄时，还应随时注意如下兼证：

兼表证者，发热多，恶寒少，身热较高（一般在 38℃~39℃），全身酸痛，倦怠，身上无汗。茵陈蒿汤可减大黄（即减量使用），加荆芥 10g，薄荷（后下）6g，金银花 10g；如恶寒多，身热无汗，身体酸痛者，可去大黄，加炙麻黄 6g，杏仁 10g，车前子（布包）10g。

兼半表半里证者，胸胁苦闷，往来寒热，食欲不振，脉象弦。可减大黄，加柴胡 10g，黄芩 10g，半夏 6g。

湿邪偏盛者，舌苔白腻，小便不利，身倦嗜卧，脉象滑。可减大黄（减到最小量），加苍术 10g，草豆蔻 6g，泽泻 10g，陈皮 10g，厚朴 10g，佩兰 10g。

热邪偏盛者，茵陈蒿汤重用大黄，加生石膏（先煎）20~30g，知母 10g，枳实 10g，元明粉（分冲）6g。

皮肤瘙痒者，茵陈蒿汤加防风 12g，白鲜皮 12g。

2. 阴黄

黄疸的颜色暗无光泽，如烟熏，病程一般较长，往往身倦懒动，舌苔白厚腻，脉象迟缓而滑。治法为温脾利湿。常用方为茵陈五苓散随证加减。

茵陈五苓散：茵陈蒿、白术、茯苓、猪苓、泽泻、桂枝。

一般来说，阴黄以茵陈五苓散随证加减效果比较好，但也要注意以下兼证。

兼寒邪偏重者，舌苔白厚腻，腹部喜暖，喜热饮食，手足畏冷，脉象迟滑。可在上方中加制附子 5~6g，干姜 6~9g。

兼肝气郁结者，两胁（或右胁）隐痛，长吁暂舒，急躁易怒，黄疸颜色青暗，舌苔白腻，脉象弦滑。可在茵陈五苓散中加柴胡 10g，香附 10g，白芍 12g，木香 9g，厚朴 10g。

兼肝脾肿大者，可加三棱 5g，莪术 6g，炙鳖甲（先煎）10g，生牡蛎（先煎）20~30g，山楂核 9g，桃仁 10g，水煎服。

兼有腹水者，可加大腹皮 10g，冬瓜皮 30g，抽葫芦 30g，水红花子 10g，炒莱菔子 10g，陈皮 10g，车前子（布包）12g。

3. 急黄

这是一个比较险恶的证候，起病急骤，或原有的黄疸突然很快加深，身黄如金，高热烦渴，呕吐频频，烦躁不安，脘腹胀满，两胁隐痛，大便干，小便少，舌苔黄燥少津，脉象弦滑或数。此证属于湿热化毒所致，证多毒热兼湿。治法以清热解毒为主，佐以利湿退黄。常用方有黄连解毒汤加茵陈蒿30g。

患慢性肝炎或肝硬化的病人有时也会突然出现急黄，发病快速，来势急骤，心慌心跳，或伴有吐泻、发热、口渴等症，此时应积极抓紧治疗。此证十分危重，一般常用局方至宝丹1~2丸即服，另急煎服用以下汤药。

柴胡10g，黄芩10g，川黄连10g，生栀子6g，茵陈蒿30g，黄柏10g，蒲公英15g，连翘15g，金银花20g，赤芍10g，重楼15g，野菊花10g，车前子（布包）12g，猪苓20g，茯苓30g。急煎服，每日1剂或1剂半（即1日服3次药）。

局方至宝丹每日服2次，每次1丸，连服5~7日。

4.虚黄与黄汗

虚黄与黄汗这两种病证，前人常与黄疸一起讨论。实际上这两种病都不是黄疸，但与黄疸有一定联系。虚黄又称黄胖病，主要是脾虚血衰，而致全身虚胖呈黄白色，这种黄与黄疸不同。黄汗主要是外感湿邪，湿郁皮肤间，因而汗出如黄色。最主要的是这两种病，一是"目珠不黄"，二是检查血液黄疸指数不高。治虚黄（黄胖病）是以健脾养血为法，方用人参养荣汤、十全大补汤等加减；治黄汗则以除湿为主，方用羌活胜湿汤、桂枝加黄芪汤等方加减。

三、名医要论

黄家所得，从湿得之。(《金匮要略》)

五疸虽不同，黄则为一，自本自根。未有非热非湿而能致病者也。湿气胜则如熏黄而晦，热气胜则如橘黄而明。(《普济方》)

焦黄难治，淡黄易治。(《证治汇补》)

疸久不愈则补脾。(《类证治裁》)

阳黄者，湿热证也，宜于清利；阴黄者，血气败也，宜于温补。(《赵李合璧》)

四、验案

张某某，女，35岁。初诊日期：1963年5月3日。

主诉：10余天来口苦，食纳减少，饭后脘间发堵，不喜油腻，小便色黄，染在短裤上即成黄色，皮肤色黄如橘，白睛色黄如杏，头昏皮痒，四肢重怠，身有微热，口干不欲多饮，右胁微有胀痛，大便干，舌苔黄腻，脉象弦滑数，体温37.6℃，黄疸指数60单位。

辨证：湿热内蕴，发为阳黄。

治法：清热利湿。

处方：茵陈蒿汤加减。药用：

生栀子 9g　　　川柏皮 9g　　　茵陈蒿 45g　　　黄芩 9g

生大黄（另包后下）9g　　车前子（布包）12g　　焦神曲 12g

枳壳 9g　　　柴胡 6g　　　猪苓 9g　　　茯苓 12g

水煎服，5 剂。

二诊（5 月 8 日）：上方进 4 剂后，目黄已退，身黄减轻，皮肤瘙痒已止，大便已畅；右胁尚胀，脘间欠爽，舌苔垢厚，脉已不数，但仍弦滑。查黄疸指数 18 单位（已近正常），再加减上方。药用：

茵陈蒿 30g　　　生栀子 9g　　　川黄柏 9g　　　黄芩 9g

车前子（布包）12g　　焦神曲 9g　　　青皮 5g　　　陈皮 5g

柴胡 6g　　　生薏苡仁 15g　　　猪苓 9g　　　茯苓 9g

香稻芽 12g　　　厚朴 6g

水煎服，5 剂。

三诊（5 月 15 日）：所有症状已消除，现能正常上班。黄疸指数正常，苔脉均正常，为求根治，又投上方 3 剂，嘱隔日服 1 剂，服完后即可停药。3 个月以后追访：药后即痊愈上班工作，现一切正常。

五、与西医学的联系

人体血液中的胆红素浓度增高时，致使皮肤、巩膜、黏膜以及某些体液出现黄色，临床上则称之为"黄疸"。其成因一般都考虑为胆汁淤滞、肝排泄功能受损、胆道阻塞等各种情况造成。所以临床上又把黄疸分为肝前性黄疸和肝性黄疸。现分而言之。

（一）肝前性黄疸

常见的肝前性黄疸为溶血性黄疸。从西医角度分析溶血性黄疸，又可分为先天性和后天性两种。先天性者，有婴儿时期即有黄疸的病史；后天性者，伴有一定的贫血，或有化学中毒史、败血症、血型不合的输血史等。红细胞溶解，血中的胆红素升高，所以出现黄疸。

临床表现：有比较轻度的黄疸，在工作紧张或劳累后加重，或在溶血发作时，可感到恶寒发热，腹痛，背腰痛，乏力；此后黄疸即加重，脾常肿大，50% 的患者可有肝脏肿大，红细胞脆性增加，血液中有溶血因素存在。

化验检查：可有贫血，网织红细胞增加，不正常的红细胞等；红细胞脆性试验阳性，凡登白试验间接阳性；小便尿胆素原增加，胆红素阴性。

治疗：西医以治疗原发病（溶血性贫血或其他疾病）为主，无治疗溶血性黄疸的特效药。中医治疗可辨证论治，疗效满意。

（二）肝性黄疸

常由于传染性肝炎、同种血清性肝炎、中毒性肝炎、大叶性肺炎、伤寒、回归热、肝硬化、肝癌、充血性心衰、肝小管炎等疾病以及肝细胞受损等引起。

临床表现：食欲减退，消化力差右胁隐痛，虽皮肤发黄，但不感皮肤瘙痒，可有轻度发热、出血现象等；可有肝大、压痛，少数患者可有脾大；面部、颈部可见到蜘蛛痣，有肝掌表现，也可有腹水。

化验检查：血液中胆红素可中度或重度增加。肝功能检查异常。小便中胆红质阳性。大便胆尿素原阴性。

近些年来应用 B 超和 CT 后，确诊率明显提高，可适当采用。治疗：西医治疗本病，主要是治疗原发病，所以确诊最为重要。

（三）阻塞性黄疸

胆囊炎、胆道炎、胆结石、胰头结石、胰头癌、肝癌以及淋巴结肿大压迫、手术或炎症粘连、胆道蛔虫等造成的胆道受压迫，造成胆汁排泄不畅，这些因素引起的黄疸，称"肝外性阻塞性黄疸"。如患肝炎，胆小管及毛细胆管炎性改变而致黄疸者，则称"肝内性阻塞性黄疸"。肝外性者多见，肝内性者则少见。由于胆汁排泄障碍，致使肝内胆管压力增高，越来越高的压力不能缓解，最后导致毛细胆管破裂，胆汁由淋巴系统反流到血循环而发生黄疸。肝内性者主要是胆小管炎或胆小管周围炎而致胆汁排泄不畅，发生胆汁反流而发生黄疸（但这种情况比较少见）。

临床表现：多有胆绞痛史，食欲减退，右上腹疼痛或右胁背疼痛，呕吐，体重减轻，寒战，发热，皮肤瘙痒，大便呈灰白色，黄疸色深，甚至呈绿色，肝肿大，胆囊或可触及，如有癌肿，可摸到淋巴结肿大及肿块。

化验检查：血中胆红素、葡萄糖醛酸脂增高。胆固醇可增高。尿中尿胆素原阴性，胆红素增加；大便中粪胆素原阴性。

治疗：主要是治疗其原发病（如胆结石、癌肿等），排除其胆道阻塞的原因。未找到原因之前，可先作对症处理及注意调整营养及应用维生素等。

这一时期，应用中医辨证论治效果较好。

六、体会

中医治疗黄疸的疗效很好，主要是按照中医的理论去辨证论治。关于急黄，中医也认为是一种危急的重症，我曾会诊过急黄，西医的诊断是"急性黄色肝萎缩"，病情都很重，所以对此要多加重视，可急用局方至宝丹，1日2次，每次1丸；另用解毒、疏化、退黄的汤药，中西医合作积极抢救，也有得救者。总之，急黄属急危重症，预后较差。

阳黄、阴黄的辨证非常重要，要仔细分辨。前人有"治疸不利小便，非其治也"的经验，我们应当注意在临床上灵活使用，但也不能执之过于死板，因过犹不及。

凡患黄疸而有呕吐一症者，可投柴胡剂加减。

积　　聚

积和聚是不同的病，因为这两种不同的疾病在病因和发作上有一定的共同之处，故多连在一起讨论，称为"积聚"。

积是腹中有积块，用手可以摸到，有形有物，痛有定处，结而不散，推之不移，按之有物，叫作"积"。因为积有大块者，有小块者，所以俗称"积块"。

聚是患者发病时，则可摸到痛处或胀痛处有一物，不发病时再摸其原来发病之处则空无一物，所以医家称其为"聚则成形，散则无物"，可见"聚"是一种聚则有、散则无的疾病（但发作时确可摸到或长或圆或成条索状等的有形之物）。

也有的病人既有积，也有时发生聚病。

此病在《黄帝内经》中即有记载，如《素问·刺节真邪》曰："肠胃之络伤，则血溢于肠外，肠外有寒汁沫与血相薄，则并合凝聚不得散，而积成矣。"

随着时间的推移、经验的积累，其分类、名目也日益增多，有把"积"称为"癥"，把"聚"称为"瘕"者，认为"癥"者"真"也，"瘕"者"假"也，但癥瘕之名称多用于妇女肚脐以下部分有病块时用之，所以内科医生知道这一分类即可。还有的书中将"积"按其发生的部位不同，而分为痞气、肥气、息贲、癖、疝等名，实际上是对"积"的一种分类。

本篇以《黄帝内经》和仲景先师之论述为主，适当吸取后世经验，但仍以中医内科为主予以论述。

一、病因病机

积聚之病，有时得之于食，有时得之于水，有时得之于忧思，有时得之于风寒。总之是五脏六腑受七情内扰，或六淫外干，而致脏腑功能失调，气血流通失畅，运化功能失职，致废物停留，结滞成块，而成积病。

六腑属阳，太阳利清气，阳明泄浊气，少阳化精气，主转输是其正常功能。如六腑失常，则邪气聚而不散，病发则气聚成形，上下攻冲，左右支撑，使人胸胁疼痛，所以前人有脏病为积、腑病为聚之论。积病属阴，病情比较深重，亦较难治；聚病属阳，病情比较轻浅，亦较易治。正如《难经·五十五难》说："积者，阴气也；聚者，阳气也。故阴沉而伏，阳浮而动。气之所积名曰积，气之所聚名曰聚，故积者五脏所生，聚者六腑所成也。积者，阴气也，其始发有常处，其痛不离其部，上下有所终始，左右有所穷处；聚者，阳气也，其始发无根本，上下无所留止，其痛无常处，谓之聚。故以是别知积聚也。"

1. 七情失调，气滞血瘀

喜怒忧思等七情过极，伤及五脏，脏腑失和，气机郁滞，血行受阻，气滞血瘀，年积月累而渐渐成积。

2. 腹部受寒，胃肠受伤

过饮、过食生冷凉硬之物，而致肠胃受伤，血瘀气阻，凝滞不散，久则成积。

3. 饮食不节，损伤脾胃

饮食过饱，食积不消，中湿痰浊不得运化，滞久成积。过度饮酒，湿热伤脾，湿、气交阻，积滞不化，日积月累渐生积聚。

4. 脏腑正虚，又遭风寒

或先天禀赋虚弱，或大病、久病之后，脏腑正气已虚，又遭风寒邪气所伤，而致脏腑气血失和，气血结滞，久而成积。

以上诸多因素往往交织在一起，互相影响，外内合邪，在一定条件下，日积月累，渐成积聚之病。综观诸因，以中运不健，气滞血瘀为最常见。所以说，积聚之成，以肝、脾二脏和肠胃之腑最为重要。

二、辨证论治

积聚的辨证论治，既要注意积和聚的不同，又要注意其间的相互联系。

因积聚常是气滞血瘀、痰湿积结而成，但在临床辨治时，又各有其偏颇之处，有的偏于气聚，有的偏于血结，有的偏于食积，有的偏于痰凝，需要详细辨证。

（一）治疗原则

积聚是腹内不应有而有，不应留而留，坚结不化，着而不去的疾病，故一般都遵照《黄帝内经》"坚者削之，客者除之，结者散之，留者攻之"的治则，治以攻、削为主。但要注意积聚多是由正虚而生，又为年积月累而成，所以还需要适当结合补法。归纳起来，治疗积聚最常用的有攻、削、散、补四法。

积聚的时间不久，正气尚强，邪气尚浅，积块坚硬，体质壮实者，可用攻、削之法，祛除积块，以免"养痈为患"，等到病久时则难治。对患积聚病的时间已较久，邪气已较深，正气渐弱者，治宜攻补兼施，或六补四攻、七补三攻之法，抓紧时机，灵活运用，以冀痊愈。如果积聚病的时间已久，正气已虚，邪气已盛，身体渐致衰弱，如单是聚证者，可行调补，后用散结气之法，散之而愈；如正气已伤，宜先以健脾行气为主，补中行气，待身体强壮，中焦健运之后，再以散结气为主，稍佐以活瘀之法解散之，病可渐愈。

攻、削、散、补大法定后，还要注意结合气、血、痰、食的偏重。偏于气结者，要行气之中兼顾养血；偏于血瘀者，要活血化瘀之中兼顾理气；偏于痰凝者，要化痰消积之中兼运中焦正气；偏于食积者，要消积导滞之中兼益脾胃。

消积法中，更应该注意服一段时间汤药后，要投以丸药渐渐消磨之。正如明代王肯堂先生所说："凡诸积块不宜用煎剂，只宜用丸子。盖块至难消，若用煎剂，如过路之水而已，徒损正气，于块无益，惟丸子入胃，徐徐而化，径至所患之处，潜消默夺，日渐损削，其块自小。亦不宜消尽其块，假如鹅卵大者，削至如弹丸即止，不必再服。"以后可服调理脾胃药，健运中州，正旺积渐走，不可过于攻伐。正如《素问·至真要大论》中所说："大积大聚，其可犯也，衰其大半而止，过则死。"所以，在治疗中要注意到"正虚积愈固，正复积自走"的道理。

治积块还可以配合外治法，如在积处外贴阿魏膏、水红花膏等，亦可配合灸法，如灸"痞根"穴法（具体方法可参阅针灸专书）。

（二）辨证论治

熟悉了治疗原则之后，就比较容易掌握辨证论治，今将临床常见的证候和常用的治法简介如下。

1. 聚证

（1）肝气郁滞证：发病时腹中气聚，攻窜胀痛，能摸到或长或圆的病块，边缘不甚清楚，按之不甚坚硬，推之可有移动；病块聚则有，散则无，不发病时，腹中则摸不到有病块。常在情绪不好时发病。舌苔薄白，脉象弦。常用治法为疏肝解郁，温中散聚之法。常用方如散聚汤、排气饮等随证加减。

①散聚汤：茯苓、半夏、陈皮、肉桂、槟榔、枳壳、厚朴、杏仁、甘草、吴茱萸。

②排气饮：陈皮、木香、藿香、香附、枳壳、泽泻、乌药、厚朴、山楂、麦芽。

（2）食滞痰阻证：发病时腹中有条索或块，按之胀痛，不按则隐痛胀满，兼见呕吐泛酸等；饱食后痛胀加重，聚散无常，时发时止。舌苔厚腻，脉象弦滑。常用导滞消食，理气化痰治法。常用方如化滞丸、导痰汤等随证加减。

①化滞丸：木香、丁香、陈皮、青皮、黄连、莪术、三棱、半夏、巴豆、乌梅肉。（注意：巴豆要用小量或改用巴豆霜更小量，也可改用大黄）。

②导痰汤：半夏、陈皮、茯苓、枳实、竹茹、制南星。可适当加入厚朴、莪术、三棱等。

2. 积证

（1）气滞血瘀证：积块在腹中某部固定不移，边缘清楚，其质较硬，胀痛有定处，胀痛程度可随情绪波动而增减。舌质青暗，脉象弦。常用治法为解郁消积，和血通络法。常用方有加味桃仁煎、膈下逐瘀汤等随证加减。

①加味桃仁煎：桃仁、大黄、虻虫、芒硝、厚朴、青皮、木香。

②膈下逐瘀汤：五灵脂、当归、川芎、桃仁、牡丹皮、赤芍、乌药、延胡索、甘草、香附、红花、枳壳。

（2）气郁血结证：积块日渐增大，边缘清楚，质地坚硬，按之疼痛，痛处固定，面色晦黑少泽，体倦乏力，有时发寒热，食纳减少，女子或见月经闭止。舌质暗发青，或有瘀斑，脉象弦滑或弦涩或弦细涩。此证病日较久，气血瘀结较深，治法可用行气通瘀，和胃消积，攻补兼施之法。常用方如膈下逐瘀汤、和中丸、鳖甲煎丸等随证加减，鳖甲煎丸可配合汤药同时服用。

①膈下逐瘀汤：见气滞血瘀证。

②和中丸：炒白术、炒扁豆、茯苓、枳实、陈皮、青皮、莪术、三棱、半

夏、巴豆（或换巴豆霜）。（注意：巴豆或巴豆霜用量不要太大，巴豆霜要冲服）。

③鳖甲煎丸：鳖甲十一分，乌扇（即射干）三分，黄芩三分，柴胡六分，鼠妇（炙）三分，干姜、大黄、桂枝、石韦（去毛）、厚朴、紫薇（即凌霄）、阿胶各三分，白芍、牡丹（去心）、䗪虫各五分，半夏、葶苈、人参各一分，瞿麦二分，蜂窠（炙）四分，赤消十二分，蜣螂（炙）六分，桃仁二分。上药（鳖甲除外）为末，取煅灶下灰，清酒一斛五斗，浸灰，待酒尽一半，着鳖于中，煮令泛烂如胶漆，绞取汁，纳诸药，煎为丸，如梧桐子大，空心服七丸，日三服。（此段文字，录自《金匮要略》）。

（3）年久积块：积块坚硬，边缘清楚，推之不移，按之疼痛，积块在腹中经常隐痛，肌肉消瘦，身体衰弱，积块越年或数年，面色萎黄无泽，或暗黑憔悴，皮肤甲错失荣，饮食减少，舌质瘦暗，舌苔灰糙，或舌尖红无苔，脉象沉细数或弦细。此证日久，正虚邪实，气血积结已久，应该施用先补后攻之法。常用方如八珍汤、归脾汤、五味异功散等先扶正，再配合丸药如烂积丸、控涎丹、鳖甲煎丸等，或据证处方，自配丸药，用丸药日渐消磨治之，"正复积自走"，不可求速求急，以免伤人正气。

①八珍汤：人参、白术、茯苓、炙甘草、熟地黄、白芍、当归、川芎。

②归脾汤：人参、白术、黄芪、当归、甘草、茯苓、远志、酸枣仁、木香、龙眼肉、生姜、大枣。

③五味异功散：人参、白术、茯苓、炙甘草、陈皮。

④烂积丸：三棱（麸炒）48g，莪术（醋炙）96g，炒山楂144g，槟榔48g，陈皮144g，黑丑（炒）240g，青皮（醋炙）96g，枳实144g，大黄240g。上药共为细末，用醋水各半，泛制为丸，用红釉为衣，每100粒重30g。每次服6g，日服2次，小儿减半。

⑤控涎丹：甘遂、大戟、白芥子、枣肉。（注意：此方体弱者不宜使用）

⑥鳖甲煎丸：见气郁血结。

再次叮咛：治疗积聚，其体壮者，医者常用攻下消积之剂，往往取得一定的效果，腹中觉宽畅。但尤须注意的是还须再用调理扶正之剂以调治之，不可只顾一时之快，攻消之后不再调理。今摘录《保命歌括》书中一段文字，以作为医家治疗积聚的共同注意之嘱。

"夫大积大聚，乃可攻之，积聚非大，则未可攻也，十去六七，即衰其半也，止者，不可复攻也。多毒之药，以破积聚。毒有大小，大毒之性烈，其为伤也多；小毒其性和，其为伤也少。毒药之攻积聚，因其势不得已而用之也，即衰其大半，势已去即止者，恐伤正气也，圣人之虑深矣。凡攻其积块者，以辛散之，以苦泻之，以咸软之，以坚削之，未有不愈者也。"

上段文字即将《黄帝内经》"六元正纪大论"和"五常政大论"关于治疗积聚之文的意义，综合论之，深得经旨，医者治积聚，可细读此文。

后世医书又有"癥瘕"之说，其实都属于"积聚"之病。今摘录古人有意义的论述，以供参考。

（1）《金匮钩玄》："积聚癥瘕，有积聚成块不移动者，是癥；或有或无，或上或下，或左或右，是瘕"。

（2）《圣济总录》："癥瘕癖结者，积聚之异名也，其证状不一，原其病本，大略相类，但从其所得或诊其症状以立名尔。且癥者，为隐见腹内，按之形证可验也，瘕为瘕聚，推之流移不定也。癖者僻侧在于胁肋，结者沉伏结强于内（按：此亦积，不须另立名目）。然有得之于食，有得之于水，有得之于忧思，有得之于风寒，使气血沉滞留结而为病者，治须渐磨溃消，使气血流通，则病可愈矣"。

（3）《难经》尚有五脏之积的名称，虽然都属于积聚之病，但这些名称也应该记住，且其名对治法也有一定的启发思路的意义，有一定的参考价值，今录于下。

《难经·五十六难》："肝之积，名曰肥气，在左胁下，如覆杯，有头足，久不愈，令人发咳逆，痎疟，连岁不已……心之积，名曰伏梁，起脐上，大如臂，上至心下，久不愈，令人病烦心……脾之积，名曰痞气，在胃脘，覆大如盘，久不愈，令人四肢不收，发黄疸，饮食不为肌肤……肺之积，名曰息贲，在右胁下，覆大如杯，久不已，令人洒淅寒热，喘咳，发肺痈……肾之积，名曰贲豚，发于少腹，上至心下，若豚状，或上或下无时，久不已，令人喘逆，骨痿，少气……"。

附：五脏积治疗方（此5种药方，皆为李东垣先生方）

（1）痞气丸方：厚朴、黄连、茯苓、泽泻、川乌头、人参、茵陈、巴豆霜、干姜、白术、砂仁、川椒、肉桂。蜜丸如梧桐子大，每服3~4丸，每日2次，以大便微溏为度。

（2）息贲丸方：厚朴、黄连、干姜、肉桂、巴豆霜、茯苓、川乌头、人参、川椒、桔梗、紫菀、白蔻、陈皮、青皮、三棱、天冬。蜜丸如梧桐子大，初服2丸，渐加至以大便微溏为度。

（3）肥气丸方：厚朴、黄连、柴胡、川椒、巴豆霜、川乌头、干姜、皂角子、茯苓、莪术、人参、甘草、昆布。蜜丸，服法同上。

（4）贲豚丸方：厚朴、黄连、茯苓、川乌头、泽泻、苦楝、延胡索、全蝎、附子、巴豆霜、石菖蒲、独活、丁香、肉桂。蜜丸如梧桐子大，初服2丸，每日2次，渐加至以大便微溏为度。

（5）伏梁丸方：黄连、厚朴、人参、茯苓、肉桂、干姜、巴豆霜、川乌头、红豆、石菖蒲、丹参。蜜丸，服法同上。

三、名医要论

积者，阴气也；聚者，阳气也。故阴沉而伏，阳浮而动。气之所积名曰积，气之所聚名曰聚，故积者五脏所生，聚者六腑所成也。积者，阴气也，其始发有常处，其痛不离其部，上下有所终始，左右有所穷处；聚者，阳气也，其始发无根本，上下无所留止，其痛无常处，谓之聚。故以是别知积聚也。（《难经》）

积者脏病也，终不移。聚者，腑病也，发作有时，展转痛移，为可治。（《金匮要略》）

治之当察其所痛，以知其应，有余不足，可补则补，可泻则泻，无逆天时。详脏腑之高下，如寒者热之，结者散之，留者行之，坚者削之，消之，按之，摩之，咸以软之，苦以泻之，全其真气以补之，随其所利而行之，节饮食，慎起居，和其中外，可使必也。不然，遽以大毒之剂攻之，积不能除，反伤正气，终难治也，医者不可不慎。（《试效方论》）

肠覃何如？岐伯曰：寒气客于肠外，与卫气相搏，气不得荣，因有所系，癖而内著，恶气乃起，瘜肉乃生。其始生也，大如鸡卵，稍以益大，至其成如怀子之状，久者离岁，按之则坚，推之则移，月事以时下，此其候也。石瘕何如？岐伯曰：石瘕生于胞中，寒气客于子门，子门闭塞，气不得通，恶血当泻不泻，衃以留止，日以益大，状如怀子，月事不以时下。皆生于女子，可导而下。（《灵枢》）

焦按：以上这两段论述，说明肠覃是生在子宫之外，虽状如怀子，但月事仍按时而下，故知为肠间的息肉或囊肿（西医学称肉瘤或息肉、囊肿等）；而石瘕之状，亦如怀子状，但月事不能按期来潮，故知是在子宫之内气血留滞而形成的瘤子。

四、验案

病例1 史某某，男，30岁。初诊日期：1962年4月5日。

病史摘要：1958年6月曾患肝炎。1961年8月因患"痢疾"住北京某医院，发现肝大、肝功能异常，诊断为"早期肝硬化"。同年11月出院后，虽经治疗，但肝功能一直不正常，肝大不消退。近来诸症又见加重，特来就诊。

现症：胃脘发胀，两胁胀痛，有时刺痛，左侧较重。胃脘部有一大积块，如覆盘（肝大）。腹鸣，大便溏，1日2行。两眼眶疼痛，经常鼻衄。周身倦怠乏力，脊柱上半段疼痛，午后五心烦热，夜难入睡，梦多，面色晦暗，舌边尖绛红，苔白，右手脉弦滑，左手脉弦。查体：心肺（－）；肝大，横径（左肋弓下缘和左胸骨旁线交点处与右肋弓下缘和右乳中线交点处）12.5cm，竖径（剑突下正中线）8cm，质较硬，表面光滑，压痛）（±）；脾未触及；腹水征（－）。肝功能检查示：血清蛋白总量72g/L，白蛋白38.5g/L，球蛋白33.5g/L，麝香草酚浊度试验20单位，麝香草酚絮状试验（++++），谷丙转氨酶290单位。

辨证：根据病人最突出的症状是肝大，与前人"脾之积，名曰痞气，在胃脘，覆大如盘"的论述一致，故诊为"痞气"积块。再据其两胁胀痛，有时刺痛，兼见左手脉弦等，知为肝经气血郁滞。肝郁犯脾则见胃脘胀、腹鸣、便溏；脾胃受伤，气血痰食久滞不化，而形成胃脘处积块大如覆盘；阳明之脉行于眉骨近处，积块留滞阳明胃脘不去，久则经气运行失畅，故目眶疼痛、右脉弦滑、舌苔白；脾胃运化失职，气血无以化生，再兼久病入血，瘀血不去，新血不生，致血虚内热而常发鼻衄、午后烦热、舌质红绛等症。综观脉症，诊断为肝郁犯脾，久生痞气积块之证。

论治：本病为年积月累渐积而成，治疗也须渐渐消磨，非朝夕可去。如若攻之太急，则反伤正气，正伤则积愈痼。所以目前不可用大毒、峻烈的药物去大攻大泻。应先用调肝和中，佐以软坚化积之法，疏达气血，使积块渐渐消散。

处方：生石决明（先煎）15g　　生牡蛎（先煎）15g　　焦神曲12g
　　　　夏枯草9g　　　　　　生牡蛎（先煎）15g　　地骨皮9g
　　　　银柴胡9g　　　　　　乌贼骨9g　　　　　　茜草根9g
　　　　三棱4.5g　　　　　　莪术4.5g　　　　　　海藻6g

6剂，水煎服。

二诊（4月12日）：上方服6剂，症状减轻，肝略有缩小。仍以上方稍事加减，共服用20剂。曾加减使用过香附、枳壳、赤白芍、山楂核等。并同时加服"烂积丸"（北京有市售成药），每日2次，每次3g，晨起及睡前各1次，白开水送服。

三诊（5月5日）、四诊（5月25日）：均以上方稍事加减（加重健脾和胃之品），自觉症状日渐减轻，肝功能化验各项指标均有好转，积块（肝大）亦见缩小，横径 11cm，竖径 6cm。因恐烂积丸过于克伐，不宜久服、单服，因而改用李东垣"痞气丸"随证加减，配制丸药，嘱其长服。药用：川黄连 15g，厚朴 9g，吴茱萸 4.5g，白术 6g，黄芩 6g，茵陈 9g，茜草根 3g，炮姜 4.5g，砂仁 3g，人参 3g，茯苓 4.5g，泽泻 3g，制川乌 2.5g，川椒 2.4g，巴豆霜 1g，莪术 6g，三棱 6g，皂角 3g，海藻 6g，大腹皮 6g，昆布 6g，生牡蛎 9g，焦神曲 9g，枳实 7.5g。共研细末，炼蜜为丸，每丸 3g。每日 2 次，每次 1~2 丸。

五诊（6 月 14 日）、六诊（7 月 16 日）、七诊（9 月 7 日）：连服配制的丸药（六诊时去大腹皮、川椒、川乌，加山楂核、红花、木通），已百余日，食纳增加，偶尔有些腹胀，精神、面色明显好转。鼻衄很少发生，有时背部微痛，舌苔尚白，脉略弦。肝功能好转，血清总蛋白 68g/L，白蛋白 40.6g/L，球蛋白 27.4g/L，麝香草酚浊度试验 9 单位，麝香草酚絮状试验（+++），谷丙转氨酶 141 单位（130 单位以下为正常）。肝再见缩小，横径 9cm，竖径 4cm。再以上方配服丸药，处方如下：川黄连 30g，厚朴 15g，白术 9g，枳实 30g，人参 9g，黄芩 18g，茵陈 24g，茜草根 15g，砂仁 6g，茯苓 18g，三棱 27g，莪术 27g，皂角刺 7.5g，生牡蛎 24g，红花 15g，香附 21g，巴豆霜 1.2g，山楂核 15g，乌贼骨 15g，桂枝 12g，泽泻 12g，木通 6g，炙鳖甲 15g。制法、服法仍同前。

八诊（10 月 9 日）：病容已退，食纳大增，目光明亮，衄血一直未再发生。再投以上方丸药，续服 2 个半月。

九诊（12 月 21 日）：精神好，无病容，因尚感腰酸，故将木通改为杜仲 21g，牛膝 12g，继服此丸药 4 个月。

十诊（1963 年 4 月 26 日）、十一诊（6 月 7 日）、十二诊（8 月 6 日）：一直服用上述丸药，面色光润，舌红转淡，舌上白厚苔已化，已生薄白新苔，脉象已转和缓，症状已不明显，一切情况均好。肝功能也好转，肝大已明显缩小，横径 7.2cm，竖径 3.1cm。据此证情，又遵照前人"大积大聚，衰其大半乃止"的论述，及调理中焦，健运脾胃，其所余积块不攻自能逐步消除的经验，故又加脈香砂养胃丸，每服 6g，每日 2 次。另外，再按第七诊丸药方配制丸药 1 料，服完后，嘱其停服此丸，可单服香砂养胃丸 2~3 周。

十三诊（9 月 10 日）：已无明显的自觉症状，精神、体力均佳，肝逐渐变柔软，较以前更加缩小。肝功化验血清蛋白正常，麝香草酚浊度试验 5 单位，麝香草酚絮状试验（+），谷丙转氨酶 124 单位。正在服用上次所配丸药和香砂养胃丸，嘱其服完后即可停药。

1968 年秋追访：早已停药，参加全日工作已数年，一般体力劳动皆能胜任。

肝脏仅可触及，质柔软，无压痛，身体健壮。

1971年10月、1975年5月两次追访，身体健壮，面色红润。10多年来一直全天工作，并以体力劳动为主，肝病未再作，查体正常。

病例2 张某某，女，67岁。初诊日期：1961年4月17日。

主诉下腹剧痛已10天。10天来下腹部剧痛，下腹稍偏右处有一个大肿块疼痛拒按。曾于4月12日住入某医院，诊断为"卵巢囊肿蒂扭转"，需要手术治疗，病人拒绝手术而来我院诊治。入院时见患者呈急性痛苦病容，神态疲惫，微有呻吟，言语低微，气息较怯弱，下腹部剧痛，有肿块，拒按，虽坐卧不宁但又不敢自由转侧，不能安睡，饮食减少，饭后脘间闷胀，口干不能多饮，夜间五心烦热，大便干结。查体：体温37.8℃，下腹部膨隆且胀，脐下稍偏右处有一肿块呈茄形，大如儿头，较硬，压痛（+++），腹肌紧张（++），反跳痛（+）。六脉均有弦象，以关、尺较为明显，稍数。

辨证：观其疼痛以小腹为主，肿块波及右侧少腹，知病在肝、肾二经。但根据腹肌紧张中医称为腹筋弦急，肝主筋，筋失和则急。《黄帝内经》说："肝足厥阴……是动则病……丈夫癞疝，妇人少腹肿，甚则嗌干……"，《金匮翼》说："妇人亦有疝气，凡血涸不月，少腹有块等症皆是，要不离乎肝经为病"，可见，病以肝经为主。再据《证治汇补》："凡疝久成积，盘附脐之上下左右，为癥为瘕，作痛不已"的记载，和病人腹痛来势如此急骤来看，本病属于癥瘕疝痛之疾。两手脉弦既主肝经病，又主疝瘕积聚腹中急痛，《脉经》有云："诊妇人疝瘕积聚，脉弦急者生"。四诊合参诊为癥瘕疝痛。

治法：腹中虽有拒按的肿块实邪，但病人年近七旬，病已10天，食睡不好，气怯声低，又兼长途劳累，是实中有虚之证。因此，在治疗上暂施以行气活血、调肝缓急之法，等疼痛减轻，正气渐复之后，再予消块除癥之剂。

处方：乌药12.5g　　　当归12.5g　　　白芍25g　　　吴茱萸3.5g
炒川楝子12.5g　　荔枝核（打）9g　炒橘核9g　　葫芦巴6g
炒小茴香9g　　　青皮6g　　　　木香4.5g　　乳香6g
没药6g　　　　　延胡索末4.5g

分2次冲服。2剂。

二诊（4月19日）：腹痛减轻，二便通畅，夜已能安睡1小时以上。腹壁已较柔软，癥块的压痛也略有减轻，饮食仍不多，周身乏力，语声低怯。舌同前，脉略弦。化验检查：白细胞计数19.7×10⁹/L，中性粒细胞82%，淋巴细胞16%，嗜酸性粒细胞2%。仍守原法，前方去吴茱萸，加西洋参4.5g（另煎兑入）、炙黄芪 9g 以扶助正气。2 剂。

三诊（4 月 24 日）：服上方后，效果很好，故又按原方服 2 剂才来就诊。现腹痛已全部消失，夜能安睡，食纳增加，精神已好，已能坐卧和扶杖行走，小便正常，大便 5 日未行。腹部切诊：腹壁已柔软，下腹稍偏右处可清楚地摸到一个肿块，约儿头大小，稍能移动，压痛（＋）。舌苔白厚，六脉略数，稍带弦滑。化验检查：白细胞计数 $9.2 \times 10^9/L$，中性粒细胞 0.79，淋巴细胞 0.20，嗜酸性粒细胞 0.01。尿糖（＋＋），再询问病史素有糖尿病。仍以前方加减，药用：人参 6g，白术 6g，茯苓 6g，炙甘草 4.5g，陈皮 6g，川楝子 9g，炒茴香 6g，荔枝核 9g，香附 9g，炙黄芪 12g，乳香 3g，没药 3g，瓜蒌 19g（与元明粉 1.5g 捣拌），延胡索末（分冲）3.5g。2 剂。

四诊（4 月 26）、五诊（5 月 3 日）：诸症减轻，大便已通，行动自如，饮食倍增，面色较前活润，但尿糖仍为（＋＋）。上方去瓜蒌、元明粉，加知母、生石膏、黄芩、丹参、青皮，清气血之热，兼治中消。

六诊（5 月 8 日）：已无自觉症状，面色润，精神佳。腹部切诊，下腹部稍偏右处的肿块尚有苹果大小，行动坐卧已无疼痛，按之亦无明显压痛。且其脉两关尺仍略有弦象，舌苔薄白。据此改用扶正消积、攻补兼施之法，用丸剂常服。即在上方基础上去黄芪加三棱、莪术、桃仁、红花、槟榔、乌药、白芍、焦山楂、焦神曲、焦麦芽等，共为细末，制为丸药如绿豆大，每次服 3~6g，日服 2 次，温开水送下。

1961 年 9 月 19 日追访：面色红润，行动如常人，能主持家务。尿糖已阴性。腹部脐下稍偏右侧，尚能摸到一个小肿物如杏大小，嘱仍服所配丸药。

1962 年 5 月 17 日再追访：身体健康，尿糖仍为阴性。腹部肿块已无法摸到。

五、与西医学的联系

西医学中尚无关于中医积聚的专门论述，但就积聚的临床表现来看，可包括在西医学中的肝大、脾大、腹部的囊肿、息肉、肉瘤等疾病中。西医学关于上述这些疾病，首先是确诊，明确诊断以后，主要是治疗原发病。肉瘤、息肉、囊肿之类的疾病如果影响生命健康，可考虑手术治疗。

如经西医学确诊并需手术的患者不愿意手术，要求中医治疗时，可按本篇所述辨证论治。

对怀疑积聚者，尚需注意除外游走肾、游走脾等，因这样的情况一般不需要治疗。

六、体会

本病的治疗，一般在邪气未盛、正气未衰时，治宜攻邪为法；若病久气虚、脾土衰弱，则宜攻补兼施或先补后攻；俟积去其大半，则宜扶正调养，使脾土健运，则残块余积不攻自消，不可一味妄攻，以防伤伐正气。

治积块服汤药数 10 剂后，皆须配制丸药常服，使积块潜消默化。用药不可太急，不可用毒性太大之品。

另外，还可配合外治法，如贴膏药、灸法等，要以提高临床疗效为目的。

不论用何法治疗，医家、病家都要有耐心，守方缓图。

鼓　　胀

患者以腹部膨胀，其形如鼓者，名为鼓胀。鼓胀病，往往只是腹部胀大如鼓，而四肢反而瘦弱，所以，也有以其病状，形似蜘蛛，故也有称为蜘蛛蛊（鼓）者，或称单鼓胀者。也有按其病因来分别称谓者，如气鼓、血鼓、水鼓等。

鼓症为何又称鼓胀，因为凡是鼓症均兼有腹部胀满，即鼓都兼胀，但严格地说胀与满与鼓，皆有一定的区别，如《灵枢·胀论》说："夫胀者，皆在于脏腑之外，排脏腑而郭胸胁，胀皮肤，故命曰胀。"也就说胀者，腹部或胸胁部确实能见到外形发胀，故中医学又说"有形为胀，无形为满"。满是一种自觉症状，自觉胸腹部发"满"，但用手摸之，或用软尺量之，均为正常，未见到胸腹胀大。

胀、满、鼓三者虽有区别，但又可互见。有的病人，先有腹部发满，或失治，或治之有误，可渐渐转成胀满之症，又胀又满。胀满未及时治疗迁延时日，又渐渐形成鼓者，临床也不少见。所以三者满最轻，胀则较重，臌则最重，所以俗语又有"风劳鼓噎，十死九个"之说，可见鼓胀是一种危重证候。

一、病因病机

1. 七情失调

思虑伤脾，恚怒伤肝，脾伤则中焦运化失职，肝伤则强暴横逆，肝旺乘脾，土木失和，则中焦失和，再兼七情郁结，气道壅塞，上不得升，下不得降，则胀满鼓胀之病渐成。

2. 饮酒过度

酒能生湿、助火，膏粱厚味滋腻多湿，湿热相蒸，脾胃之气受戕，受纳、运化失职，宿食内停，水湿不化，腹胀痞满，渐成鼓胀。

3. 生冷伤中

过食生冷，寒凝中州，寒湿困脾，脾失健运，渐生鼓胀。

4. 脾肾阳虚

素体脾肾阳虚，中焦运化失常，水湿停留而成鼓胀。

5. 疲劳过度

过度劳累，伤气伤脾，脾阳虚弱转输失职，中湿不化。

6. 久病精血内耗

精血内耗日久而致肝、脾、肾三脏受损，中运不健，水谷不化，渐成鼓胀。

7. 寄生虫

腹内受寄生虫的影响，而致气血紊乱，运化失常，渐致鼓胀。

8. 气、水、血失运

水、气、血运化失常，不能及时转输运化，气机失调，腹部水液潴留，清气不升，浊气不降，腹部瘀血凝滞，瘀郁经隧，血不归经而发生气鼓、水鼓、血鼓。

二、辨证论治

鼓由渐积而成，病程较长，或先有腹部胀满，治不及时，渐渐延变成鼓。所以鼓的病程较长。也有的是由黄疸、积聚、虫蛊等慢慢转化而成的。从其发病过程来看，也是由轻到重的演变，故把此病的过程分为初、中、晚三期。

（一）初期

鼓胀的初期，多是自觉腹部发满，外观查不到腹部胀大，只觉腹部发满难受，特别是饭后或下午较为明显，面色晦暗无华，午后神疲或兼有两胁胀满、手心发热等症，舌苔多腻，脉象弦滑。辨证多为肝胃不和，木旺乘脾证。治法以疏肝、行气、消滞、化湿等法为主，补虚之法应用较少，如需要扶正的，也多是在疏、达、消、导之法中兼加一些补药。常用方如中满分消丸茵陈胃苓汤、加味逍遥散。

（1）中满分消丸：黄连、黄芩、厚朴、枳实、半夏、茯苓、猪苓、泽泻、人参、白术、甘草、生姜。

本方是"除满"方中的名方，只能在腹满时用之，如兼有胸胁胀痛者，则药力不足，不适用。

（2）茵陈胃苓汤：陈皮、厚朴、苍术、甘草、猪苓、白术、茯苓、泽泻、桂枝、茵陈。

如兼有两胁（或右胁）胀满隐痛者，可用加味逍遥散随证加减。

（3）加味逍遥散：柴胡、当归、白芍、薄荷、茯苓、白术、甘草、生姜、香附、延胡索。

如右胁下有积块坚硬拒按者，可在上方中再加桃仁、红花、鳖甲、生牡蛎。

（二）中期

初期失治，病情日渐深重，正气渐虚，此期腹部胀满兼见，由于气聚瘀停，积伤脾胃而饮食难消，水湿不化，气、血、湿、食交相阻遏，积滞难行，腹部逐渐胀大，遂成鼓胀之证。此时二便时有不畅，面色晦暗不华，舌质红，可见白苔或黄腻苔，脉象弦等。此期的治疗大法，是攻补兼施。但又宜注意气滞、水停、血瘀之不同。

1.偏气滞者为"气鼓"

多见肚腹鼓胀而满，鼓之蓥蓥然如鼓，得矢气或嗳气则腹胀得减。整个腹部鼓胀明显，性情急躁，有生气、盛怒病史，腹部虽胀大，但有增减（矢气、嗳气则减轻，生气、大怒则增重），小便量一般还不太少。此时常用行气宽中之法，如宽中汤：

（1）宽中汤：陈皮、木香、蔻仁、厚朴、槟榔、青皮、大腹皮、泽泻、郁金。

如辨证认为正气较虚者，也可与香砂六君子汤交互服用。

（2）香砂六君子汤：党参（或人参）、白术、茯苓、炙甘草、陈皮、半夏、广木香、砂仁。

2.偏于水停者为"水鼓"

肚腹膨隆胀满，腹部有沉坠感，以手叩之为实音，腹水征阳性，小便短少，大便发坠，排解涩滞。舌质多嫩红，舌苔腻，脉象沉。此时可用攻逐积水之法。常用方为舟车丸，禹功散。

（1）舟车丸：黑丑、大戟、芫花、甘遂、大黄、青皮、陈皮、木香。原方有轻粉，现已禁用，故不用。上药为末，水泛为丸如绿豆大。每服 3~9g，晨起空腹服，温开水送下，可先从小量开始，如服后不泻水，再慢慢加大用量。本药以泻水为主，不可久服。

（2）禹功散：黑丑 120g，炒茴香 30g。共为细末。每次服 3g，姜汁调下。方中或加木香 30g。可从小量开始，渐渐加大用量，以泻水为度。

以上两方皆为攻逐水饮之剂。比较起来，舟车丸峻利，禹功散稍和缓，但两方皆为泻水峻剂，均不可常服、多服。

千金方另有治大腹水肿之方，药性相对平稳。兹介绍如下：

（3）疏凿饮子：槟榔、商陆（此药有一定的毒性）、椒目、赤小豆、木通、泽泻、大腹皮、茯苓皮、生姜皮、羌活、秦艽。

3. 偏血瘀者为"血鼓"

此证肚腹鼓大，用手按之较硬，腹部皮色略带青紫，并有许多青筋暴露和紫红色的细细红筋隐现，面部或有红丝缕缕，胁下或有积块疼痛，大便色黑，或兼有吐、衄，舌质绛红，舌下血管青紫，舌上或有瘀斑。治法用活血祛瘀，佐以行气利水之法。常用方如当归活血汤、抵当汤。

（1）当归活血汤：当归、赤芍、生地黄、桃仁、红花、香附、川芎、牡丹皮、延胡索、青皮、莪术、三棱。可再加茯苓、大腹皮。

（2）抵当汤：水蛭、虻虫、桃仁、酒大黄。共为末，水煎温服。

本方药味，攻逐瘀血，药力太急，身体虚弱者慎用。如欲缓缓图治，可改用大黄䗪虫丸（中药店有成品）。身体比较虚弱者，可与人参归脾丸交替服用。每次 1 丸，每日 2 次，温开水送服。

（3）加味泽兰汤：泽兰、当归、牡丹皮、青木香、赤芍、桃仁、红花。可再加茯苓、水红花子、泽泻。水煎服。本方较平和，既能活瘀，又有当归寓消于补。

以上诸方，可根据病情、患者体质和证候表现等酌情选用。

气鼓、水鼓、血鼓三鼓证中，血鼓病情最深重，故也较为难治，须医患互为合作，酌情诊治，才能痊愈。还有偏于食积者，多见脘腹饱满，膜胀，饭后腹胀加重，因而不敢多食，舌苔垢腻，脉象弦滑有力。此为鼓胀中病情最轻者，腹部虽胀大，但比水鼓、血鼓鼓胀程度轻，用手按之亦无积块、水停等症。此为平时食积害脾所致，一般采用健脾消食法，常用方如和中丸方，随证加减。

和中丸方：白术、扁豆、茯苓、陈皮、枳实、香附、砂仁、神曲、麦芽、山楂、半夏、丹参。

4. 偏于虫积的为单蛊胀

此证常为地方寄生虫病引起，如血吸虫病等。腹部十分膨隆，常兼有腹水，心中嘈杂，面黄有白斑，嗜食生米、泥土等，大便可检出虫卵，舌苔白，脉象弦滑。此证可用驱虫除积之法，常用方有追虫丸，可随证加减。

追虫丸方：雷丸、苦楝子、黑丑、槟榔、皂角、茵陈、木香。可酌加茯苓、大腹皮、冬瓜皮、车前子等。

治疗此证，应记住此病时日已久，病根已深，正气渐虚，虽有实邪（如腹水、积块等）也不可只求一时之快，数行攻利，以免因治疗不当而速其死或使病情加重。

（三）晚期

中期失治，或治疗有误，病情未减，积水不消，正气已虚，临床渐渐出现肉消骨露，腹水有增无减，面色晦暗无光泽，腹部十分膨胀，状如牛腹鸡头，腹皮紧绷，光亮露筋，小便不利大便或结或溏，舌质红绛，苔干无津，或糙黄或垢腻，脉多弦细而数。此证正虚邪实，攻补两难，病变至此，虽名医，亦难回春。古称"风痨鼓噎"之四大难证，即含此证。临床医生也有用消蛊汤之类攻其邪，大补阴丸、附子理中汤（丸）、三甲复脉汤之类扶其正，希望取效者。但是病至晚期，很难取得明显效果。我们医界还应继续努力，深入研究，以提高疗效，挽救生命。

（1）消蛊汤：半夏、炒莱菔子、炙甘草、紫苏梗、紫苏叶、桃仁、肉豆蔻、枳壳、青皮、陈皮、三棱、莪术、肉桂、白蔻仁、荜澄茄、木香、生姜、大枣。

（2）大补阴丸：黄柏、知母、熟地黄、龟甲、猪脊髓，和蜜为丸。每次服6~9g，每日2次空腹服。

（3）附子理中汤：即附子理中丸方，酌斟用量，改为汤剂。

（4）附子理中丸：党参（或人参）、干姜、白术、甘草、制附子。

（5）三甲腹脉汤：炙甘草、生地黄、生白芍、麦冬、阿胶、麻仁、桂枝、生牡蛎、生鳖甲、生龟甲。

鼓胀的晚期，很难取得速效，所以，医患都须沉住气，安心治疗，不能急躁。对此证尚无特效药，主要是辨证论治，随证斟酌，灵活变化。1958年前后，各中医杂志曾报道有用龙虎草治愈蛊胀（血吸虫病）的，可查找参阅。

总之，鼓胀到了晚期，尚无特效药方，加用西医"放水"疗法，可以减轻病人痛苦。所以有病要早治为好。

三、名医要论

鼓胀何如？岐伯曰：腹胀身皆大，大于肤胀等也，色苍黄，腹筋起，此其候也。(《灵枢·水胀》)

惟腹大，动摇水声，皮肤黑，名曰水蛊。(《肘后备急方》)

蛊与鼓同，非蛊毒之蛊也，俗谓之膨脝，又谓之蜘蛛病，所感不同，止是腹大而急，余处皮肉如常。(《证治要诀》)

治水鼓者，以脾胃药为君，肺药为臣，肾药为佐，如此调治，庶近道矣。(《湖岳村叟医案》)

鼓胀之病，脐满者重，脐突者死，发热者重，腹如墙壁坚硬者死。水肿之病，手足心平满者死，面黑肉硬腹多青筋者死。此断死生之大诀也。(《丹台玉案》)

四、验案

穆某某，男，40岁。初诊日期：1970年5月20日。

病史与现在症：患慢性肝炎2年多，近年来医生诊断早期肝硬化，现症右胁隐痛，胃脘部堵胀，心口有1大病块，食思不振，腹部肿胀膨大，饭后迟消，大便不爽，小便量少。查体：肝大，在剑突下四横指，质较硬，无明显压痛，腹水征阳性，腹围92cm，面暗不泽，舌质略红，舌苔薄白，脉象弦细。

辨证：肝郁害脾，中运不健，痰食湿浊，停滞不化，渐生"痞气"之积，水湿停蓄渐成"水鼓"。脉症合参，诊为痞气兼水鼓之证。

论治：腹中有"痞气"积块已数年，近几个月又出现腹水，根据先治卒疾、后治痼疾的理论，应先治腹水（水鼓），俟水鼓愈后，再消积块。法宜调肝舒郁，运脾利水，稍佐消积。

处方：柴胡9g　　　黄芩9g　　　炒川楝子9g　　　半夏6g
　　　皂角刺4.5g　　南红花9g　　白蒺藜9g　　　　茯苓30g
　　　猪苓15g　　　泽泻15g　　　水红花子9g　　　枳实10g
　　　白术6g　　　冬瓜皮30g　　车前子（包）12g
　　　生牡蛎（先煎）25g　　　　莪术4.5g

水煎服。

上方共服60剂，腹水（水鼓）全消，食纳增加，精神好转，即改投丸药，以消除"痞气"之积块，丸药方按李东垣先生"痞气丸"方，随证加减，处方如下：

丸药方：川黄连 45g   厚朴 30g   吴茱萸 24g   枳实 12g

白术 18g   黄芩 18g   茵陈 15g   干姜 12g

砂仁 12g   党参 36g   茯苓 24g   川芎 18g

川椒（炒）18g   桃仁 18g   香附 24g   肉桂 9g

三棱 12g   莪术 12g   炒神曲 15g   巴豆霜 6g

上药共为细末，炼蜜为丸，每丸 3g。每日 3 次，每次服 1~2 丸，温开水送下，以轻泻为度。

嘱咐病人：刚开始服丸药时，每周加服上面汤药 3~4 剂。二三周后，可只服丸药，服完，可再按原方配制，腹中积块消到只剩 1/3 时，可加服人参健脾丸，每日 2 次，每次 1 丸。2 种药丸同时服用。

1973 年追访：服上方配制的丸药，约 3 年半，病已痊愈。并说同室住的 3 个病友，因未坚持服中药，已于 1971 年相继故去。他本人坚持长期服用中药，尤其是丸药曾配制过多次。现已整日上班工作，在铁工厂任领导工作。1975 年 6 月又去追访：精神健旺，身体强壮，现又调到县百货公司做领导。

五、与西医学的联系

西医学无鼓胀之病名，但根据鼓胀病的特殊临床表现，以腹水最为突出，所以从西医学的腹水症状进行一些联系：

腹腔内积聚的液体，超过 200ml 时则称为腹水，当积液超过 1000ml 时，腹部即显出膨隆，体检时可以检查出移动性浊音，这时中医称为水鼓。如有小量的腹水，只有靠超声波检查才能查出，一般体检尚难发现。

腹水虽然可以单独存在，但是，也常常是全身疾病的一种表现。任何原因，使腹腔由液体产生的速度超过吸收的速度，即可以形成腹水。

引起腹水的原因很多，如血浆渗透压降低；门脉系统毛细血管和肝窦内的静脉压增高；肝脏淋巴液生成增加或回流受阻；钠水潴留；腹膜毛细血管通透性增加及腹腔内脏器破裂；其他因素如某种病理状态（如肝硬化）；肾素、血管紧张素、激肽系统、前列腺素、心钠素、肾血流异常分布等等均可能在参与某些病理变化时引起腹水。

临床上出现腹水，有的渐渐发生，有的突然发生（如肝硬化患者在发生上消化道出血后，常常很快又出现腹水）。腹水出现前，多数先发生腹胀，而后渐渐出现腹水，临床医生常把这种情况称作"先刮风后下雨"。腹水量少时，腹部可能不显膨隆，大量腹水时，则可出现腹部膨隆、腹胀、重坠，肚脐甚至突出，移动性浊音呈阳性，腹壁可触及波动感。

附移动性浊音检查法，先让患者平卧，进行腹部听诊，确定腹部浊音处，划一记号。然后令患者向画有记号的对侧侧卧，稍等片刻，再听腹部浊音，如浊音界的水平缩退即为阳性，如浊音界仍在记号处则为阴性。

腹水应与其他原因引起的腹部膨隆相区别。大胖子的腹部虽膨大，但呈球形，肚脐不突出，无移动性浊音。胃肠胀气产生的腹部膨大，听之呈鼓音，无移动性浊音。巨大的卵巢囊肿时，腹部叩诊多呈鼓音，妇科检查，可以确定囊肿的原因起于卵巢。肾盂积水引起的腹部膨大，起病很慢，腹部外形不对称，不积水一侧的腹部叩诊呈实音。用B超、X线钡餐造影等，均可查出肿物的部位。结核性腹膜炎引起的腹部膨隆多在脐腹部，呈尖起的膨隆，用手揉按之，有似揉绸缎般的光滑感，心功能不全引起的腹水，多先有脚肿，渐及于小腿水肿，再严重时才发生腹水，但此种水肿兼有心衰症状。

腹水穿刺，检查时如见到腹水的颜色为淡红色或暗红色，应想到肝癌、卵巢癌等恶性病变。

引起腹水的疾病，常见的有心包炎、慢性克山病、肝脏病（如肝硬化、肝癌、病毒性肝炎）、结核性腹膜炎、自发性细菌性腹膜炎、腹膜肿瘤、肾源性腹水、恶性营养不良、梅格斯综合征（盆腔肿瘤、腹水、胸水同时存在）等等。

治疗：西医学对腹水的治疗，主要是治疗原发疾病。

如果经过确诊为肝硬化腹水时，可应用以下方法治疗腹水。

（1）限制食盐（钠）摄入量和水的进入量　食盐1日不超过2g，进水量以每日不超过1000ml为宜。

（2）利尿剂　一般是先用较温和的利尿药，后用较强的利尿剂；先单一用药，后联合用药；先从小量开始，以后逐渐增加用量。一般是先投安体舒通，若利尿效果仍不显著可加用速尿。利尿不可过激过多，以每日能减轻体重0.5~1kg为宜；应每日监测Na^+、K^+、Cl^-，以免引起电解质紊乱和酸碱度不平衡，加强对肝硬化的治疗；腹水接近完全消退时，利尿药也要逐渐减量，不可骤然停用。

（3）提高血浆胶质渗透压　每周定期输入白蛋白或鲜血。

（4）腹腔穿刺排放腹水　放腹水只能临时减轻病人的症状。只有在重度腹水影响心肺功能时，才进行腹腔穿刺排出一部分腹水。一般一次放腹水2000~3000ml。是不得已而用之的方法。不可只靠此法治疗。

（5）其他治法：如体育、中药等，亦可选择应用。

应用中药，要遵照辨证论治的原则来应用，作为一种治疗方法，复合应用，效果尚属不错。

还要做好防治上消化道出血的救治措施，防止肝性脑病、肝肾综合征、继发感染等。主要应把治疗重点放在治疗肝硬化上，使肝功能逐渐恢复正常才是彻底的治疗方法。

六、体会

鼓胀自古就是难治病，疾病早期就坚持治疗，也常有效果很好者。如果等到晚期再治疗，终属于很棘手、很难治的疾病，若医者细心地有信心地深入钻研病机病证，灵活变化，随症治之，也有渐痊愈者，总之要有信心，医家、病家要同心协力共同克服一切困难，安心治疗，坚持长时间服药，才能有希望治愈，医者更要钻研，要知难而上，不要知难而退，要怀抱着必胜的决心去进行治疗。

本篇所附的验案就是很好的例子，同样比他病情稍重的例子也有，我与病家均抱必胜的信心而治好了。我们对医学要发展，要学习古人、超过古人，要深入钻研，进一步提高疗效。今再介绍 1 个实例，供同道参考。

1956 年时我在北京市中医医院曾见到 1 例"蜘蛛鼓"病人，真是牛腹鸡首，经过许多专家治疗，均未见显效，在病房住了好几年，最后大家还是采用了每周腹腔穿刺放水 3000~5000ml，放水后就用大量黄芪 60~120g，水煎服，每日 1 剂，服 1 周就又放水，如此这样地放水——吃大量黄芪——放水——吃大量黄芪，治疗 1~2 个多月后，此人痊愈出院。但是又有类似病人再用此法，效果却不理想，又治疗四五个病人，都未见良效。今附在此篇末，以供有识者参考，深入研究。

痹　病

痹有闭字的意义，例如华佗《中藏经》说："痹者，闭也，五脏六腑感于邪气，乱于真气，闭而不仁，故曰痹。"所以可以说痹有闭塞、闭阻、不通畅等意思。

《素问·痹论》中说："风寒湿三气杂至，合而为痹也。"由此我们又知道，凡身体遭受风寒湿 3 种邪气合而侵入，而致气血、营卫失利，而导致经络、肌肉、筋骨、关节、肢体等处，发生疼痛、酸楚、麻木、重著、肿胀、屈伸不利，甚至变形等症状者，都通称为"痹病"。

中医学认为随着风寒湿三邪的盛衰、多寡、侵入的深浅及病人的正气反应等，人们会发生不同的痹病，所以又分为行痹、痛痹、着痹、热痹、尪痹等。

关于痹病的病因病机和治疗方法，早在《黄帝内经》中即有"痹论"的专篇论述，汉·张仲景的《金匮要略》中也有关于痹病（历节）的专篇，其所传处方，至今行之有效。历代医家又有许多补充发挥，积累了丰富的有效的治疗方法。

一、病因病机

风、寒、湿三邪合而侵入。但这不是说风、寒、湿三种邪气各占三分之一，所以《素问·痹论》说："其风气胜者为行痹，寒气胜者为痛痹，湿气胜者为着痹。"《素问·痹论》中又说："其热者，阳气多，阴气少，病气胜，阳遭阴，故为痹热。"后世又把这种痹处发热者，又称为热痹。由此我们可知，行痹是三邪之中风气胜；痛痹是三邪之中寒气胜；着痹是三邪之中湿气胜；热痹是病气胜，人体的阳气亦盛，邪正斗争，邪从热化而成。那么，关节疼痛久久不愈，而致关节变形，肢体屈伸不利，甚至挛缩而不能伸者，又是何邪所致呢？这需要我们通过大量的临床实践总结分析后予以补充。我认为三邪之中寒、湿二邪较胜，深侵入肾，（肾主骨）母不生子，影响到肝（筋），筋骨同病而致关节变形，肢体不能屈伸、骨质受损者，可称为尪痹。

尪字，新华字典注曰：①胫、脊或胸部弯曲的病；②瘦弱。尪痹即出现关节变形，肢体弯曲，骨质受损的痹病（本书有尪痹专篇请参阅）。

还有，过去对于《黄帝内经》所说"风、寒、湿三气杂至，合而为痹也"一句中的"合"字，只解释为风、寒、湿三邪相合，我认为对这个"合"字，还应有以下的理解。①三种邪气"合"于皮，则发生皮痹；"合"于脉，则发生脉痹，"合"于肝则发生肝痹，"合"于肾，则发生肾痹……风、寒、湿三气相合，"合"于五脏、六腑、皮、毛、脉、筋骨某处，即发生某痹，所以才说"风、寒、湿三气杂至，合而为痹也。"并且《素问·痹论》还说："不与风寒湿三气合，故不为痹。"由此可见与风、寒、湿三气"合"则为痹，"合"于何处即为何痹，"不与风寒湿三气合，故不为痹"。念这一句时，"合"字发重音才对。②合于时令。风寒湿三种邪气相合，又合于时令，则容易使人发生痹病。例如《素问·痹论》说："以冬遇此者为骨痹，以春遇此者为筋痹。"

二、辨证论治

1. 行痹

行痹即关节疼痛不固定，游走窜痛，今天膝关节痛，明天肘关节痛，后天肩关节痛，总之关节疼痛，游走不定，或上肢或下肢，全身关节游走窜痛是其特点，舌苔多无大变化，脉象或弦或浮。

此证因风寒湿三邪之中风邪最多、最胜，因"风者善行数变"，故痛处游走不固定。治法以祛风为主，兼顾散寒化湿，即祛风蠲痹法。常用方有蠲痹汤、防风汤随证加减。

（1）蠲痹汤：羌活、独活、肉桂、秦艽、当归、川芎、甘草、海风藤、桑枝、乳香、木香。

（2）防风汤：防风、当归、茯苓、杏仁、黄芩、秦艽、葛根、羌活、桂枝、甘草。此方用于兼见风邪化热，痛处发热、口干舌燥者。

2. 痛痹

痛痹的特点是关节疼痛剧烈为主，痛处喜暖畏寒，常常固定在某关节或几个关节。其舌苔可能呈白色或薄白，脉象多见弦或弦紧，（弦主疼痛）。此证因寒邪胜，故治法以散寒为主，但因痹病是风寒湿三气所致，故应兼顾祛风、化湿。即散寒、祛风、化湿法合用，但要突出散寒。对有些日久难愈者，还要佐以扶助肾阳，因肾阳为真阳，只有真阳熙熙，寒凝才可释化。治痛痹常用方有千金乌头汤、甘草附子汤等，随证加减。

（1）千金乌头汤：乌头、细辛、川椒、白芍、甘草、秦艽、附子、肉桂、干姜、茯苓、防风、当归。

（2）甘草附子汤：甘草、附子、白术、桂枝。

3. 着痹

着痹以关节痹痛、肢体沉重为主，或关节漫肿，或疼处多汗多湿，其患肢似有千斤压坠，而沉重不易活动。舌苔多腻，脉象可见弦滑、沉滑等。治法以化湿为主，兼顾散风、祛寒。常用方有补土燥湿汤、薏苡仁散、薏苡仁汤。随证加减。

（1）补土燥湿汤：山药、白术、茯苓、甘草、羌活、防风、苍术、生姜、大枣。

（2）薏苡仁散：薏苡仁、当归、川芎、干姜、甘草、肉桂、川乌、防风、人参、羌活、白术、麻黄、茵陈、独活。共为细末，每服 6g，空心临卧温酒调服。

（3）薏苡仁汤：薏苡仁、白芍、当归、麻黄、桂枝、苍术、甘草、生姜。

4. 三痹同治法

行痹、痛痹、着痹有时在临床上同时出现，又痛、又串、又沉重肿胀。遇这种情况，古人有三痹汤，可随证加减应用。也可用独活寄生汤随证加减。

（1）三痹汤：续断、杜仲、防风、肉桂、细辛、人参、茯苓、当归、白芍、黄芪、牛膝、甘草、生地黄、川芎、独活。

（2）独活寄生汤：独活、桑寄生、秦艽、防风、细辛、川芎、当归、熟地黄、白芍、桂枝、茯苓、杜仲、牛膝、党参。

对此证，我也拟订一方，名治痹汤，临床上常获良效。兹介绍于下，供临床参考：

治痹汤（自拟方）：桂枝 10g，制附片 10g，白术 15g，羌活 10g，独活 10g，防己 9g，生薏苡仁 20~30g，千年健 15g，当归 9g（或丹参 15g），甘草 5g。此方用于窜痛、疼痛、沉重、肿胀皆有者。

5. 热痹

《黄帝内经》称此为痹热。其特点是痛处发热，甚则痛处皮肤红、肿、热、痛，由于阳气多、病气胜而化热所致。治法以清热为主，兼顾祛寒、化湿，贵乎宣通。在临床上我常用自拟的清热散痹汤随证加减。

清热散痹汤（自拟方）：桑枝 30~50g，忍冬藤 30g，荆芥 10g，黄柏 12g，连翘 12g，羌活 9g，独活 9g，防己 10g，木瓜 12g，丹参 15~20g，透骨草 15~20g，伸筋草 30g，炙山甲 6~9g。

本方以桑枝、荆芥、羌独活祛风（这四药必须重用桑枝），忍冬藤、黄柏、连翘清热达邪，防己、木瓜祛湿舒筋，透骨草、丹参、伸筋草通络活瘀以助痹热消散。

加减法：兼表证恶寒者，可去丹参、黄柏、防己等，加桂枝、麻黄、生石膏、生姜。

如大热不恶寒、口渴、汗出、骨节烦痛、脉洪数者，可去羌独活、荆芥、丹参，加生石膏、知母、桂枝（寓白虎加桂枝汤意）

6. 尪痹

尪痹的主要特点是关节变形，肢体屈伸不利，骨质受损。（本书对此另有专篇论述，请参看，兹不赘述）。

三、名医要论

所谓痹者，各以其时重感于风、寒、湿之气也。(《素问》)

痹之为病，寒多则痛，风多则行，湿多则著。在骨则重而不举，在脉则血凝而不流，在筋则屈而不伸，在肉则不仁，在皮则寒，逢寒则急，逢热则纵，此皆所受邪而生也。(《普济方》)

痹者，闭也。五脏六腑为邪气所闭，则痹而不仁。(《证治准绳》)

大抵痹而知痛知痒者，易治；不仁、不痛者，难治。(《医衡》)

痛在上者，属风多。痛在下者，属湿多。(《医学汇海》)

四、验案

病例 1 陈某某，女，20 岁，学生。初诊日期：1979 年 7 月 14 日。

主诉：全身关节痛已 2 个多月。

去年患风湿性关节炎，并发风湿性心肌炎，经治疗后，关节痛、心肌炎症状皆消除，心电图亦恢复正常。近 2 个月来，天多阴雨，全身关节疼痛又作，两膝关节怕冷，走路时疼痛加重，并感到走路困难，食欲亦较差，舌质略红，舌苔白腻，脉象沉弦细。

辨证：风、寒、湿三气侵入，痹阻血脉，经络不通畅，发为痹证。

治法：祛风散寒，利湿和中。

处方：桂枝 9g　　　　制附片 8g　　　　白术 5g　　　　炙甘草 4g

　　　丹参 15g　　　　威灵仙 12g　　　羌活 9g　　　　独活 9g

　　　千年健 15g　　　寻骨风 15g　　　防风 10g　　　黄柏 12g

　　　生薏苡仁 15g　　熟薏苡仁 15g　　藿香 10g　　　佩兰 10g

水煎服，6 剂。

二诊（7 月 20 日）：药后，关节已不痛，仅在走路多时，尚感到关节微痛，舌质暗，舌苔白，后部尚腻，脉象沉略细，再投上方 6 剂。

三诊（8 月 7 日）：服上方自觉有效，故共服 16 剂，现关节已不痛，只是感到有些上火，嗓子有些痛。舌苔正常，脉象沉略数。改方如下：

玄参 15g　　　　生地黄 15g　　　桔梗 5g　　　　天冬 9g

麦冬 9g　　　　生甘草 5g　　　黄芩 9g　　　　板蓝根 10g

桑枝 30g　　　　威灵仙 12g　　　锦灯笼 5g　　　生石膏（先煎）30g

水煎服，6 剂。

四诊（9月18日）：上方服6剂后，又服7月20日方6剂，以后又服上方6剂，服完后又服7月20日方6剂。现在关节已不痛，喉亦不痛，舌苔根部微黄，脉象滑略数。要求改服丸药，处方如下。

桂枝 50g	桑枝 100g	白术 25g	千年健 120g
附片 80g	寻骨风 100g	羌活 60g	独活 60g
威灵仙 80g	炒黄柏 50g	炙甘草 20g	桑寄生 120g
续断 100g	玄参 80g	生地黄 50g	熟地黄 50g
川芎 30g	板蓝根 60g	焦麦芽 40g	焦山楂 40g
焦神曲 40g	焦槟榔 40g	远志 50g	珍珠母 120g
南红花 50g	生石膏 100g		

上药共为细末，炼蜜为丸，每丸9g。每日3次，每次1丸。

新年时追访：一直上中学，未再闹病。

病例2 杨某某，女，21岁，煤矿工人。初诊日期1962年5月3日。

20天来，两膝关节、两踝关节以及两脚均肿痛，肿痛处皮肤略发红，自觉发热，用手扪之稍热，两小腿有散在的几个红色小斑块，用手摸之，红斑为僵硬的结块，用手挤压有疼痛。不能行走，由其父背着来就诊，舌苔略黄，脉象滑数。四诊合参，诊为热痹。

治法：祛风、清热、活络，佐以解毒。

处方：桑枝 18g	桂枝 6g	白芍 10g	知母 10g
地龙 6g	木瓜 10g	防己 10g	槟榔 10g
忍冬藤 15g	赤芍 10g	威灵仙 10g	怀牛膝 10g
乳香 3g	没药 3g		

二诊（5月8日）：其父来取药。说药后效果非常好，按方又服2剂，已能自己下地扶杖行走，嘱再服上方3~6剂。

10月15日，到家去追访：已正常上班工作。

五、与西医学的联系

近些年来，医界习惯上把中医的痹病，与西医学的风湿性疾病联系起来，其实，这样联系是不对的。因为西医学的风湿性疾病包括了100多种疾病，病因特点也多种多样，很难都与中医学的痹病对应得上。西医学虽然在该类病的名称上有"风湿"二字，但与中医学的"风湿"二字，含意并不相同。不要把西医学的"关节痛"，简单地与中医学的"风寒湿三邪杂至合而为痹"的痹病对应起来。即使简单地对应、联系起来，也不能提高疗效。所以，今天，在这个病上也不去简单地硬套，留待后学贤明做深入细致的研究论述。

六、体会

中医治疗痹证虽然有行、痛、著、热、尪痹等区别，但还要注意：治行痹虽然以祛风为主，但应加些活血药，因为"血行风自灭"；治疗痛痹以祛寒为主，但要注意加些补肾阳药，可以提高疗效，因为"真阳煦熙，寒凝可释"；治疗着痹以治湿为主，但要注意加些健脾药，因为"中焦健运，湿才能化"；治热痹要注意清化；治尪痹要注意补肝肾，以强壮筋骨。除此之外，还要时常想到痹是风、寒、湿三邪所致，所以治风时不要忘掉散寒化湿，治寒时不要忘掉疏风化湿，治湿时不要忘掉散寒疏风。再深一层想，疏风不可燥血，散寒不要助热，化湿不要伤阴，治热不要凝涩，补肝肾不要呆滞。这些，在处方选药时都应注意到，疗效自然也会提高。

尪　痹

尪，与尩、尫义同，可以通用，其意指足跛不能行、胫屈不能伸、骨质受损、关节变形、身体羸弱的废疾而言，《辞源》中注解为"骨骼弯曲症"，胫、背、胸弯曲都叫"尪"。《金匮要略》中所说"诸肢节疼痛，身体尪羸"，就是指关节肢体弯曲变形、身体羸弱、不能自由行动而渐成的废疾的。"痹"即《黄帝内经》"痹论"所谈的痹病。尪痹即指具有关节变形、骨质受损、肢体僵曲的痹病。

对于肢体变形，关节肿大、僵化，筋缩肉卷而不能屈伸，骨质受损的痹病，古代医家尚缺乏系统的论述和统一的名称。有的叫骨痹、肾痹，有的叫历节，有的则称鹤膝风、骨槌风等。我在学习继承前人各种论述的基础上，参考近代文献，结合多年临床体悟，对这种痹病的因、证、脉、治进行了归纳整理，统称之为"尪痹"，以区别于行痹、痛痹、着痹。通过临床检验，感到不仅应用方便，而且便于揭示本病的病因病机及发病特点，有利于进一步找出它的诊治规律。1981年12月在武汉"中华全国中医学会内中医内科学会上，我以《尪痹刍议》为题，发表了自己的看法和论文。1983年中华全国中医学会内科学会痹病学组采用了这一新病名，并以该论文中提出的药方为主，稍事加减，制成"尪痹冲剂"，与本溪第三制药厂共同组织全国 27 个省、市中医研究单位进行了临床观察，疗效较为满意，经国家批准开发成中成药，现已行销国内外，受到尪痹患者的欢迎。

近些年来，也有人把类风湿性关节炎称为尪痹病者，我对此抱有不同的看法。

一、病因病机

1. "合"字的深刻涵义

《素问·痹论》中说："风寒湿三气杂至，合为痹也。"就是说，风、寒、湿邪，都可以分而各自为病，但不是痹病。若风寒湿三种邪气混合（错杂）而至，合在一起而致的病，则为"痹"病。这是大家一致公认的。此外我认为，"合而为痹"的"合"字，除上述的意义外，还有以下的含义：①痹病不仅是风寒湿三气杂至合一侵入而为痹，而且还要与皮、肉、筋、骨、血脉、脏腑的形气相"合"，才能为痹。因有各种不同的"合"，故形成各种不同的"痹"；不能与三气杂至之气相合者，则不能为痹。②风寒湿三气杂至不但可与皮、肉、筋、骨、血脉、脏腑之形气合而为痹，并且还因与四季各脏所主之不同的时气相合而为不同的痹。例如《素问·痹论》中说："以冬遇此者为骨痹，以春遇此者为筋痹……"。还说："所谓痹者，各以其时重感于风寒湿之气也。"如此对"合"字作深入全面的理解，对分析痹病的病因病机和进行辨证论治，均有很大的启迪和帮助。

2. 结合中医学的"从化理论"

中医学认为，邪气侵入人体后常常发生"从化"而使病证发生转变。即"从阴化寒，从阳化热"。这一疾病转化机制，源出于《黄帝内经》，后世医家也有论述。清代《医宗金鉴·伤寒心法要诀》中，对从化理论做了具体完整的概括，并有明确阐述。例如书中说："六经发病尽伤寒，气同病异岂期然。推其形脏原非一，因从类化故多端。明诸水火相胜义，化寒化热理何难。漫言变化千般状，不外阴阳表里间。"很明确地说明了同是伤于寒邪却不一定都见寒证的道理。这一从化理论在临床上指导辨证论治具有非常重要的意义，诊治痹病，当然也不例外。尪痹虽然以寒湿之邪深侵入肾为主要病机，但是再结合"从化理论"来分析，有的"从阴化寒"而见寒盛证，有的"从阳化热"而见化热证。

从上述阐述可知，在观察、认识和理解尪痹的病因病机与发生发展、证候变化时，不但要注意深入理解"合"字的涵意，还要注意运用"从化理论"去辨证分析，才能更好地体会认识尪痹各个不同阶段的不同证候变化特点。

尪痹属于痹病范围，所以"风寒湿三气杂至，合而为痹"也是其总的病因病机，更重要的是尪痹还具有寒湿深侵入肾的特点。可将尪痹常见的病因病机概括为以下4种：

（1）素体肾虚，寒湿深侵入肾。或先天禀赋不足，或后天失养，遗精滑精，房室过度，劳累过极，产后失血，人工流产，月经过多等，致使肾虚，正不御邪。肾藏精、生髓、主骨，肝肾同源，共养筋骨。肾虚则髓不能满，真气虚衰，三气之邪中，如寒湿偏胜，则乘虚深侵入肾。肾为寒水之经，寒湿之邪与肾同气相感，深袭入骨，痹阻经络，血气不行，关节闭涩，肾为肝母，筋骨失养，渐致筋挛骨松，关节变形不得屈伸，甚至卷肉缩筋，肘肘不得伸，几成废人。

（2）冬季寒盛，感受三邪，肾气应之，寒袭入肾 《素问·痹论》说："所谓痹者，各以其时，重感于风寒湿之气也。"时，指五脏气旺之时（季节），肾旺于冬，寒为冬季主气，冬季寒盛感受三邪，肾先应之，故寒气可伤肾入骨，致骨重不举，酸削疼痛，久而关节肢体变形，成为尪羸难愈之疾。

（3）复感三邪，内舍肾肝。痹病若迁延不愈又反复感受三气之邪，则邪气可内舍其所合而渐渐深入，使病情复杂而沉重。冬春季节，天气尚寒冷，此时复感三邪，寒湿气胜，内舍肾肝，肝肾同源，互相影响，筋骨同病，渐致筋挛骨松，关节变形，脊柱伛偻，难以行走。

（4）湿热之域阳性体质之人，因热贪凉，风寒湿深侵入肾，从阳化热，湿热蕴蒸，耗伤阴精，肝肾受损，筋骨失养，渐成尪痹。

可见尪痹的发病机制更为复杂、深重，主要是风寒湿三邪已经深侵入肾督，并影响到肝，骨损筋挛，且病程长，寒湿、贼风、痰浊、湿热、瘀血互为交结，凝聚不散，增重了病情变化。

二、辨证论治

（一）尪痹的临床特点

尪痹除有关节疼痛、肿胀、沉重及游走窜痛等风寒湿痹共有的症状外，且病程长，疼痛多表现为昼轻夜重，痛发骨内，古代称此为"其痛彻骨，如虎之啮"。关节变形，骨质受损，僵曲蜷挛，不能屈伸，重者活动受限，生活不能自理。因病邪在里故脉见沉，因肾虚故常见尺脉弱小，因痛重邪正相争而疼痛故脉弦。总之常见脉象为沉弦、沉滑、沉弦滑、尺弱等。

（二）尪痹的常见证候

尪痹也像其他疾病一样，会因人、因地、因时而出现不同的证候。最常见的证候可有以下 4 种。

1. 肾虚寒胜证

临床表现为腰膝酸痛，两腿无力，易疲倦，不耐劳作，喜暖怕凉；膝踝、足趾、肘、腕、手指等关节疼痛、肿胀、僵挛；晨起全身关节（或最疼痛的关节）发僵，筋挛骨重，肢体关节屈伸不利，甚至变形。舌苔多白，脉象多见尺部弱、小、沉细，余脉可见沉弦、沉滑、沉细弦等象。此乃肾虚为本，寒盛为标，本虚标实之证，临床上最为多见。

2. 肾虚标热轻证

此证患者夜间关节疼痛时，自感把患处放到被窝外面似乎痛减，但在被窝外放久后又觉疼痛加重，而不得不赶紧收回被窝中；手足心也有时感到发热，痛剧的关节或微有发热，但皮肤不红；肢体乏力，口干便涩。舌质微红，舌苔微黄，脉象沉细略数。此为肾虚邪实，寒邪久郁或服热药助阳而邪欲化热之证。此证虽然时有所见，但比较肾虚寒盛证少见。

3. 肾虚标热重证

此证关节疼痛而热，肿大变形，用手扪之，肿痛之局部可有发热，皮肤也略有发红，因而夜间喜将患处放到被窝外面，虽然在被外放久受凉仍可加重疼痛，但放回被内不久又放到被外；口干咽燥，五心烦热，小便黄，大便干。舌质红，舌苔黄厚而腻，脉象常滑数或弦滑数，尺脉多沉小。本证乍看起来，可诊为热证，但结合本病的病机特点和病程来分析，此实为本虚标实之证，标邪郁久化热，或服温肾助阳药后，阳气骤旺，邪气从阳化热，与一般热痹不同（热痹病程短，无关节变形，关节疼处红肿甚剧，皮肤也赤红灼热）。此证临床上虽也能见到，但较之肾虚寒盛证则属少见。本证有时见于年轻、体壮患者的病情发展转化过程，但经过治疗后则多渐渐出现肾虚寒盛之证，再经补肾祛寒、强壮筋骨、通经活络等治法而愈。

4. 湿热伤肾证

此证多见于我国南方及常年湿热的地域，病程较长，关节肿痛，用手扪之发热，或下午潮热，久久不解；膝腿酸痛无力，关节蒸热疼痛，痛发骨内，关节有不同程度的变形。舌苔黄腻，脉滑数或沉细数，尺脉多小于寸、关。此证多见于气候潮热地域，根据"从化理论"来看，也可能初起时会有一些寒证，但在湿热地域，确是湿热证多，从阳化热而寒证少见，也可能初起时是寒证，经过从化转变，待到请医生诊治时，已转化成热证。

在本病的辨证中，20世纪70年代及以前时，还有"肾虚督寒"一证，随着医学的发展和学术认识的深入，现在已将"肾虚督寒"证移到"大偻"病中去论述，由于该证主要伤及督脉和脊柱，在这里就不再论述。

（三）尪痹的治则与方药

1. 治疗法则

尪痹的治疗大法是补肾祛寒为主，辅以化湿散风，强壮筋骨，祛瘀通络。肝肾同源，补肾亦能养肝荣筋，且能祛寒、化湿、散风，促使风寒湿三气之邪外出。治瘀通络可祛瘀生新。肾气旺，精血足，则髓生骨健，关节筋脉得以淖泽荣养，可使已失去正常功能的肢体、关节渐渐恢复功能。总之，在治疗时要抓住补肾祛寒这一重点，再随证结合化湿、散风、活血、壮筋骨、利关节等，标本兼顾。若见有邪郁欲化热之势时，则须减少燥热之品，加用苦坚清热之品。遇有已化热者，则宜暂投以补肾清热法，俟标热得清后，再渐渐转为补肾祛寒之法以治其本。另外，还须经常注意调护脾胃，以固后天之本。

2. 经验方药

根据治疗法则，拟定了以下4个药方，可随证加减，进行治疗。

（1）补肾祛寒治尪汤：适用于肾虚寒胜证。续断12~20g，补骨脂9~12g，熟地黄12~24g，淫羊藿9~12g，制附片6~12g（如用15g以上时，需加蜜3~5g先煎25分钟），骨碎补10~20g，桂枝9~15g，赤芍9~12g，白芍9~12g，知母9~12g，独活10~12g，防风10g，麻黄3~6g，苍术6~10g，威灵仙12~15g，伸筋草30g，牛膝9~15g，干姜6~10g，炙山甲6~9g，土鳖虫6~10g，炙虎骨（现已禁用）。水煎服，每日1剂，分两次服。虎骨、豹骨、熊骨现均为禁用品，我常用透骨草20g，自然铜（醋淬、先煎）6g，焦神曲12g三药同用以代虎骨，有时能取得类似效果，仅供大家参考。

本方以《金匮要略》桂枝芍药知母汤合《太平惠民和剂局方》虎骨散加减而成。方中以续断、补骨脂补肾壮筋骨，制附片补肾阳、祛寒邪，熟地黄填精补血、补肾养肝，共为主药。以骨碎补、淫羊藿、虎骨温补肾阳、强壮筋骨，桂枝、独活、威灵仙搜散筋骨肢体风寒湿邪，白芍养血荣筋、缓急舒挛，共为辅药。又以防风散风，杀附子毒，麻黄散寒，苍术祛湿，赤芍化瘀清热，知母滋肾清热，穿山甲通经散结，土鳖虫活血化瘀壮骨，伸筋草舒筋活络，干姜配麻黄，能祛腠理之寒邪，共为佐药。牛膝下行引药入肾，为使药。其中赤芍、知母、土鳖虫又有反佐之用，以防温热药助化邪热。

加减法：上肢关节病重者，去牛膝，加片姜黄10g，羌活10g。瘀血症明显者，加红花10g，皂角刺5~6g，乳香6g，没药6g或苏木15~20g。腰腿痛明显者，去苍术，加桑寄生30g，炒杜仲20g，并加重续断、补骨脂用量，随汤药嚼服胡桃肉（炙）1~2个。肢体关节蜷挛僵屈者，可去苍术，减防风，加生薏苡仁30~40g，木瓜9~12g，白僵蚕10g。脊柱僵直变形、屈曲受限者，可去牛膝、苍术，加金狗脊30~40g，鹿角胶（烊化）9g，羌活9g。关节疼痛重者，可加重附片用量，并再加制草乌3~6g，七厘散1/3管，随汤药冲服。舌苔白厚腻者，可去熟地黄，或加砂仁3~5g或藿香10g。脾虚不运、脘胀纳呆者，可去熟地黄，加陈皮10g，焦神曲10g。本方最常用，主治肾虚寒胜证。

（2）加减补肾治尪汤：生地黄15~20g，续断15~18g，骨碎补15g，桑寄生30g，补骨脂6g，桂枝6~9g，白芍15g，知母12g，酒炒黄柏12g，威灵仙12~15g，炙山甲9g，羌活9g，独活9g，制附片3~5g，忍冬藤30g，络石藤20~30g，土鳖虫9g，伸筋草30g，生薏苡仁30g。

本方仍以上方减去温燥之品，加入苦以坚肾、活络疏清之品，但未完全去掉羌活、独活、桂枝、附片等祛风寒湿之药。在临床上，本方虽较补肾祛寒治尪汤稍少用，但较之下方尚属多用。本方主用于治疗肾虚标热轻证。

（3）补肾清热治尪汤：生地黄15~25g，续断15g，地骨皮10g，骨碎补15g，桑枝30g，赤芍12g，秦艽20~30g，知母12g，炒黄柏12g，威灵仙15g，羌活6~9g，独活6~9g，制乳香6g，没药6g，土鳖虫9g，白僵蚕9g，蚕沙10g，红花10g，忍冬藤30g，透骨草20g，络石藤30g，桑寄生30g。本方主用于肾虚标热重证。

本方较上2方均为少用，但遇邪已化热者，须先用本方治疗，故主用于肾虚标热重证。标热消退后，仍需根据辨证论治的原则，渐渐以补肾祛寒法为主治其本。

（4）补肾清化治尪汤：骨碎补15~20g，续断10~20g，怀牛膝9~12g，黄柏9~12g，苍术12g，地龙9g，秦艽12~18g，青蒿10~15g，豨莶草30g，络石藤30g，青风藤15~25g，防己10g，威灵仙10~15g，银柴胡10g，茯苓15~30g，羌活9g，独活9g，炙山甲6~9g，生薏苡仁30g，忍冬藤30g，泽泻10~15g。本方主治湿热伤肾证。

加减法：四肢屈伸不利者，加桑枝 30~40g，片姜黄 10~12g，减银柴胡、防己。疼痛游走不定者，加防风 9g，荆芥 10g，去地龙。痛剧难忍者，可加闹羊花 0.3~0.6g。肌肉痛者，可加晚蚕沙 9~15g。（闹羊花有毒，毒性较大，故有时加制草乌 3g 而不用闹羊花。）

经验药方中原来还有"补强督治尪汤"，因本方主要治疗肾督为病，以治脊柱为主，故本方也移到"大偻"病中去讨论。

另外，中医学非常重视因人、因地的不同而用药不同的原则，故此，我在治疗国内的广州市、香港，及国外的新加坡、马来西亚等地的病人时，常常用第四方补肾清化治尪汤，随证加减；治疗吉林省、内蒙古自治区、山西省等地的患者时，则常以第一方补肾祛寒治尪汤随证加减。在这里特别提出这种随证加减的注意，否则疗效常不理想。

三、名医要论

因本病名是在 1981 年才提出，有些单位还在试用中，故尚未有重要的意见发现。所以本项内容，暂且从略。以后收到意见，再补充。

四、验案

赵某某，女，28 岁。初诊日期：1982 年 10 月 5 日。

主诉：关节肿痛、变形、僵化 2 年余，加重 3 个月。

病史：1980 年 1 月因居处潮湿，自觉手指发凉、皮色苍白、麻木疼痛。半年以后，渐及腕、膝、踝关节及足趾关节，均为对称性痛。1982 年 5 月产后延及全身大小关节疼痛变形。近 3 个月来不能起床，不能自行翻身，关节剧痛，不敢用手碰。在宁夏当地医院诊断为"类风湿性关节炎"，曾先后口服吲哚美辛、水杨酸钠、泼尼松、布洛芬、昆明山海棠等，症状不减，卧床不起，几成废人。于 1982 年 10 月 5 日抬来我院住院治疗。

现症：四肢大小关节均肿大变形，关节局部怕热、酸胀、烧灼感，但又不能久放被窝外，夜间痛重，怕风，有时呈游走性疼痛。四肢末端发凉，言语无力，说话时嘴不能张大，气短倦怠，眩晕耳鸣，咽干口燥，尿黄，月经 50 天 1 行，量少色黑。舌质正常，舌苔薄白，脉沉细数，尺脉弱，趺阳、太冲、太蹊脉均沉细弱。极度消瘦，身高 1.60m，体重仅有 30.5kg，面色㿠白，皮肤脱屑，双臂不能向外伸展抬高，右臂抬高 95°，左臂 70°，双肘仅能伸展 125°，双膝只能屈曲 90°。双颌下及颈部可摸到数个肿物，小如豆粒大，大者如枣核，有压痛。化验：血沉142mm/h，类风湿因子阳性，血红蛋白63g/L。X线拍片：骨质稀疏明显，掌指、指间关节及腕关节间隙明显狭窄，双侧小指间关节半脱位畸形，双骶髂关节间隙狭窄融合，符合类风湿性关节炎改变。

辨证：风寒湿三气杂至合而为痹。冬季感受寒湿最易伤肾，寒邪久留，内舍于肾，深侵入骨，致骨质疏松变形，肢体不能屈伸，活动障碍。产后血亏，气随血耗，使气血双损，阴阳俱虚，又加重了病情的发展。肾阳虚衰，温煦失职，而见形寒肢冷，昼轻夜重，面色㿠白。产后失血，血虚阴伤，故口干舌燥，午后低烧，月经量少、后错。肝肾精血不足，筋骨失养，故肢麻筋挛，皮肤干燥脱屑，极度消瘦。兼有风邪，故关节有游走性疼痛、怕风。肾肝脾俱虚，故跗阳、太冲、太溪、尺脉均沉细弱。据此脉症诊为尪痹之肾虚标热轻证。

治法：补肾祛寒，辅以化湿祛风，佐以苦坚防热、化瘀通络。

处方：制附片9g　　　骨碎补12g　　　生地黄15g　　　熟地黄15g
　　　陈皮12g　　　　砂仁3g　　　　当归10g　　　　赤芍10g
　　　白芍10g　　　　桂枝12g　　　　知母12g　　　　络石藤30g
　　　羌活10g　　　　独活10g　　　　威灵仙12g　　　片姜黄10g
　　　葛根15g　　　　寻骨风20g　　　酒炒黄柏10g

另：十全大补丸，每次1丸，每日2次。

治疗1个月后，已无眩晕咽干，面色已红润。化验血红蛋白81g/L，血沉110mm/h。已能扶拐杖走路，关节痛减，局部已无烧灼感，觉发凉喜暖，说明肾虚寒盛为其本。调方：将上方附片加至12g，当归加至12g，改生地黄为20g，熟地黄为20g。

治疗84天，体重增加7kg，可以扔掉拐杖走三四米远，面色红润，无形寒肢冷自汗症状。治前手不能握物，双手握力为0，现握力均为1kg。两臂可上举过头，右肘现可伸展140°，左肘可伸展160°，右膝弯曲接近正常水平，生活渐能自理，全身情况好转出院。嘱其回原籍配制药粉，长期服用，以再度提高疗效。药粉处方如下：生地黄30g，熟地黄30g，骨碎补40g，续断30g，赤芍24g，白芍24g，知母30g，制附片30g，补骨脂24g，炙麻黄9g，苍术24g，桂枝30g，伸筋草40g，透骨草40g，威灵仙30g，羌活30g，独活30g，怀牛膝30g，片姜黄30g，红花25g，苍耳子25g，五灵脂25g，炙山甲20g，炙虎骨30g，防风25g。上药共为细末，每次3g，每日2次，温开水或兑入一些黄酒送服。于1982年12月28日出院。1983年元月份来信："已能完全扔掉拐杖，自己能独立行动了，还能织毛衣，身体比刚回来时又胖了许多，全家人都很高兴。"

五、与西医学的联系

根据尪痹有肢体关节变形、骨质受损等特点，本病与西医学的类风湿性关节炎有类似之处，故此，与类风湿性关节炎进行一些联系。

类风湿性关节炎是一主要侵及关节、关节滑膜，以慢性、对称性、多关节为主要临床表现的全身免疫性疾病。女性远较男性多见。

病因未全部明了，本病由于免疫反应，不仅引起软骨、骨的侵蚀，晚期还可致关节强直、畸形和严重受损。

关节表现：大多数病人表现为对称性的多关节炎，以双手近端指间关节、掌指关节及腕、膝、足关节最为多见，其次为肘、踝、肩、髋关节等，其关节肿胀疼痛，有压痛或晨僵。晨僵程度及持续时间可作为对病情活动性判断指标之一。类风湿性关节炎极少影响骶髂关节，一般也不引起腰椎、胸椎病变。一部分人可影响颈椎关节。最常见的是手掌指关节的半脱位和手指的尺侧偏斜，此畸形合并桡腕关节向桡侧偏斜，使手呈向外侧畸形。晚期可使手指呈天鹅颈状畸形。由于腕关节受累病人诉拇指和第 2、3 手指及第 4 手指和腕关节桡侧疼痛和感觉异常。夜间或持续屈腕时症状加重。（腕用力屈曲坚持 30~40 秒出现上述正中神经症状，称为 Phalen 征）。膝关节可出现积液而肿胀，关节造影及超声波检查有助于诊断。足及踝关节处，跖趾关节很易受损，跖骨头半脱位压向足掌，且多有外翻畸形，使病人行路困难作痛。颈部以颈强直为常见症状。30% 的病人 X 线照片可见颈部寰枢椎的半脱位。肘关节可见肘屈曲强直，肩关节受累时可见喙突下及外侧有压痛。髋关节病变可致臀外侧、腰区及腹股沟疼痛，如出现积液可致疼痛剧烈及不正常的步态。其他关节以颞颌关节受侵不为少见，而发生张口和咀嚼时疼痛。

关节外表现：约 20%~25% 的病人可出现类风湿皮下结节。晚期病人有的出现血管炎。心脏病并不多见。有尘肺的病人可出现咳嗽等症。有 1/3 的患者，可出现眼干燥综合征、Felty 综合征（有典型的三联征：类风湿性关节炎，脾肿大，中性粒细胞减少）。常伴有淋巴结肿大，贫血，血小板减少，发热，体重减轻。

诊断：青壮年女性发病多于男性。关节肿痛呈对称性，最常侵及四肢小关节，感晨僵，有类风湿结节，血中类风湿因子阳性，以及典型的 X 线表现，诊断并不困难。美国风湿病学会 1987 年推荐的分类标准，有下述 7 项标准中 4 项者，可以归于类风湿性关节炎。包括：①晨僵至少 1 小时连续 6 周以上；②3 个或 3 个关节以上关节肿连续 6 周以上；③腕关节、掌指关节、近端指间关节肿连续 6 周以上；④关节肿对称性；⑤皮下结节；⑥类风湿因子阳性（所用方法正常人中不超过 5% 阳性）；⑦手 X 线改变，应包括有骨侵蚀及脱钙。

国内初步试验此标准，敏感性为 91%，特异性为 88%。国内有少部分确诊病人无晨僵或晨僵不足 1 小时，持续不足 6 周，关节肿亦然。

实验室检查：最重要的是 IgM 类风湿性因子，其他如血沉、C 反应蛋白、黏蛋白、纤维蛋白原测定等。

总之，医生的全面分析，进行鉴别，才是至关重要的。

注意与风湿性关节炎、强直性脊柱炎、骨关节炎做鉴别。

治疗：除一般休息、饮食、锻炼外，一般多服用以下药物。①布洛芬：每次服 600mg，每日 4 次。②萘普生：每次服 375~500mg，每日 2 次。③吲哚美辛：每次服 50mg，每日 3 次。④吡罗昔康：每次服 20mg，每日 2 次。

六、体会

（1）本病多为慢性病，病程较久，故服中药亦需较长时间，才能渐渐见效。不可操之过急，昨日药方今日又改。只要辨证准确，服药后无不良反应，则应坚持服用 50~100 剂左右，观察效果。如见效还可继续服几十剂。有的服用 1 年，才见到显著效果。

（2）在服用汤药取得明显效果后，或得到基本痊愈后，还须将服用有效的药方加大 3~5 倍的用量，共为细末，每次服 3g，每日 2~3 次，温开水或加些黄酒送服。以便长期服用，巩固和加强疗效。（注意做成丸药，效果不好！）

（3）对于青壮年患者，我常在药方中加入透骨草 15~20g，自然铜（先煎）6g，焦神曲 12g，三药同用以代替虎骨，增强强壮筋骨的作用。

大　尪

尪（音旺）字是从《黄帝内经》中的"大偻"的偻字改变而来，改的原因是由于"尪痹"的"尪"字与"偻"字义同，如《康熙字典》说："尪与偻通，尪也。曲背也"。

另外，"尪痹"是指四肢关节变形、骨质受损的疾病，"大尪"则是指脊柱弯曲、强直、骨质受损的疾病。"尪痹""大尪"二病在病因和治法方面，同中有异，异中有同，所以又把偻字的人字旁改为尤字旁而成"尪"字，是为了使医生对病情的理解有帮助而改的。

"大偻"之名，首见于《黄帝内经》。在《素问·生气通天论》中说："阳气者，精则养神，柔则养筋，开阖不得，寒气从之，乃生大偻。"大偻，王冰注曰："身体俯曲，不能直立。偻，脊背弯曲。"

大偻的主要病状是脊背曲俯，甚者使人尪羸失去生活能力，与西医学中的强直性脊柱炎非常相似，因而，在近20年来我曾把它归属于"尪痹"的"肾虚督寒证"中，经用自拟的"补肾强督治尪汤"治疗，收到了很好的疗效。近几年随着对本病研究工作的深入，逐渐认为把强直性脊柱炎仅仅归在"尪痹"的"肾虚督寒证"一证中，还不够全面。因为有的病人的确多出现肾虚督寒证，但也有不少病人，出现邪郁化热证等等，虽腰脊疼痛但不怕凉，也不喜热，还有的病人虽然主要病变在腰脊，但又出现上下肢窜痛等。所以，我认为中医学对强直性脊柱炎一病进行专门、系统、全面的观察与研究是很有必要的，只用一个证，是包括不了的。另外，1994年6月发布的《中华人民共和国中医药行业标准·中医病证疗效标准》中，已收入了"尪痹"这一病名，规定是指类风湿性关节炎。因而中医对强直性脊柱炎一病应该考虑拟订新的中医病名，以应临床治疗与研究的需要。所以，我又提出了"大偻"这一中医的新病名，以便于医家对"尪痹"和"大偻"病的异同深入分析，也便于对大偻进行深入的研究。

偻字为什么要读为lǚ（旅），因为人们把原本直的东西弄得不直时，俗语常说："伛偻了。"伛读区，偻则读旅音。所以我们祖先把脊柱弯曲的病称为"大偻"，结合"伛偻"的意义，所以此字要读lǚ（旅）。

近几年来，也有的中医学者，把西医学的强直性脊柱炎称为"大偻"，把西医学的类风湿性关节炎，称为"尪痹"，虽然这样"对号入座"不够全面，但这也可说是仁智之见吧。

一、病因病机

《素问·生气通天论》说："阳气者，精则养神，柔则养筋，开阖不得，寒气从之，乃生大偻。"同书"脉要精微论"说："背者胸中之府，背曲肩随，府将坏矣。腰者肾之府，转摇不能，行则偻附，筋将惫矣。"同书"至真要大论"曰："太阳在泉，寒复内余，则腰尻痛，屈伸不利，股胫足膝中痛。"《金匮要略》"血痹虚劳篇"说："其病脉大，痹侠背行。"《诸病源候论》"背偻候"说："肝主筋而藏血，血为阴，气为阳。阳气精则养神，柔则养筋，阴阳和同则气血调适，共相荣养也，邪不能伤。若虚则受风，风寒搏于脊膂之筋，冷则挛急，故令背偻。""腰痛不得俯仰候"说："肾主腰脚，而在三阳、十二经、八脉，有贯肾络于腰脊者，劳损于肾，动伤经络，又为风冷所侵，血气搏击，故腰痛也。阳病者，不能俯，阴病者，不能仰，阴阳俱受邪气者，故令腰痛而不能俯仰。"《医学入门》说："腰痛新久总肾虚。"《证治准绳》论腰胯疼说："若因伤于寒湿，流注经络，结滞骨节，气血不和，而致腰胯脊疼痛。"《东医宝鉴》论"背伛偻"时说："中湿背伛偻，足挛成废，腰脊间骨节突出，亦是中湿。老人伛偻乃精髓不足而督脉虚也。"《中医学大辞典》说："'大偻'，背俯也。"《医学衷中参西录》说："凡人之腰痛，皆脊梁处作痛，此实督脉主之……肾虚者，其督脉必虚，是以腰疼。"

综观以上阐述，可知此病的发病是因"阳气开阖不得，寒气从之"。督脉为人身阳气之海，督一身之阳：腰为肾府又与足太阳相表里，所以肾督两虚，寒邪最易入侵，寒邪入侵肾督，阳气不得开阖，寒气从之，寒邪乘虚而入，深侵肾督，乃生大偻。可见肾督阳虚是本病的内因，寒邪入侵是其外因，内外合邪，阳气不化，寒邪内盛，影响筋骨的荣养濡泽，而致脊柱伛偻，乃形成大偻之病。

下面再从有关的经络循行和病机的关系进行探讨。

从与腰、骶、脊、胯、尻等有关部位的经络循行来看，肾脉与督脉密切相关，并在腰、骶、臀、胯、尻处又与肝脉、任脉、冲脉相互联系，有的同起，有的同行，有的贯脊，有的入肾。《灵枢·经脉》曰："肾足少阴之脉……上股内后廉，贯脊属肾……"《证治准绳》说："督脉者与冲任本一脉，初与阳明合筋于阴器，故属于肾而为作强也。"《灵枢集注》曰："任督二脉，并由于肾，主通先天之阴阳……"《类经》说："故启玄子引古经云：'任脉循背谓之督，自少腹直上者谓之任。由此言之，则是以背腹分阴阳而言任督，若三脉者，则名虽异而体则一耳，故曰任脉、冲脉、督脉一源而三歧也'。"

中医学认为肾主骨、主腰膝和二阴，为肝之母；肝主血海、脉络阴器、主筋、为肾之子；冲脉为五脏六腑之海，注少阴（肾）之大络，合"并与少阴肾之经"；任脉与冲脉同起于胞中，上循背里，为经络之海。李时珍曾说，任督乃人身之子午。所以我认为"大偻"之病与任督都有关系，主为肾督二经之病。

再从西医学关于病因的探讨中来看，西医学认为肠道感染、盆腔感染、痢疾、淋病、泌尿系感染等均与本病有一定的关系。从中医看来，这些病都与冲、任、肝、肾有关，所以我认为从中医学来分析，强直性脊柱炎主要是肾督正气不足，风寒湿三邪（尤其是寒湿偏重者）深侵肾督，督脉督一身之阳，受邪则阳气不得开阖失于布化；寒邪深侵，肾受邪则骨失濡泽，并且不能养肝，肝失养则血海不足，冲任失调，筋骨失养，肾督两虚，脊背腰胯之阳气失于布化，阴精失于营荣，寒则凝涩而致腰胯疼痛，精血不荣渐致筋脉僵急，督阳失布，气血不化而致脊柱僵曲，形成大偻之疾。

二、辨证论治

（一）大偻的常见证候

1. 肾虚督寒证

腰胯疼痛，喜暖畏寒，膝腿酸软或腰腿疼痛，腰部不能转摇，俯仰受限，见寒加重，得热则舒，或兼男子阴囊寒冷，女子白带寒滑，舌苔薄白或白厚，脉象多沉弦，或尺脉沉弦略细或弱小。

2. 邪郁化热证

腰胯疼痛，性情急躁，五心烦热，膝腿乏力，腰脊僵困，下午（或夜间）低热，喜见凉爽，大便或干或欠爽，舌苔薄黄或少津口燥，脉象多沉弦细数，或数大有力。

3. 痹连肢节证

除腰脊胯尻疼痛外，并兼见膝、踝、肩、肘等关节疼痛或上下肢游走窜痛，一般痛处喜暖怕凉，女子或兼有痛经、乳少等症。但邪气久郁化热或从阳化热者，则痛处不怕凉反喜凉爽。不化热者舌苔多白，脉多沉弦或大而弦，化热者脉象可兼数，舌苔可见薄而微黄。

4. 邪及肝肺证

脊背疼痛，胸部憋闷，两胁隐痛，或深吸气时胁痛，生气（情绪不佳时）时症状加重，情绪欢畅时症略减轻，舌苔薄白或白，脉象弦。

（二）大偻的治疗法则

以补肾强督为主，佐以祛寒化湿，通活血脉，强壮筋骨。如有邪郁化热者，可佐用苦以坚肾，化湿清热之品；痹连肢节者，可加疏风、散寒、通利关节、活血通络之品；邪及肝肺者，可佐用调肝理肺之品。

（三）治疗大偻的经验方药

根据以上治法拟定了常用药方4张，都在临床上取得了较好效果。

1. 补肾强督治偻汤

此方在补肾强督治尪汤基础上变化而成。本方适用于肾虚督寒证。

骨碎补 18g，补骨脂 12g，熟地黄 15g，淫羊藿 12g，金狗脊 30g，鹿角（镑或片、霜）6g，羌活 12g，独活 10g，续断 18g，杜仲 20g，川牛膝 12g，泽兰 15g，土鳖虫 6~9g，桂枝 15g，赤芍 12g，白芍 12g，知母 15g，制附片 12g，炙麻黄 6g，干姜 6g，白术 9~10g，威灵仙 15g，白僵蚕 12g，炙穿山甲 6g，防风 12g，生薏苡仁 30g。

方解：本方以骨碎补补骨祛瘀强骨；补骨脂补肾阳暖丹田；熟地黄补肾填髓，生精养血，共为君药。鹿角补督脉，养精血；淫羊藿补肝肾，益精气；羌活主治督脉为病脊强而厥，共为臣药。金狗脊补肾壮腰膝，利俯仰；续断补肝肾，强筋骨；杜仲补肾壮腰，强健筋骨；独活搜少阴伏风；桂枝和营卫，通经络，助阳气；赤白芍活瘀补血，配桂枝和营卫；知母滋肾清热，以防温热药燥血生热；麻黄散风寒，配熟地黄能温肌腠，化阴疽，配干姜能祛肌腠风寒；制附片助肾阳，逐寒湿；干姜温经助阳；白术健脾益气；威灵仙通十二经，祛风邪；防风散风寒，胜湿邪，并能杀附子毒；白僵蚕祛风，除僵结；泽兰配牛膝，专利腰膝间死血；生薏苡仁利湿舒筋，共为佐药。以川牛膝活瘀益肾，并能引药入肾；炙穿山甲通经络，引药直达病所，共为使药。

加减法：寒甚疼重者，加制川乌 3g，制草乌 3g；舌苔白厚腻者，去熟地黄，加苍术 10g，炒白芥子 6g，茯苓 10~20g；大便溏软者，减羌活、川牛膝用量，加茯苓 20g，白术加至 12g。久病关节强直，不能行走者，可加透骨草 15g，自然铜（先煎）6g，焦神曲 12g。

2. 补肾强督清化汤

此方在补肾清热治尪汤合补肾清化治尪汤基础上化裁而成，适用于邪郁化热证。

骨碎补 18g，生地黄 15g，炒黄柏 12g，续断 18g，杜仲 20g，苍术 10g，川牛膝 12g，金狗脊 30g，鹿角霜 6g，羌活 10g，秦艽 15g，土鳖虫 6~9g，桑枝 30g，桂枝 6~9g，赤芍 12g，白芍 12g，知母 15g，制附片 6~9g，白术 6g，威灵仙 15g，白僵蚕 12g，生薏苡仁 30g。

方解：本方以骨碎补祛骨风，疗骨痿，活瘀坚肾；生地黄甘寒益肾，凉血清热；黄柏清热坚肾，共为君药。续断补肝肾，强筋骨；杜仲补腰膝，健筋强骨；鹿角霜主入督脉，补肾强骨，壮腰膝；金狗脊补肝肾，入督脉，强机关，利俯仰；羌活主治督脉为病脊强而厥，共为臣药。苍术化湿健脾；秦艽治潮热骨蒸，通身挛急；土鳖虫剔积血，有接补骨折之能；桑枝祛风清热，通活经络；桂枝辛温和营卫，通经络；附片在凉药中稍佐辛温，以防寒凝；赤白芍活瘀养血；知母滋肾清热；白僵蚕祛风除僵；威灵仙疏十二经风邪；生薏苡仁利湿舒筋；白术健脾化湿，共为佐药。川牛膝引药入肾，为使药。

加减法：下午潮热明显者，加银柴胡10g，地骨皮12g，青蒿12g；腰部怕风明显者，加独活10g；口燥咽干（或痛），加玄参15g，并加重生地黄为20g；兼有腿脚疼痛者，加地龙6g，槟榔10g，伸筋草20~30g；疼痛游走者，加青风藤15~20g，独活10g，防风10g；病久腰背僵曲者，加重骨碎补用量为20g，白僵蚕15g，另加炒白芥子6g，透骨草15~18g，自然铜（先煎）6g。

3. 补肾强督利节汤

本方在补肾强督治尪汤的基础上适加疏风散寒、通利关节之品化裁而成。本方适用于痹连肢节证。

骨碎补18g，补骨脂12g，金狗脊30g，鹿角（镑或片、霜）6~10g，土鳖虫6~9g，炒枳壳12g，杜仲20g，防风12g，羌活10g，独活10g，川牛膝12g，片姜黄10g，桂枝15g，赤芍12g，白芍12g，知母15g，制附片10g，制草乌3g，炙麻黄5g，白术6g，青风藤30g，海风藤30g，松节30g，威灵仙15g，白僵蚕12g，伸筋草30g。

方解：本方以骨碎补活瘀强骨、补肾、祛肾风；补骨脂温补肾阳，暖丹田，壮腰膝，共为君药。鹿角补督脉，养精血，益督阳；金狗脊补肾督，强腰脊，利俯仰；羌活主治督脉为病脊强而厥；杜仲补肾强筋骨；制附片性温热，大壮肾督阳气，共为臣药。防风散风胜湿；制草乌祛寒助阳；独活搜少阴伏风；桂枝和营卫，助行阳气，通达四肢；赤、白芍养血活血；知母滋肾，并防温性药生热；麻黄散风寒；松节通利关节；威灵仙通行十二经而祛风邪；白术健脾益气、配附片为术附汤能治四肢关节痛；白僵蚕祛风邪，化僵结；青风藤、海风藤通达四肢，祛风止痛；伸筋草通经络，祛风邪，枳壳入脘胁消胀治痛，共为佐药。以川牛膝引药力入下肢，益肾活络；片姜黄配桂枝横走肩臂，活血通络，引药力祛除上肢疼痛，共为使药。

加减法：有化热征象者，去草乌、麻黄，减小附片、桂枝用量，加秦艽12~15g，炒黄柏10g；若同时关节痛喜凉爽者，可加忍冬藤30g，络石藤30g；踝关节肿痛喜暖者，可加地龙6g；上肢关节痛重者，可改羌活为12g，片姜黄为12g；上肢关节痛而不怕凉者，加桑枝20~30g；关节痛喜暖怕冷明显者，可加制川乌3g。余可参考上2方的加减法。

4. 补肾强督调肝汤

本方在补肾强督治尪汤的基础上加减变化而成。适用于邪及肝肺证。

骨碎补 18g，补骨脂 12g，续断 18~20g，炒杜仲 20g，川牛膝 10~12g，泽兰 15g，金狗脊 30g，土鳖虫 6~9g，鹿角（镑）6~10g（或胶 6g，霜 12g），白蒺藜 10~12g，炒枳壳 10~12g，片姜黄 10~12g，桂枝 15g，赤芍 12g，白芍 12g，知母 15g，防风 12g，制附片 9~12g，炙麻黄 3~6g，干姜 3~6g，羌活 12g，独活 12g，白僵蚕 12g，炒白术 10g。

方解：本方可参看补肾祛寒治尪汤的方解。本方是在补肾祛寒治尪汤中去掉威灵仙、生薏苡仁、淫羊藿，加入了枳壳、片姜黄，后两药是"推气散"的主要药物（原方还有桂心、甘草），功能调和肝经气血，活瘀定痛。主治两胁胀痛。又加白蒺藜入肾、肝、肺三经，补肾气，泻肺郁，散肝风，是治肝肺气血郁滞而胁痛的有效药物。本方特点是加了这三味调肝理肺的药。大家请注意，本证不宜用柴胡，因柴胡有升提作用，加用后常使病情从下向上发展较快。请作参考。

加减法：兼有胃部胀满，食欲不振者，加厚朴 12g，枳实（去枳壳）10g，陈皮 10g；胸闷明显者，加檀香 9g，紫苏梗 12g，槟榔 10g；有微咳者，可加杏仁 10g，炒紫苏子 10g，紫菀 15g；深吸气胁痛者，加丝瓜络 10g，茜草 10~15g，乌贼骨 5g；有低热者，去麻黄，减少干姜用量，加炒黄柏 10g，秦艽 10~15g，玄参 12g，附片用量可酌减；颈部僵痛明显者，可加葛根 10~20g，羌活改为 12g。

三、名医要论

因本病名是 1987 年我提出来的，还未见到对此病的治疗经验提出。

四、验案

许某某，男，20 岁。初诊日期：1988 年 2 月 25 日。

患者于就诊前半年余，自觉腰骶部及双膝关节疼痛，遇热则痛减，伴僵直不舒。曾于当地医院查血沉 70mm/h。予以青霉素、链霉素和吡罗昔康等治疗无效。近日来腰骶关节痛加重，坐时尤著，腰椎僵直感明显，前弯、侧弯、后仰活动受限，双下肢无力，不能下床活动，生活不能自理。痛甚则用吲哚美辛栓纳肛，汗出痛稍减。并自购服"尪痹冲剂"，未见显效，故来我院就诊，收入院治疗。入院后查血沉 45mm/h，类风湿因子阴性。腰骶椎正侧位片示：两侧骶髂关节改变符合强直性脊柱炎。查体：腰椎旁压痛（+），腰背肌肉呈板状僵硬，双下肢肌肉萎缩，不能下地行走。舌质淡，舌苔白，脉细滑。诊断为强直性脊柱炎。特请我会诊。辨证：四诊合参，知为风寒湿邪乘虚而入，寒邪深侵入肾，督阳不化，伤骨损筋，而成大偻病肾虚督寒之证。治法：补肾祛寒，强督壮阳，散风除湿，活瘀通络。方用补肾强督治偻汤加减。处方：

骨碎补 15g	桑寄生 30g	续断 15g	金毛狗脊 30g
制附片 10g	桂枝 10g	威灵仙 10g	牛膝 15g
赤芍 15g	白芍 15g	知母 10g	伸筋草 30g
独活 10g	木瓜 12g	红花 12g	泽兰 15g
鸡血藤 10g	白僵蚕 10g	炙穿山甲 10g	茯苓 20g

服用上药 30 剂后，自觉腰髋疼痛较前减轻，腰椎板直、关节僵硬感均好转，双下肢自觉较前有力，并能下床推轮椅车行走数十步，应家属要求于 3 月 26 日出院。回家后继续坚持服用以上处方。

1988 年 8 月 5 日复诊：服药后腰、髋、膝关节疼痛明显减轻，僵直感显著好转，活动较前灵活，行走自如，能自行 500 多米路，可自行登楼梯上 4 层楼，精神好转，体力较前增加，生活能自理，纳食增，两便调。舌苔薄白，脉沉弦细，尺脉沉细。以原方继服。

1989 年 7 月 21 日再诊：患者述服药后髋关节疼痛消失，生活能自理，仅有轻微腰部酸痛，双膝关节略痛。行走自如，可长达 10 多公里。能骑自行车远行，能跑步百米以上。患者因自觉症状明显减轻，曾自行停服中药达 2 个月以上，病情仍稳定。查舌苔略白，脉沉略弦。嘱其继服中药以巩固疗效。处方：

补骨脂 10g	杜仲 15g	续断 20g	鹿角胶（烊化）9g
狗脊 30g	淫羊藿 10g	制附片 10g	桂枝 10g
赤芍 15g	知母 12g	红花 10g	牛膝 12g
泽兰 12g	白僵蚕 10g	炙穿山甲 9g	透骨草 30g
土鳖虫 9g	生地黄 20g	炒黄柏 10g	

1990 年 7 月 3 日再诊：患者现已恢复农业劳动，行走 1 天都不觉累，腰膝关节未发生疼痛，时有腰部微酸略痛。又曾自行停服中药 3 个月以上，病情一直稳定。仍守 7 月 21 日原方加自然铜（醋淬、先煎）9g，熟地黄 20g，骨碎补 18g，改续断为 30g，改制附片为 12g。以上方 3 剂共为细末，每服 3g，每日 2~3 次，温开水送服，以巩固治疗。

五、与西医学的联系

由于大偻病的特点是肾和督脉、脊柱发生的病变，故此，多数医家常与西医学的强直性脊柱炎互相联系。现将强直性脊柱炎简介于后，以供相互参考。

西医学认为强直性脊柱炎是一种慢性进行性炎性疾病，主要侵犯骶髂关节、脊柱骨突关节、脊柱旁软组织及外周关节，也可发生关节外病变。由于不少病例发展为脊柱"弯曲"，脊柱强直少见，因此目前的病名不是一个理想的病名。

本病过去曾被认为男性发病多于女性。现代研究流调提示本病在两性分布上几乎相等，只不过女性发病常较缓慢，病情较轻。发病年龄常在 15~30 岁，30 岁以后及 8 岁以下的儿童发病少见。发病的真正原因，至今未明。

临床表现：病初偶有腰背部疼痛或发僵，常不为病人所注意，病情隐袭发展，病状呈持续性，病人常在半夜痛醒，翻身困难，清晨或久坐后起立时腰背部发僵尤为剧烈。经过数月或数年出现腰椎或胸椎疼痛，进行性腰部运动受限，甚至脊柱畸形。以骶髂关节、耻骨联合和胸骨柄关节最易受累。

国内报告髋关节受累率达66%。74%的病人发生在双侧，94%的髋关节疼痛、活动受限、屈曲挛缩发生在发病 5 年内，37% 的病人最终发生关节强直，导致永久性功能丧失。骶髂关节和椎旁肌肉压痛为最早阳性体征。随后检查可见腰椎前凸消失，脊柱各个方向运动受限，胸廓扩展范围缩小及颈椎后突，晚期呈典型的"竹节状脊柱"。这时脊柱各节段活动范围均见减少。

本病的全身症状常是轻微的。少数病人可有低热、疲劳或体重下降。1/4 的病人可出现虹膜睫状体炎，但很少导致失明。少数患者可有心脏受累，可以没有临床症状或有明显的症状。肺纤维化的病人可见咳嗽。有人报告本病病人可发生 IgA 肾病。

实验室检查：多数病人血沉加快，半数以上的病人 C 反应蛋白增高，HLA-B27 的阳性率可达 96%。

X 线检查：最早的变化通常在骶髂关节。开始可能仅在一侧关节出现异常，数月之内两侧关节达到相等的程度。X 线片病变程度分为 0~Ⅳ级："0"为正常；Ⅰ级为可疑；Ⅱ级有轻度骶髂关节炎；Ⅲ级有中度骶髂关节炎；Ⅳ级为关节融合和强直。一般病人病变发展不超过Ⅱ或Ⅲ级。

诊断：国外多沿用 1966 年的纽约诊断标准。①腰椎三个方向的运动受限；②有腰背疼痛史或现在症；③胸廓扩展受限；在第四肋间隙测量小于 2.5cm。最重要的是有 X 线证实有单侧或双侧骶髂关节炎，再加上述 3 项中的 1 项或 2 项。

治疗：吲哚美辛常是首选药物，每次服25mg，每日 3~4 次。其次是萘普生、双氯芬酸（扶他林）或布洛芬，均有消炎止痛效果。

近年来，兼有抗菌作用的柳氮磺胺吡啶，亦用于治疗本病，剂量每次 0.25g，每日 3 次，一周后增加为每次 0.5g，每日 2 次。药物治疗期间要观察药物对血细胞、肝、肾、肺的影响。髋关节畸形和失能的可采用外科治疗。

六、体会

（1）自从 1981 年我提出治疗大偻的经验可用于治疗强直性脊柱炎后，他人经用补肾强督治偻汤观察治疗强直性脊柱炎的效果总有效率达到 91% 以上，显效率达到 57% 以上，说明从中医学中寻找对强直性脊柱炎有效的治疗方药，是大有前途的。

（2）对类风湿性关节炎，在"尪痹"中寻求治法，对强直性脊柱炎在"大偻"病中去寻求治疗方药（只要不是"对号入座"一病一方），可以说是促进中医现代化的一个方面。

（3）"辨证论治"是中医学的精华，它不仅是临床医生战胜疾病的有力武器，而且是中医学诊治疑难病的智慧源泉，因为它符合人类认识事物的科学规律。对大偻病人，就是在辨出它是肾虚督寒"证"，据"证"立"法"、选"方"用"药"的，所以取得了良好的疗效。"辨证论治"就是"治病求本"的体现。学习中医学，重要的是学好并恰当地运用好辨证论治。无论何种难治病，中医只要能"辨"准是何"证"，就可以进行"论治"。故而，我认为辨证论治的思维方法也就是求是精神，是永远不会过时的，它将越来越丰富，越来越发展，越来越多地为世界人类战胜疾病，提高健康水平，做出伟大的贡献。

衄　　血

衄指鼻出血而言，例如《素问·金匮真言论》有"故春善病鼽衄"。鼽衄二字古人注曰：鼽为鼻塞，衄为鼻出血。今人李今庸教授认为从古人文法之意来看，鼽衄二字应注为"鼻出血"。衄字还有挫折、不顺从之意，故此，历代医学家渐渐把不应出血之处又未受外伤而出血，概称为衄血，如鼻衄、眼衄、耳衄、齿衄、肌衄等等。我们仍遵历代医家之说，即衄是不应出血之处而出血，则称之为衄血。当然还是以鼻出血为主。所以本篇的内容仍以鼻出血为主兼及齿衄、肌衄，其他衄血临床上比较少见，故不论及。

春季鼻出血，病家、医家多认为上焦有热所致，但火热又有虚实之辨，故对衄血也必须进行辨证论治。

一、鼻出血（鼻衄）

（一）病因病机

1. 外感风温

春季感受风邪温热，风为阳邪，温热犯上可致鼻出血。

2. 风寒化热

外感风寒之邪，如遇阳性体质之人则容易化热，或久久未治，风寒之邪郁而化热而致鼻衄。

3. 胃火内炽

嗜食辛辣肥甘，或饮酒过度，胃中积热化火，胃火上犯。

4. 肝火上冲

情志不遂，气郁化火，肝火上冲。

5. 阴虚火旺

久病伤阴，月经过多，肾水不足，肾火上浮，也可致鼻出血。

（二）辨证论治

1. 外感鼻衄

常有表证，头痛，恶寒恶热，全身酸楚的现病史。因为外感皆与肺有关，肺又开窍于鼻，所以因外感而致鼻出血者，多用宣清肺热之法，常用方如加味银翘散、加味麻杏石甘汤等随证加入。

（1）加味银翘散：金银花、连翘、桑叶、薄荷、荆芥炭、白茅根、小蓟、藕节。

（2）加味麻杏石甘汤：麻黄、杏仁、生石膏（先煎）、生甘草、藕节、生地黄炭、生茅根、黑栀子。

2. 胃火鼻衄

胃火鼻衄多为阳明内热炽盛，多兼见口渴、恶热、牙痛、口臭、便秘等症。故治疗之法亦为清泻阳明火热为主。常用方如清胃汤、加减承气汤等随证加减。

（1）清胃汤：黄连、黄芩、生石膏、生地黄、牡丹皮、当归。

（2）加减承气汤：厚朴、枳实、熟大黄、黄芩、黑栀子、生石膏（先煎）、知母、小蓟。

3.肝火鼻衄

多兼有生气发怒病史，兼见胁痛胸闷，喜长吁，脉弦数。治法为清泻肝火，顺气降火。常用方如当归龙荟丸、镇逆汤等随证加减。

（1）当归龙荟丸：当归、龙胆草、栀子、黄连、黄柏、黄芩、大黄、芦荟、青黛（为衣）、木香、麝香。水泛为小丸，每服 6g，每日 2 次。也可选用本方药味，组成汤剂服用（汤剂则去麝香）。

（2）镇逆汤：生赭石、青黛、半夏、生白芍、龙胆草、吴茱萸、生姜、党参。

4.虚火上炎

症见鼻衄，但无口渴、便秘、牙痛等实热证，仅见下午潮热，鼻出血常在夜间，手足心发热，盗汗，烦躁，失眠多梦，舌质偏红，脉象沉，尺脉无力。此为肾水不足，相火偏旺，虚火上炎之证。治宜滋肾水，降虚火之法。常用方如玉女煎、滋阴降火汤等方随证加减。

（1）玉女煎：熟地黄、生石膏、怀牛膝、知母、麦冬。

（2）滋阴降火汤：生地黄、甘草、干姜、熟地黄、川芎、白芍、陈皮、当归、白术、黄柏、知母、天冬、生姜。

二、齿衄

齿衄，即俗话所说之牙龈出血。

（一）病因病机

中医学理论认为"齿乃骨之余""肾主骨"，故肾经虚火上炎时，可发生齿衄；又认为足阳明胃之经脉人上齿中，手阳明大肠之经脉人下齿龈中，故牙龈又属阳明，阳明实热时，胃火上犯，也可引起齿衄，所以，引致齿衄的最常见的病因病机是肾经虚火或阳明实火两大类。

（二）辨证论治

1.实火齿衄

常兼见牙痛、口臭、大便秘结、口渴能饮、舌苔黄厚、脉象滑数有力等症。治法为清泻胃火。常用方如四生饮、黄连解毒汤等方，随证加减。

（1）四生饮：生地黄、生侧柏叶、生荷叶、生艾叶。

（2）黄连解毒汤：黄连、黄芩、黄柏、栀子。

2. 虚火齿衄

常兼见舌质偏红，下午或夜间潮热，甚者手足心热，齿龈出血处并不红肿，齿衄多在夜间发生或夜间加重，口渴或有低热，脉象可见尺脉无力沉细而数。此证实为肾阴不足，相火偏旺，虚火上炎而致，治法应以滋阴降火之法。常用方如玉女煎、滋阴清火汤等，随证加减。

（1）玉女煎：熟地黄（或生地黄）、怀牛膝、麦冬、知母、生石膏。

（2）滋阴清火汤：栀子、黄连、天冬、麦冬、生地黄、牡丹皮、赤芍、山茱萸、茯苓。

三、肌衄

肌衄，即指肌肉未受跌打伤害而肌肉出现出血斑。

（一）病因病机

1. 脾胃热炽

饮食不节，嗜食肥甘酒醴鱼虾、海味而致脾胃积热，渐致热盛而炽，炽热灼血，血热妄行而致衄血。

2. 气虚不能摄血

脾胃为气血的来源，如脾胃受损而致中气虚不能摄血，脾又主肌肉，故出现肌衄。

（二）辨证论治

脾胃实热证

多兼见口渴或口舌生疮，口臭，大便干秘，易饥饿，舌苔黄厚，脉象滑数等。衄血之色鲜红不暗。治法应用清泻胃火，凉血止衄之法。常用方如清胃汤、凉膈消毒饮等方，随证加减。

（1）清胃汤：黄连、黄芩、生石膏、生地黄、牡丹皮。

（2）凉膈消毒饮：荆芥穗、防风、薄荷、连翘、黄芩、生栀子、生甘草、牛蒡子、灯心草。

四、名医要论

经络中热盛，逼血从鼻出者为衄。都属太阳，名曰阳血。(《医学入门》)

是以上溢清道，从鼻而出者为衄……牙宣，胃或肾虚火也，又血从汗孔出者，谓之肌衄，从舌出者，谓之舌衄，心与肝也，从委中穴出者，谓之腘血，肾与膀胱也。(《医学入门》)

其云鼻大衄者，是因鼻衄而口耳鼻皆出血，故云鼻大衄也。(《诸病源候论》)

九窍一齐出血，名曰大衄，鼻出血，曰鼻衄……皮肤出血曰肌衄。(《医宗金鉴》)

五、验案

病例1 董某某，男，22岁。初诊日期：1975年11月27日。

简要病史：自去年牙龈时常出血，每次发病都要经口腔科医生止血才能缓解。本次发病后经口腔科止血无效而收住急诊观察室，并于11月19日拔除左上门齿两个，将小动脉用线结扎缝合，术后仍出血，并用多种大量止血剂注射、口服和局部使用止血粉以及内服云南白药等，仍未能止血。于11月27日邀我会诊。

现症：门齿齿龈出血，血色鲜红，满口牙龈有肿胀感，心跳，左后脑部也觉有随心跳而上冲跳动的感觉，口渴能饮，大便秘结，舌苔老黄，脉象数，左手弦滑有力，右手弦细略滑。

辨证：阳明经的经脉入齿中，齿龈也属阳明经。观此患者年轻体壮，其脉象弦滑有力，知是实证；口渴能饮，牙龈肿胀，舌苔色黄，脉数，是为胃经实热；大便秘结，舌苔老黄，脉象滑数有力，是大肠热结之象；牙龈出血不止，血色鲜红，脉象弦数有力，知是血热妄行；心跳及后头上冲跳动，是热积化火，血随气升，气随血上而致。据此脉症，诊断为阳明经（胃和大肠）火热炽盛，血热妄行而发齿衄之证。

治法：清泻阳明，凉血止血。

根据本例的治法要求，清泻阳明是关键所在，也就是本病主要矛盾（出血）的主要方面（阳明热盛），所以选方必须是能入阳明经清、泻阳明经火热的，而白虎汤能清阳明经气分邪热，承气汤类能泻阳明经火热结滞。故用生石膏清阳明气分邪热，生大黄泻大肠结热，共为主药。又配以知母、黄芩帮助清热泻火，为辅药。再根据治法中还要求凉血，是因本病人阳明经火热炽盛，气血皆热，血受火热煎迫，血热妄行而牙龈出血不止，故非清热凉血，不能达到止血的目的，因而选用生地黄、玄参以凉血降火；又因病已10余日，出血甚多，他的便秘除有热结的因素之外，还有津伤的一面，故加入麦冬以滋阴凉血（合生地黄、玄参、生大黄又有增液承气汤的作用），共为佐药。又据"急则治其标"的原则加用白茅根、大小蓟、生藕节以凉血止血，为使药。据此组成处方如下：

生石膏（先下）47g	生大黄 6g	知母 9g	黄芩 12g
生地黄 25g	玄参 30g	麦冬 9g	白茅根 30g
大蓟 15g	小蓟 15g	生藕节 30g	

4 剂，水煎服。

服第 1 剂后当天晚上即止血，以后仍守此方，以生赭石、地骨皮、元明粉、牡丹皮、茜草炭等随证加减，稍事出入，共进 13 剂而痊愈出院。出院后又服药 10 余剂（上方加减）以巩固疗效。1977 年 1 月 25 日追访，药后一直上班工作，未再发生齿衄。

病例 2 孙某某，女，9 岁，学生。初诊日期：2001 年 7 月 6 日。

病史及现症：因患血小板减少性紫癜而服中西药治疗，有的说是血小板减少，有的说是过敏，但经过治疗血小板有减不升，皮肤、皮下有像硬币大小的出血斑，上肢有 6 处，下肢有七八处，查血小板 $70 \times 10^9/L$，出血处的皮肤略有痒感和热感，无其他明显症状，睡眠不佳，性情急躁，不易入睡，学习成绩优良，精神较好，食欲欠佳，大便隔日 1 行，偏干。舌苔微黄不厚，脉象沉滑略数。四诊合参诊为血热妄行而生肌衄之证，治以清胃凉血，活瘀止衄之法。处方如下：

川黄连 5g	陈皮 5g	炒黄芩 3g	生地黄 9g
玄参 9g	炒黄柏 5g	生石膏（先煎）12g	知母 6g
葛根 3g	炒白术 5g	生甘草 3g	生藕节 10g

水煎服，7 剂。

二诊（7 月 15 日）：服上方后症情平稳，食欲好转，皮下紫癜减少，上肢 4 处，下肢二三处，血小板未减亦未升，舌苔正常，脉滑略数，再投上方 14 剂。

三诊（10 月 8 日）：服上方后食欲增加，精神转佳，学习成绩上升，皮下紫癜未再出现，曾发一次鼻衄，现在血小板已升至 $90 \times 10^9/L$。舌苔正常，脉象沉滑。上方去葛根，加茜草炭 6g，南红花 3g，当归 5g，20 剂。

四诊（12 月 15 日）：身体又长高，精力充沛，活泼，肌衄未再发生，只是血小板有时升有时降，舌脉均正常，告诉她只要胃热和血热治愈后，血小板会自然升高，可安心地服中药，改方如下：

炒白术 5g	北沙参 3g	党参 3g	生地黄 9g
当归 5g	生白芍 9g	知母 6g	白茅根 15g

生藕节 10g　　　　黄柏炭 6g　　　　茯苓 6g　　　　炙甘草 3g

知母 6g

水煎服，10~30 剂。

五诊（2002 年 3 月）：精神好，身体又长高些，食睡学习均佳，喜形于色告诉说血小板已升至 $100 \times 10^9/L$，紫癜未再发生，患者非常高兴，查其舌脉均在正常范围。再投上方去黄柏炭加陈皮 3g，嘱可以隔日 1 剂，一直服到血小板正常、皮下不再出血为止。

六诊（12 月 10 日）：身体健壮，发育正常，食睡均佳，小病人主动说："血小板已经正常，我的病已经好了，我太感谢您了。"问上下肢是否还出紫癜，回答说："没有。"又问是否皮肤出过小红点（疹）儿，回答："没有。"查其舌脉均正常。告诉其家长，小孩已病愈，注意调养休息即可，可以不服药了。患者欣然而去。

本病人初诊时即诊为血热妄行，是因为患者 9 岁，正在生长时期，阳气旺盛，家长又认为孩子有病再增加点营养而致热盛。肌肉属脾胃，胃属阳明，所以热邪主要在阳明（胃），胃热影响到血热，血热则妄行，故发生肌衄。其治法是清胃凉血活瘀。故方中以黄连、石膏、知母泻胃火，石膏辛凉又有解肌作用；又用生地黄、玄参、凉血降火，炒黄柏清热坚肾，配生地黄壮水以制火；白术、甘草健脾生气长血；又恐补药害胃，故又加陈皮行气，生藕节活瘀止血。此药方共服 3 个月左右，症情已稳。所以四诊时改用八珍汤去川芎，仍加知母凉胃，黄柏炭益肾，另加白茅根凉血降气止血，藕节益脾活瘀止血而收功。四诊改益气健脾养血生血药后，血小板上升也较快，可见中医治病应以辨证论治为主，不可单从化验单论治，的确值得我们深思的。

五、与西医学的联系

西医学对鼻出血，常归于五官科讨论，故请参阅西医学五官科资料，本篇不做讨论。齿出血、齿龈出血也常归口腔科诊治，故请参阅西医学口腔科专书，本篇也不再讨论。

本篇还涉及了"紫癜"。紫癜又称血管性紫癜是由于血管结构、功能或周围组织的缺陷而引起的紫癜，可伴有其他软组织或内脏的出血。血小板减少性紫癜，是临床上较为常见的一类出血性疾病。临床表现为皮肤瘀点或瘀斑，结膜及内脏出血。实验室检查，除血小板减少外，可有出血时间延长、血块退缩不良及毛细血管脆性试验阳性。

血小板减少性紫癜，可分为原发性血小板减少性紫癜和继发性血小板减少性紫癜。

原发性血小板减少性紫癜，多发生于儿童及青年，又分为急性型与慢性型两种。急性型多见于儿童，慢性型多见于青年。其病因及病理机制尚未完全清楚。一般而言血小板数如低于 50×10^9/L 就易有出血趋向；如在 10×10^9/L 以下，常有显著的出血，但是出血的程度与血小板的数量并无平行的关系。

临床表现：

（1）急性型血小板减少性紫癜，多见于 2~9 岁的儿童，发病前（1~2 周）常有上呼吸道感染。皮肤的瘀点或瘀斑，常见于四肢，尤以上肢为多，还有的如鼻、齿龈黏膜下出血，如有呕吐、头痛者，须警惕颅内出血的可能性。脾脏常增大，血液中血小板明显减少，大多数经过数周后可逐渐缓解而痊愈，但也有 10%~15% 可转为慢性型。

（2）慢性型血小板减少性紫癜：此型比较常见，约占 80%，女性发病率为男性的 3~4 倍。此型发病比较缓慢，可有持续性出血或反复发作，每次发作可延续数月或数年。多数有皮肤瘀点或瘀斑，血肿很少见，有的可见鼻衄、牙龈出血。女子常与月经有关，常常在月经过后病情缓解。实验室检查血小板 200×10^9/L 以下，血小板在 50×10^9/L 以上时，可无明显出血。出血时间、凝血时间可延长，血块退缩不佳。

本病要与红斑狼疮、先天性血小板减少性紫癜鉴别。可检查狼疮细胞及详细询问家属的疾病史等。

（3）继发性血小板减少性紫癜：包括各种有明显病因或在一些原发疾病基础上引起的血小板减少症。按发生的病因可归纳为 3 类：①血小板产量不足；②血小板破坏和损耗过多；③血小板分布紊乱。

根据以上病因，主要应确诊引起血小板生成或功能障碍的原发疾病，如巨细胞增生低下或成熟障碍、弥散性血管内凝血、血管炎、巨大血管瘤、药物性血小板减少、感染性血小板减少、伤寒、副伤寒、结核、病毒性肝炎、脾功能亢进等等。

治疗原发性血小板减少性紫癜，首选药物是肾上腺糖皮质激素，成年人可进行手术切脾，有效率约占 50% 以上。根据情况也可给予免疫抑制药物，如环磷酰胺、长春新碱等。抢救严重的出血时，可用输血及输血小板的方法，但此法不用于一般治疗。采用中医学辨证论治，往往可取到满意的疗效。

对继发性血小板减少性紫癜，主要是治疗其原发疾病。

过敏性紫癜的治疗，第一是找到引起过敏的原因祛除之，第二是中医药治疗，第三可用抗过敏药，第四封闭疗法，对顽固难愈的患者，可用激素治疗。其他如免疫抑制剂等，可根据病人情况选用。

本病应用中医学的辨证论治，往往取得满意的疗效。

六、体会

中医治疗各种出血，首先要记住"见血勿治血"的警语，主要是找到出血的原因，"治病必求于本"。

一般治出血，多采用凉血之品，但要注意，不可用寒凉太过，因为"寒则凝涩"，也会伤人，要注意配用一些缓解之品。

根据"急则治其标"的原则，对出血严重者，可用炭类药，中医学认为"红见黑则止"，但是也要适当配伍一些行血治瘀之品，才较全面。

咳　　血

咳血是指咳嗽吐痰时，吐出血液，血色鲜红，或夹杂着痰沫气泡，不混有食物渣滓，血由肺来，随咳而出。如咳血时，咳嗽厉害，咳出的痰少血多，称之为咳血；如咳血时，咳嗽不甚明显，因吐痰才咳嗽，吐痰多，并且痰中带血者，又称嗽血。咳血以肺为主，嗽血还影响到脾，病在肺脾。

有关咳血的论述，早在《黄帝内经》中就有，如："太阴司天，湿淫所胜……咳唾则有血。""少阳司天，火淫所胜……民病头痛……疮疡咳唾血。"历代医家又各有补充。中医学在咳血的辨证论治方面，有着丰富的经验。

一、病因病机

（一）外感

1. 外感风寒，久郁化热

外感风寒后未能及时治疗或治不得法，以致风寒久郁化热，热邪灼肺而致咳血。

2. 外感热邪，热邪伤肺

酷夏或是高热车间，感受热邪，热邪最易害肺（火克金），热灼肺金而成咳血。

3. 燥邪伤肺

秋夏燥热，"肺恶燥"，燥邪太盛时，即可伤肺，而致咳血。

（二）内伤

1. 疲劳伤肺

过度疲劳，耗伤肺气，肺气阴两伤而劳伤化热，劳热伤肺故咳嗽咳血。

2. 脾胃久病，土不生金

脾胃久病不愈，中气不足，土不生金，而渐致肺虚咳血。

3. 肝火炽盛，木火刑金

情志不遂，郁怒伤肝，肝火太盛则木火可以刑金而致咳血。

4. 劳心过度，心火上炎

劳心过度，心血受损，血虚生热，心火上炎，肺受火灼而致咳血。

二、辨证论治

咳血的主病在肺，临床上，又常以咳血发病久暂来帮助分析病证。一般新病咳血，多为实证，外感而致者居多。久病咳血，多见为虚实并见，以内伤而致者居多。当然也不能拘泥。

1. 外感咳血证

一般有外感咳嗽的现病史，常是突然发病，或有头痛寒热，咳嗽明显，痰不易出，邪郁化热，肺为娇脏，最怕热伤，热邪灼肺，肺络受伤则痰中带血，渐渐成为咳血。治法以清宣肺热为主。常用方如加味圣济荆芥散、麻杏石甘汤等，随证加减。

（1）圣济荆芥散：荆芥、黄芩、栀子、蒲黄。可酌加侧柏叶、鲜茅根、藕节等。

（2）麻杏石甘汤：炙麻黄、杏仁、生石膏、生甘草。

如咳血多者，可加藕节炭、生地黄炭、黑栀子等。

大便干燥者，可加生大黄 3g，口鼻气热者，可加玄参 12~15g。

2. 肺燥咳血证

口鼻干燥，干咳少痰，口渴，咽干口燥，声音沙哑，痰带血丝，常在秋冬气候干燥时发病，舌质淡红少津，脉象浮涩，或兼数。治法常用清燥养阴法。常用方有清燥救肺汤、沙参麦冬汤、百合固金汤等，随证加减。

（1）清燥救肺汤：霜桑叶、石膏、甘草、人参、胡麻仁、阿胶、麦冬、杏仁、枇杷叶。

（2）沙参麦冬汤：沙参、麦冬、玉竹、生甘草、桑叶、扁豆、天花粉。

（3）百合固金汤：百合、生地黄、熟地黄、玄参、贝母、桔梗、甘草、麦冬、白芍、当归。

3. 肝火盛咳血证

多有生气动怒病史，其症可见胸胁胀满或疼痛，头晕，头胀痛，面红，口苦，烦躁，舌苔薄黄，脉象弦数。治法常用泻肝清肺法。常用方如丹栀逍遥散、加味丹溪咳血方、龙胆泻肝汤等方，随证加减。

（1）丹栀逍遥散：牡丹皮、黑栀子、当归、白芍、柴胡、白术、茯苓、甘草。

（2）加味丹溪咳血方：瓜蒌仁、诃子、海浮石、栀子、青黛、炒黄芩、黑香附、玄参、紫苏子、紫苏梗、厚朴。

（3）龙胆泻肝汤：龙胆草、黄芩、栀子、泽泻、川木通、车前子、当归、生地黄、柴胡、生甘草。

4. 脾胃虚弱，土不生金证

有长期胃肠病史，面色萎黄，大便溏软，形体消瘦，四肢乏力，食后迟消，咳嗽痰多，痰中带血。舌苔白，脉象濡滑。治法常用培土生金法。常用紫菀汤等。

紫菀汤：紫菀、知母、贝母、人参、茯苓、五味子、阿胶、甘草、桔梗。

5. 肺虚咳血证

病程较久，呼吸气短，少气无力，言语声低，自汗怕冷，容易感冒，此多为肺气不足，如久病伤阴者，可见下午低热，两颧潮红，干咳少痰，痰中带血，下午咳重。阴虚者舌质红苔黄，气虚者舌质淡苔白。气虚者脉虚或弱，阴虚者脉沉细而数。此证治法，气虚者益肺血，阴虚者滋阴补肺。常用方如归脾汤、太平丸方等，随证加减。

（1）归脾汤：人参、白术、黄芪、当归身、甘草、茯苓、远志、炒枣仁、木香、龙眼肉、生姜、大枣。（按：此方可去人参、黄芪，加藕节炭、茅根炭。）

（2）太平丸方：天冬、麦冬、知母、贝母、生地黄、熟地黄、杏仁、桔梗、当归、款冬花、阿胶、蒲黄、薄荷、京墨、麝香。

肺虚咳血证的治法还可参考"虚劳""痨瘵"两篇。

6. 心火上炎咳血证

劳心过度，心阴受损，阴虚火盛，心火上炎，其症可见心悸，心跳，失眠，多梦，口舌干燥，咳嗽痰少，痰中带血，舌苔微黄，舌尖红，脉象细数。治法为清心润肺法。常用方有百合固金汤、月华丸方等，随证加减。

（1）百合固金汤：百合、生地黄、熟地黄、玄参、贝母、桔梗、甘草、麦冬、白芍、当归。

（2）月华丸方：麦冬、天冬、生地黄、熟地黄、山药、百部、沙参、川贝、阿胶、茯苓、獭肝、广三七、桑叶、白菊花。

三、名医要论

咳血嗽血者，出于肺也。有痰带血丝出者，或从肺或从脾来也。(《医学正传》)

咳血非静养绝欲，不可与治，诸病皆然，此尤当慎者。(《医学六要》)

治咳血之法，就应在养阴凉血止血的同时，降气化痰。痰去则气顺，气顺火亦降。(《何任医论选》)

凡咳血之脉，右坚者，治在气分，系震动胃络所致，宜薄味调养胃阴……左坚者，乃肝肾阴伤所致，宜地黄、阿胶、枸杞、五味之类。(《临证指南医案》)

咳则气逆不顺，血也逆而不顺矣。经络不和，血不宁静，必降其气而后血不复升，亦必充其阴而后火乃退耳。(《王旭高临证医案》)

四、验案

徐某某，男，41岁。初诊日期：1968年6月14日。

问诊：主诉咳血已七八天。

10多年来即有咳嗽、吐痰，经几个医院治疗，均诊为支气管扩张。但未做过支气管造影。近七八天来，不但咳嗽、吐痰加重，而且咳血。每晨痰中带血，每晚则大咳血1次，血色鲜红，每次咳血约半痰盂，有时甚至昏厥，虽经多次治疗，均未能止血，故来我院门诊就诊。

自咳血以来，每晚须到某医院急诊室过夜，每次大咳血须经注射安络血并静脉点滴注入脑垂体后叶素，咳吐一阵以后，出些虚汗，即能睡一觉。但次日晨起仍痰中带血，白天问题不大，到晚上仍大咳血如前，仍须住到急诊室注射脑垂体后叶素等药物，才能平安过夜。因此七八天来，每晚都到某医院急诊室过夜。

现感身体酸软，口发麻木。饮食无味，大便偏干。

望诊：身体发育良好，营养正常。急性焦急病容，体态、活动自如。舌苔白厚浮黄。痰色黄白相兼。

闻诊：言语清楚，声音正常，咳嗽声音响亮。

切诊：头颈、胸腹未见异常。脉象左手弦数，右手寸部洪大而数，右关、尺弦数。

辨证：朱丹溪有"先痰嗽后见红，多是痰积热"之说，联系本患者素有咳嗽，近来咳血已七八天不止，咳血鲜红，痰带黄色，舌苔黄，大便干，咳声响亮，脉象弦数有力，知为热证、实证。每到晚上即大咳血，是热在血分之象，血热生火，火性炎上，上迫于肺，肺失清肃，肺热气逆，血随气上，血热妄行而致咳血。证之右手寸脉洪大而数，知确有肺热。四诊合参，诊为血热妄行，上溢迫肺，肺失肃降之证。

治法：凉血、清热、降气，佐以活瘀、止血。

处方：
生地黄 13g	生大黄 6g	生石膏（先下）47g
炒黄芩 12g	黑栀子 9g	旋覆花（布包）9g
焦槟榔 12g	天冬 12g	茅根炭 15g
藕节炭 15g	白及 9g	荷叶炭 12g
当归炭 9g	红花 6g	牡丹皮 6g
牛膝 9g		

水煎服，3剂。

方义：本方以生地黄甘寒凉血，生大黄苦寒泻血分火热，共为主药。生石膏、炒黄芩、黑栀子，气血双清，为辅药。旋覆花、焦槟榔降气，使痰火随气下降；天冬滋阴、清热、降火；藕节炭、荷叶炭、茅根炭、当归炭止血以治其标；红花、牡丹皮祛瘀生新并防止血药产生瘀血，共为佐药。白及入肺祛瘀止血，兼能生肌收敛；牛膝入血分引上逆之血下行，共为使药。

二诊（6月17日）：上次诊后，当日即服了中药，晚上又去某医院急诊室过夜，但1夜未咳血，所以也未再注射止血药。此后3天未再咳血，也未再去医院急诊室。现在只是有时痰中带些星状小血点儿。舌苔仍浮黄，脉象尚有弦数之象，但右寸已不洪大。上药已收显效，故再守前方稍事加减。

上方生大黄加到9g，焦栀子加到12g，以加强清泻血热之力。去当归炭以免辛温助热。更加玄参12g，麦冬12g，以加强滋阴、凉血、降火之力，与生地黄、天冬相伍，不但凉血，并能补益咳血所伤之阴，不但祛邪并能扶正。再服三五剂。

三诊（6月22日）：上药服3剂，咳血已完全止住。又服2剂，精神体力明显好转，咳嗽亦明显减轻，已能上班参加一些工作。自觉病已痊愈，准备再服几剂药，出差去做一次外调工作，故要求除拿汤药外，再拿些丸药，以备途中服用。目前尚有些嗓子痛，舌苔渐化为薄白、已不黄，脉象尚较数。再拟凉血、清热、养阴法，处方如下。

生地黄 21g	玄参 15g	天冬 9g	麦冬 9g
生石膏（先下）60g	知母 9g	黄芩 12g	黑栀子 12g
板蓝根 9g	桑白皮 9g	地骨皮 9g	白及 9g
藕节 15g	赤芍 9g	牡丹皮 6g	

3~5剂。

另：荷叶丸14丸，每日2次，每次1丸，温开水送服。服完汤药后，接服丸药。

1968年9月到家中随访，早已痊愈，上正常班工作，未再发生咳血。

五、与西医学的联系

中医学的咳血，西医学称之为咯血，是指喉部以下的呼吸道出血，经口腔咯出。要与鼻腔出血和呕血鉴别。鼻腔出血，一般血从鼻流出，用鼻咽镜检查，容易鉴别。呕血则是血从食管或胃而出，患者有恶心，出血多为酸性，色多暗红或咖啡渣样颜色，可混有食物，呕血常有恶心呕吐，血随呕而出，呕出的血容易凝成块状，呕血后，常有大便色黑。咯血则常有喉痒，随咳嗽而出，血多呈弱碱性，常有痰液泡沫。呕血者，常有胃病、消化道疾病史，咯血则常有肺病或心脏病史。经过详细的问诊，一般鉴别不太困难。

咯血，可因以下疾病而引起，如慢性支气管炎，支气管扩张，支气管癌，支气管瘤，肺结核，肺炎，肺脓肿，肺真菌病，肺梅毒，肺寄生虫病，肺血管病，肺囊肿，尘肺等。其他如传染病、血液病、结缔组织病、代偿性月经等，也可咯血。

咯血量多少，尚无明确的规定，一般认为血量≤50ml/d者为小量咯血，51~100ml/d者为中等量咯血，>100ml/d者为大量咯血。

如咯血量较大，应采取急救措施。对咯血的患者，应尽早确定诊断，明确出血的部位，对咯血病人必须做详细的问诊，细心的体格检查，必要时做CT检查，或其他的有关检查，主要是确定诊断，治疗原发疾病。不可忽视。

六、体会

治疗咳血，不可一味地用凉药止血，在寒药中可少加辛味药为佐。久久不愈者，可考虑用温性药，但必须注意兼用补脾之品，或把药品用酒浸、酒炒，以免只降不升。

治咳血、吐血的经验是：①宜降气不宜降火：气有余便是火，气降则火降，故宜降气不必降火。②宜行血不宜止血：降气行血则血可归经，血不求止则自止。单求止血，可致血凝，血凝可致发热、恶食、胸胁痛等。③宜养肝不宜伐肝：肝主藏血，养肝则肝气平，如伐肝，致肝不藏血，血更不易止住。此三点是我治疗各种出血的体会。对临床上有一定的指导意义，但是也不可绝对化。主要是根据辨证论治，因人、因时、因地而确定适宜的治法。圆机活法，存乎其人。

吐　血

吐血指消化道出血而言，不咳不呕，血从口中吐出，有血无声。如伴有呕哕，有声有血者，称为呕血。吐血、呕血都是血从上消化道而来，与咳血由肺而来是有区别的，不可混为一谈，治疗时要分辨清楚。

关于吐血一病，《黄帝内经》中即有"怒则气逆，甚则呕血"的记载。汉代张仲景《金匮要略》中也有"夫酒客咳者，必致吐血，此因极饮过度所致也。"历代医家在临床上积累了许多经验，可谓"代有补充"。中医学治疗吐血有着丰富的临床经验。

一、病因病机

1. 胃热

过食辛热，饮酒过度，而致胃热损伤胃中血络而致吐血。

2. 思虑过度

思虑过度损伤心脾，心主血，脾摄血，心脾受损，摄主无权而致吐血。

3. 肾虚

肾虚则相火妄动，虚火上炎，火伤血络而致吐血。

4. 跌打努责

跌打损伤或过度努责，用力过度，伤损血络而致吐血。

二、辨证论治

吐血以胃经为主，但心肾虚者，也可引起吐血。

1. 胃热吐血

口干口渴，喜凉饮食，大便干涩，小便黄赤。吐血颜色鲜红或有食物残渣，舌苔黄腻，脉象洪数有力。治法为清胃凉血。常用方有蒲黄汤、玉女煎等，随证加减。

（1）蒲黄汤：蒲黄、栝楼根、水牛角、甘草、桑寄生（或芦根汁）、葛根。

（2）玉女煎：生地黄、麦冬、牛膝、生石膏、知母。

2. 心脾两伤

心慌气短，神志不宁，惊悸少眠，食欲不振，身倦神疲，大便溏软，吐血血色稀淡，舌苔白，脉象细弱。治法可用补益心脾，益气摄血之法。常用方有归脾汤、柔脾汤等方，随证加减。

（1）归脾汤：炙黄芪、人参、当归、炒白术、甘草、茯苓、远志、炒枣仁、龙眼肉、生姜、大枣、木香。

（2）柔脾汤：炙甘草 15g，炒白芍 15g，黄芪 15g，熟地黄 45g。共为末，每服 15g，酒水各半煎服。

3. 心肾两虚

头晕耳鸣，怔忡神疲，形瘦憔悴，遗精盗汗，多兼咳嗽，痰中带血丝，或有午后发热，舌尖微红，脉象沉细数。常用治法为滋阴降火法。常用方有地黄饮子、芪地煎、参地煎等，随证加减。

（1）地黄饮子：生地黄、阿胶、白芍、天冬、地骨皮、枸杞子、侧柏叶、黄芩。

（2）芪地煎：黄芪、生地黄、人参、蒲黄。

（3）参地煎：人参、生地黄。血热甚者倍生地黄，气虚甚者倍人参。

4. 努损吐血

有外伤，或过度努挣史，吐血色紫黑或吐血块，舌上或有瘀斑，脉象沉涩。治法应为活血止血，不可骤然用补药。常用方如桃红四物汤、五伤汤、清金散等，随证加减。

（1）桃红四物汤：生地黄、当归、川芎、白芍、桃仁、红花。

（2）五伤汤：当归、白芍、人参、川芎、甘草、肉桂、阿胶。

（3）清金散：白芷、青黛。

治疗吐血用的诸方，要随证加减，不可死板。血热者可加凉血药如生地黄、玄参、牡丹皮等，血虚者可加白芍、当归、党参、白术等。更应注意的是对出血较重者，应适当加些止血药，如桑菊饮、玉女煎中加藕节、白茅根、侧柏炭等，归脾汤、地黄饮子中加仙鹤草、藕节、蒲黄炭等，桃红四物汤中加三七粉（吞服）、当归炭、黄柏炭等。总之，要灵活运用，随证加减。

吐血治愈后，往往实证转变为虚证，虚证愈加明显，故须十分注意善后调理，如适当用些人参养荣汤、生脉地黄汤等进行调养。饮食也应注意不要吃鱼虾发物及奶酪等油腻太甚之品等，应以清淡、甘淡之品慢慢调养。

三、名医要论

夫心者主血，肝者藏血，愁忧思虑则伤心，恚怒气逆，上而不下则伤肝。肝、心二脏伤，故血流散不止，气逆则呕而出血。（《诸病源候论》）

内伤吐血之因，或积热伤血，血热妄行，或失饥伤饱，胃气伤损，或浩饮醉饱，热聚于中，或盐醋辛辣，纵口不忌，或恼怒叫喊，损伤膈膜，则血从口出，而内伤吐血之症作矣。（《症因脉治》）

吐血者，一吐则盈盆盈碗……治法不可骤止，止则使败血留积为瘀血之根，不时举发，为害非轻；亦不宜峻攻，复伤其血；只宜清理胃气，以安其血。（《张氏医通》）

血止之后，其离经而未吐出者，是为瘀血，既与好血不相合，反与好血不相能。（《血证论》）

暴吐血，以祛瘀为主，而兼之降火；久吐血，以养阴为主，而兼之理脾。（《医学心悟》）

吐血无止法，强止之，则停瘀而变证百出，惟导其归经，是第一法。（《金匮要略浅注》）

夫治血莫若顺气，气为血帅，气降则血自降，气顺而血自归经。（《王旭高临证医案》）

吐血之因有三，曰劳伤，曰努伤，曰热伤。劳伤以理损为主，努损以祛瘀为主，热伤以清热为主。（《医宗金鉴》）

四、验案

萧某某，男，57岁，中医师。初诊日期：1969年7月10日。

病史及现症：素患消化系病，近因胃溃疡胃痛而急诊入院。经住院治疗胃痛已不明显，今晨5时，突感胃脘不适，胸膈发闷，随即吐血约50~80ml，除注射维生素K等外，即赶紧邀我会诊。观其面色萎黄少津，人体消瘦，精神虽然尚好，但谈笑间声音偏低，有气短心慌之情。舌质略淡，脉象濡滑略数，右手按之乏力明显。余无明显不适。四诊合参，辨为中气不足，气不摄血之证。治拟益气和胃，活瘀止血。处方如下：

生晒白人参（另煎兑入）9g	生白术 9g	炮姜炭 9g
蒲黄炭（布包）9g	桃仁 5g	黑香附 9g	陈皮 6g

水煎服，2剂。

二诊（7月12日）：进上药后，未再吐血，精神比前更好，谈笑自若。嘱应注意调养，不要吃辛辣油腻难消化之食物。大便今晨排便1次色黑。据此又投以健脾养血之剂。处方如下：

党参 10g	白术 10g	茯苓 15g	黑香附 10g
全当归 10g	炒白芍 12g	熟地黄 12g	藕节 30g
炮姜炭 6g	陈皮 10g	高良姜 6g	阿胶珠 6g

水煎服，5剂。

此方服后。胃部较前舒适，大便、饮食均正常，即带中药7剂出院，回家休养。

方解及体会：第一方是以理中汤加减。用生晒白人参，不像红参虽然益气但也能生火，生晒参其性较红参平凉不热；配白术益气健脾，又能益肺生气；因其吐血，故把原方的干姜改为炮姜炭，既温中益气，又能使血见黑则止而兼能止血；又加桃仁活瘀血，蒲黄亦能活瘀，炒炭则兼能止血；气顺则血可归经，故又加香附（炒黑则既理气又止血）；陈皮以行气开胃。本方重要的是重用生晒白人参益中气以健脾气而摄血（脾统血），其他药则是温中顺气，调理中焦，以益后天之本，使血归经，血得气摄则自然止住。本方特点是没有专用止血药，而是治本而血自安。说实话，因为患者是本单位职工，所以来电话请会诊时还告诉了患者的血型，并要求带着新鲜血液200~400ml以备急用。我见到病人后首先看到患者面黄肌瘦，面无光泽，又知其长期患消化系疾病，又见血色发暗夹有紫色血块，虽然吐血量较多，但脉象尚稳，只是略数，我当时考虑此"略数"并非热象，而是刚刚吐血量较多，心中恐有害怕之情，故仍诊为气虚脾不统血，药后果然血止，故第二方又以归脾汤灵活加减而收功，未输血。

由此病例得到的体会是：

（1）气血一体，中气虚之人如大量吐血，应想到脾统血、气能摄血之理论。

（2）当时脉虽略数，不可误认为是热象而用凉药伤胃气。

（3）药方中同时须用顺气药，以使气顺则血归经。治出血别忘掉加些活瘀药以免使离经未吐之血形成瘀血，有碍今后的调养。

五、与西医学的联系

西医学中的呕血亦称急性上消化道出血。临床表现为呕血

黑便和血容量降低。一般说，幽门以上出血表现为呕血，幽门以下出血则以排黑便居多。急性大出血，血容量减少时，首先表现心跳加快（120 次 / 分或以上），血压（收缩压）降低（90mmHg 以下）。失血量少于 500ml 为轻度，心率和血压基本正常或仅有头晕、腹部不适，失血量在 800~1500ml 为中度，此时患者可出现眩晕（坐时尤甚），并有恶心，心悸，口干，尿少，血压降低，心率加快。失血量超过 1500ml 者为重度，患者头晕，面色苍白，手足厥冷，出冷汗，神情不安，恍惚，甚至昏倒，脉细速，血压下降（90mmHg 以下），此时患者已进入休克状态。

可引起急性上消化道出血的疾病很多，所以西医学认为呕血（吐血）只是某些疾病的一个症状。如消化系统疾病，包括食管疾病：食管炎、食管溃疡、食管癌、食管贲门撕裂伤；胃及十二指肠疾病：胃炎、胃及十二指肠溃疡、胃癌等；胆道及胰腺疾病：胆道结石、胆道感染、胆道蛔虫、胰头癌及壶腹周围癌；心血管疾病：心肺功能不全、胸腹主动脉瘤破裂、血管瘤等；全身性疾病：如血液疾病、尿毒症；严重感染及创伤所致的应激性溃疡导致的出血；结缔组织病，等等。

西医学对呕血者，首先要注意确定诊断，弄清出血部位，治疗引起出血的原发疾病。但在重度出血，或出血不止时，或病人已出现休克时，往往先采取输血以救急，病情较稳定后，再去进行诊断。

输血必须是同血型，经过血的交叉配血试验，无凝血、无溶血而报告为阴性者，才可输血。输血是一种特殊操作，须由临床经验丰富的护士进行。没有经验者，不要轻易进行输血操作。

如果是为了"急则治标"，先止住出血为目的时，可按本篇所介绍的方药进

行辨证论治，往往效果比较理想。可做参考。

西医学治疗吐血，主要是确定诊断，弄清出血部位，进行原发病的治疗，必要时可采取手术疗法。

六、体会

中医学有"见血勿治血"之古训，可见医者，不可一见出血即立刻止血，必须要详辨病因、病证，据证立法处方，以治其本。古代医家之经验可参考采用，例如朱丹溪主补阴抑阳；李东垣主甘温益气；葛可久主张止血消瘀而后养心；汪绮石主清肺平肝而止其血；缪仲淳提出行血、养肝、降气的治血三法；唐容川则认为第一为止血，第二为消瘀，第三为宁血，第四为补虚以收功。参考这些治血经验后，必须明辨证候之虚实寒热，分清标本缓急，进行辨证论治。

尿　　血

尿血又名溲血、溺血。是指排尿时，尿出血液或纯血或尿中混有血液而尿色深红的疾病。

关于尿血作为疾病的记载，早在《黄帝内经》中即有："悲哀太甚，则胞络绝，胞络绝则阳气内动，发则心下崩数溲血也。""胞移热于膀胱，则癃溺血"等论述。至汉代《金匮要略》中更有"热在下焦者，则尿血"的论述与治法方药。此后历代医家又多有发明、论述和补充。中医学对尿血的辨治，有着丰富的临床经验。

一、病因病机

1. 湿热下移
上、中二焦积有湿热，湿热下移于膀胱则可致尿血。

2. 心火太盛
劳心费神过度，则心中热盛，心移热于小肠（心与小肠相表里），血渗膀胱。

3. 肾水不足
肾水不足，则肾火亢盛，肾中虚火下移于膀胱。

总之，尿血多是膀胱经热盛，所以邪热可从各方面转移而来，但是，也不可绝对化，辨证论治才为稳妥之法。

二、辨证论治

尿血多为膀胱湿热所致，但是那个热又分虚实。一般来讲，急性尿血多属实火，劳损久病尿血多属虚热；实证尿血多是血与尿混合而出或尿出血液，虚证则多见尿后又流血。

1. 肝经湿热

多为气郁生热，湿热下注膀胱。其证兼见头痛、头晕、口黏、口苦、胁肋胀痛，脉象弦数等。治法为清肝利湿之法，常用药方有龙胆泻肝汤、导赤散加味等，随证加减。

（1）龙胆泻肝汤：龙胆草、黄芩、栀子、泽泻、川木通、车前子、当归、生地黄、柴胡、生甘草。

（2）导赤散加味：生地黄炭、川木通、泽泻、茯苓、大小蓟、侧柏叶、地榆炭、竹叶、灯心草。

2. 肾水不足

肾水不足则肾火偏盛，热移膀胱而尿血者，多兼见腰酸膝软，遗精盗汗，甚则下午潮热，脉象多见沉细而数。治法为滋肾清热，佐以利湿之法。常用方如六味阿胶汤、知柏地黄汤等，随证加减。

（1）六味阿胶汤：生地黄、山茱萸、茯苓、山药、泽泻、牡丹皮、阿胶（烊化）。

（2）知柏地黄汤：生地黄、山茱萸、山药、茯苓、泽泻、牡丹皮、知母、黄柏。可加小蓟炭、车前子。

3. 心热尿血

心悸、烦躁、失眠、面赤、口渴。用清心凉血，佐以利湿之法治之。常用方有导赤散加味、小蓟饮子。

（1）导赤散加味：生地黄、川木通、生甘草、茯苓、琥珀。

（2）小蓟饮子：生地黄、小蓟、滑石块、通草、蒲黄、竹叶、当归。

4. 肾虚血尿

工作不能坚久，倦怠易疲倦，无热象，阳痿滑精。此证多由房事过度，心肾气结。脉象两尺无力，说明此证得之于虚寒，故治疗时不可专认为膀胱有热才尿血，应全面分析，详细辨证。治法要以温肾止血为法。常用方如鹿角胶丸、鹿茸散等随证加减。

（1）鹿角胶丸：鹿角胶、熟地黄、血余炭、白茅根。

（2）鹿茸散：鹿茸、生地黄、当归、蒲黄、冬葵子。用于兼有小便不利者。

总之，尿血与心、肝、肾三经有关，治虽以止血为主，但要适加散瘀、宁血、养血之品，一般说，早期除止血外，应佐育阴宁血药，久则宜温养摄血。

三、名医要论

心主于血，与小肠合，若心家有热，结于小肠故小便血也。（《诸病源候论》）

血泄，热客下焦，而大小便血也。（《素问玄机原病式》）

痛者为血淋，不痛者为溺血，不论何脏之血，但损伤妄行，皆得渗入膀胱，盖不上行，则下趋，可以渗入肠胃，亦可渗入尿泡，此《准绳》所谓溲血、淋血、便血三者，虽前后阴不同，而受病则一。（《医碥》）

凡治尿血，不可轻用止涩药，恐积瘀于阴茎，痛楚难当也。（《医学心悟》）

老人溲血，多是阴虚，亦有过服助阳药而致者，多难治，惟大剂六味丸，加紫菀茸作汤服之。（《张氏医通》）

四、验案

孔某某，男，35岁，教授。初诊日期：1976年6月10日。

病史及现症：近日工作较累，昨夜突感腹部不适，似有热感，尿血，尿道不疼，视其所用尿盆，如同宰鸡接血之盆，全无尿液，都是血。舌略红，脉象细数。辨为心移热于小肠膀胱热盛之证。当时嘱他曰：药方开好后，带着药，收住院治疗。处方如下：

生地黄炭 30g	蒲黄炭（布包）12g	川木通 5g	小蓟炭 30g
炒黄柏 12g	茯苓 25g	猪苓 20g	泽泻 20g
琥珀粉（装胶囊，随汤药服）3g		川黄连 9g	麦冬 9g
红花 6g			

水煎服，3剂。

二诊（6月13日）：今日查病房时，自云尿血已止住，小便通利，只是睡眠仍不佳，心烦不安，舌尖尚微红，脉象仍沉细略数。知病已减轻，仍加减上方。

生地黄 15g	川木通 5g	蒲黄（布包）9g	小蓟炭 30g
炒黄柏 12g	茯苓 15g	猪苓 20g	车前子（布包）10g
桃仁 10g	灯心草 3g	乌药 10g	

三七粉 2g，琥珀粉 3g。2 药装胶囊吞服。

服上药后，未再发生尿血，身体恢复正常而出院。回家休养 2 周后即上班工作。

五、与西医学的联系

正常人在剧烈运动或重体力劳动后，也可能出现尿液涂片镜检每高倍视野出现 0~2 个红细胞，但休息后再检尿中红细胞会消失，这也属于正常现象。正常人的尿液中是不会出现红细胞的。

镜下血尿有间歇性出现者，也有持续性出现者，也有患者出现间歇肉眼血尿而伴有持续性镜下血尿多是有泌尿系统疾病，如 IgA 肾病等，须做详细的检查才能确定诊断。

痛性血尿：即排尿时同时尿道或小腹部、会阴部，发生疼痛。

无痛性血尿：即排出的尿虽为血尿（肉眼或镜下）但无任何痛苦，即排尿时无疼痛。

痛性血尿与无痛性血尿，都与发病原因、出血部位有密切关系，如泌尿系结石，可引起疼痛。但是痛或不痛与病的轻重没有直接的关系。临床上如发现无痛性血尿，更应引起医生的重视，要做详细的分析。

真血尿：尿色如血，其色可鲜可暗，每呈浑浊，震荡时可呈云雾状，放置后无红色沉淀，镜检可有大量红细胞。

假血尿：血红蛋白尿，一般呈均匀的暗红色，甚至如酱油状，震荡时不呈云雾状，镜检无红细胞，或仅有少数红细胞。联苯胺试验呈阳性，这往往是血液病引起的。

卟啉尿：经放置或晒太阳后，变成红色、棕红色或葡萄酒样颜色，均匀不浑浊，镜检无红细胞，联苯胺试验阴性，尿卟胆原试验阳性。

肌红蛋白尿：镜检无红细胞，联苯胺试验可呈阳性，用尿蛋白电泳可确定。

有时服大黄、酚红、利福平、刚果红等药物后，尿色也能变红、变黄，需要详细问诊。这种尿镜检无红细胞，联苯胺试验阴性。

尿三杯试验：如第一杯尿（即前段尿）呈血色或镜下有较多红细胞，表示病变位于尿道。如第三杯尿（即后段尿）呈血色，镜检有较多红细胞，表示病变在膀胱颈和三角区或后尿道（包括前列腺、精囊）等部位。如三杯尿都是均匀的血色，表示病变在上尿路或膀胱。

西医学认为"血尿"可由以下多种疾病引起。①肾脏病变：尿色常呈暗棕色，均匀，呈全程血尿，血尿中蛋白较多，可考虑肾小球性血尿，尿中血块每呈条状（输尿管铸型），如尿中还有红细胞管型或其他管型，多提示血来自肾实质病变，如肾小球性肾炎。一般排尿时无不适症状。②膀胱或膀胱颈部病变：排尿时有不适感，但肿瘤出血排尿时也可无不适。血尿色较鲜红，尿中蛋白量少，无管型等。③前列腺、尿道病变：血尿呈鲜红色，多伴有尿急、尿频、尿痛及排尿困难等症状。④肾结核：如有肺结核、附睾结核者，可考虑肾结核。⑤肾肿瘤：尤其是有无痛性血尿者，年龄超过 50 岁者，要详细检查。⑥血液病：常伴有其他部位出血。⑦泌尿系结石：肾区疼痛，疼痛沿输尿管向下放射。⑧肾盂肾炎：肾盂肾炎病人如出现肉眼血尿时称"出血性肾盂肾炎"。其他如肾损害、肾血管瘤、输尿管肿瘤、膀胱肿瘤等等以及先天性肾畸形等等，有时也可出现"血尿"，都须做各种检查以确定诊断。

总之，西医学对血尿，主要是通过各种详细检查，确定原发疾病，而有效治疗原发病后，血尿也就不再出现。

但目前尚有两种情况，有时用中药治疗，效果尚好。

（1）腰痛、血尿综合征：常见于口服避孕药物的青年妇女，临床特征为发作性肉眼血尿及一侧或双侧腰痛，无高血压，肾功能正常，或有少量蛋白质，停用口服避孕药，可减轻症状。

（2）特发性血尿：临床上以血尿为主诉，经过详细检查，生殖系、泌尿系皆正常，病人全身状况良好，未能发现其他引起血尿的原因。这种血尿，目前称为特发性血尿。约占血尿的 6%~8%。实际上是一种目前尚未能查出原因的一种血尿，对这种血尿更应进行详细周密的观察，直至找到引起"血尿"的原因（或原发病）。

以上这两种情况，病人常常请中医治疗。中医这时可按照本篇所论述的内容，进行辨证论治，往往可取得良好的疗效。

六、体会

对尿血一病，中西医皆非常重视，一定要查明病因以治其本。就中医学而论，尿血之治，因下焦湿热者，宜清心利尿；因肺气下陷者，宜补气升提；因肾虚者，要对阴阳有所侧重，阴虚者壮水，阳虚者温养。因瘀血者，宜消瘀止血。还要注意凡出血之疾，血一离经即为瘀血，所以无论用何种治法，都应佐以活血化瘀之品。另外，治心与肝不效者，当兼治其肺，金清则水清，水清则血宁。治肝与肾不效者，当兼理脾胃，因脾能统血，血得统则不易出矣。

便　血

便血，即排大便时排出血液，前人也有把便血称作"下血"或"大便下血者"。汉代医书《金匮要略》中，把下血分为近血、远血。排大便时，先便血后出大便者为近血；先排出大便，继之又排出血液者为远血。后世历代医家在《金匮要略》的基础上，多有补充，又提出以出血的颜色分辨：大便以前出血，血色新鲜者，为肠风，风热，属实；大便以后出血，血色暗浊者，为脏毒，属阴，属虚。

张仲景先师在《金匮要略》中，提出了治疗下血的方药，直到今天，如法用之，其效仍如神。后世医家又有补充。

一、病因病机

1. 胃肠积热

过食油腻厚味，恣食牛、羊、鸡肉，或酗酒嗜饮，胃肠积热，湿热下注可致便血。

2. 冷热相攻

肠中久积风冷，中焦又受湿热，冷热相攻，毒气留滞，传于下部而致便血。

3. 脾虚不能统血

过于饮饱，劳作太过，思虑伤脾，未能及时调养，或素日脾虚，中焦虚弱，中气不足，脾虚不能统血，也可致便血。

由以上诸因素来看，便血的实证，病因在肠，便血的虚证，病源在脾。

二、辨证论治

便血的主要表现是大便下血。一般以久病为虚，暴病为实，血色鲜红者为实热，血色暗而稀淡者，为虚寒。

1. 大肠湿热

大便黄黏，臭味大，下血颜色鲜红，舌苔黄腻，脉象多滑数。治法以清热利湿为主，可佐以止血之品，常用方如地榆汤。

地榆汤：地榆、黄芩、黄连、栀子、茜草根、茯苓。可应证加藕节炭、当归炭。

如出血多者，可适当加用藕节炭活瘀止血，加当归炭养血止血。

2. 脾虚不能统血

面色萎黄少泽，身体瘦弱或虚胖，四肢无力，大便溏软，先便后血，血色暗淡。治法为温补中焦，佐以止血之法。常用方有黄土汤。

黄土汤：灶心土、白术、甘草、熟地黄、制附子、黄芩、阿胶。

3. 肠风下血

大便无腹痛，味甚臭，下血清而新鲜，此乃风冷热毒搏于大肠，大肠既虚，时时下血，先血后便，故名肠风下血。舌苔薄白，脉象可见浮象。治法宜祛风和中，佐以止血。常用方有地榆防风汤。

地榆防风汤：地榆、川黄连、厚朴、广木香、香附、防风、阿胶、灶心土。

4. 脏毒下血

腹痛，便血颜色暗浊，大便前后均可有血，腹部不适，虽名毒却不是毒（现今理解的毒物之毒），乃肠风下血久久不愈，遂生积血之所，随大便前后而下血。其下血，也有湿热之辨，湿者腹中不痛，热者腹中多痛。湿者治以清利，热者治以清凉。总之所谓脏毒（此乃前人定的病名）并非有毒也，乃久病所积也，故治宜调中固肠，理气养血之法。常用方有黄连阿胶汤、加味土石汤等随证出入。

（1）黄连阿胶汤：黄连、黄芩、白芍、鸡子黄、阿胶。

（2）加味土石汤：灶心土、赤石脂、黑香附、阿胶、藕节（或炭）。

三、名医要论

下血，先便后血，此远血也，黄土汤主之。(《金匮要略》)

下血，先血后便，此近血也，赤小豆当归散主之。(《金匮要略》)

先粪后血，腹中不痛为肠风，先血后粪，肛门疼痛为脏毒，其证有热有寒，有气虚不摄。(《医学集成》)

下血不可纯用寒凉药，必于寒凉药中，用辛味并温，如酒浸、炒凉药，或酒煮黄连之类。(《平治荟萃》)

四、验案

胡某某，女，19 岁，学生。初诊日期：1995 年 5 月 12 日。

主诉：大便下血、贫血 1 年多。

病史与现症：患者于 1994 年 3 月间，因大便次数略多，腹部轻度隐痛，大便色发黑，面色㿠白，而赴北京某医院就诊，经检查诊断为非特异性结肠直肠炎，大便潜血（+~++），贫血，给与铁剂等西药治疗，未效。身体日渐衰弱，面色发黄，腹泻、腹痛、便黑，两腿乏力，食纳减少。于 1995 年 4 月住入北京某大医院，经检查血红蛋白为 50g/L，做肠镜检查，诊断为大肠直肠息肉（整个大肠直肠都有息肉而出血），建议手术把大肠直肠全部切除。因不愿意手术治疗而于 5 月 12 日来我院中医内科门诊求治。现症：面色发白，唇无血色，贫血（Hb：50g/L）。据其父云：每月需少量输血 1~2 次，身体倦怠无力，在家中卧床不起，仅能走 20 多步上厕所。就诊时其父背进门来，腹部隐痛，大便每日 4~6 次，伴有里急后重，大便带血，色黑红，饮食少进，精神不振，两目少神，言语声低，月经近年未潮。舌质淡，无苔，脉象弱。

辨证：脾肾两虚，气血双亏之便血。

治法：健脾补肾，益气养血，佐以消积导滞。

处方：

党参 15g	白术 12g	茯苓 15g	炙甘草 3g
当归（土炒）12g	白芍 12g	熟地黄 18g	川芎 3g
紫肉桂 3g	炙黄芪 18g	补骨脂 12g	肉豆蔻 12g
五味子 5g	吴茱萸 6g	陈皮 10g	莲子肉 12g
诃子 12g	砂仁 5g	莪术 5g	灶心土 90g

煎汤代水。水煎服，20 剂。

二诊（10 月 25 日）：上次方药服完 20 剂，大便每日 2~3 次，便血已止，精神转佳，即又按原方服 20 剂，服后气力亦增加，腹痛、里急后重已基本消失，可以下床活动，诸症均减轻，又按原方服 40 剂，便血完全消失，大便潜血阴性，腹部症状均消失，虽面色尚黄白，但已不输血，又服上方 60 剂，自觉病已愈大半，特来复诊。望其精神、面色如常，行走起坐自如，真是与初诊时判若两人，诊其脉细滑，舌上已现微白薄苔，舌质略淡。近来查血红蛋白，均在 80g/L 左右，自觉症状不多，惟大便尚每日 2~3 次，溏稀不成形，有时腹部隐痛。服西药福乃得后，感到胃部不适，影响食欲，嘱其停服福乃得。再处方如下：

党参 20g	白术 12g	茯苓 20g	炙甘草 3g
当归（土炒）12g		白芍（与当归同炒）18g	
熟地黄（与砂仁 5g 同捣）20g		紫肉桂 5g	远志 10g
五味子 6g	补骨脂 12g	肉豆蔻 15g	吴茱萸 6g

诃子 15g	禹余粮（先煎）30g	赤石脂（先煎）30g	金樱子 12g
川黄连 10g	广木香 12g	三棱 3g	莪术 3g
灶心土 150g			

煎汤代水。水煎服，20 剂。

上方连服 4 个多月。大便次数渐渐正常，精神已近常人，行走、骑自行车均近于正常，血红蛋白亦上升达 100g/L。于 1996 年 4 月 10 日又来京就诊，因我出国访问未归，即仍按原方服用，至后半年即改为每日服半剂。

三诊（1997 年 1 月 21 日）：患者身体又长高，精神健旺，行动正常，已恢复学习，成绩也佳，言语清朗，面色已现出青春少女之容，大便、饮食均正常，月经也曾来潮 2 次，经色鲜红，量尚较少，血红蛋白 110g/L 多。其父特向我院门诊部赠锦旗一面，表示感谢，并说他家这个女孩如果把大肠直肠全切除，做一个人造肛门，将来实为一大愁闷问题，今服用中药，竟然不必手术而获愈，全家大喜，特来致谢。诊其脉滑而有力，舌质基本正常，舌苔薄白，据此情况拟再投补益气血、调理月经之药以强壮身体，处方如下：

党参 10g	白术 10g	茯苓 18g	炙甘草 3g
熟地黄 15g	当归 10g	白芍 12g	川芎 3g
红花 6g	香附 10g	陈皮 6g	益母草 12g
肉豆蔻 10g	莪术 3g	广木香 5g	

14 剂，嘱其服完可停药。父女持方欣然而归。

1997 年 9 月 4 日追访：在学校读书，身体很好，血红蛋白 120g/L 多。

分析：据其腹痛、便血已有年余，面无血色，唇舌色淡，少气无力，知证属血亏气虚。中医理论认为，脾为气血生化之源，肾司二便之开合。脾运不健，气血生化乏源，致气血双亏。肾失封藏摄固之能，致大便久泄而带血。因知气血双亏之根本是脾肾两虚。询其还有腹痛、里急后重、大便血色发黑，再参考西医检查，整个大肠直肠内有息肉，又知阳明之腑尚有气血积滞，故此，在大补脾肾、益气养血的治法中又佐以消积导滞之品。据法处方，选用十全大补汤健脾益气以生化气血，用四神丸加莲子肉、诃子补肾收涩以摄固下元，以陈皮、砂仁调中理气，以防大队补益药而生气滞，少加莪术以活瘀消积，用灶心土煎汤代水而温脾燥湿，以助止泄。二诊时诸症均减轻，惟大便仍溏泄且 1 日数行，说明脾肾久虚。方中虽有健脾补肾之药，但摄固下元之力尚显得不够，故又在药方中结合了仲景先师赤石脂禹余粮汤和黄土汤，以加强摄固下元。因考虑肠中息肉乃其气血积滞不散而成，故佐用三棱、莪术消积散瘀，香连丸行气导滞。

五、与西医学的联系

便血是指消化系统出血，血液由肛门排出而言。一般说，也可分肉眼血便，即用眼睛一看，即知排出者为血液，色鲜红或暗红，多因出血量多，病灶多在下消化道或肛门附近，血液在体内停留的时间不长。隐血便，即肉眼不能看到血液，须经隐血试验才能知道大便中有血，此多是出血量较少，出血灶可能在上消化道，血液在体内停留时间较长，与大便混合较均匀。还有一种为柏油样便，即黑便，其排出的大便呈黑色，有一定的光泽，如柏油样的黑色，此常为上消化道出血量较多之病或消化系统肿瘤、慢性出血所致。

西医学认为便血是某些疾病的一个症状，临床上见到便血时，必须进行周密的问诊和多项检查，以找出其原发疾病，早日进行治疗。

引起便血的疾病，常有以下几种：①肛管疾病：如痔疮、肛裂、肛瘘等。②直肠疾病：如非特异性直肠炎、直肠息肉、直肠癌等。③结肠疾病：细菌性痢疾、阿米巴痢疾、溃疡性结肠炎、结肠憩室等。④结肠息肉：多见于青年，儿童次之。因出血较多，常伴有贫血。肠息肉同时伴有骨瘤者称 Gardner 综合征；肠息肉伴有脑瘤者，称 Turcot 综合征。⑤结肠癌：为常见的消化道恶性肿瘤。⑥小肠疾病：如急性出血性坏死性肠炎、克罗恩病、美克耳憩室（这是一种先天性畸形疾病）。⑦肠套叠：多发生于 2 岁儿童，便血的发生率为 56%~62.5%。成人发生便血者约占 30%。⑧小肠肿瘤：肿瘤增大时可有便血及肠梗阻发生。

还有一些全身性疾病，如血液病、急性传染病以及肠道血管性疾病等，也可引起便血。

西医学除对急性、大量便血，采取急救措施，如输血，注射或口服止血剂外，对一般的便血，主要还是进行多种检查，找到原发疾病，进行原发疾病的治疗，便血则愈。

对一些经过多项检查尚未能确诊的患者，西医学者有时也建议找中医治疗。中医对这些病人更要进行深入细致的辨证论治，斟酌标本缓急，力争彻底治愈。

六、体会

治疗便血与尿血，同样是以止住出血为目的，但所用的治法与方药有所不同，须特别注意。治尿血以肾与膀胱为主，治便血则以脾胃与大肠为主；治尿血常以清兼利，治便血则以清凉兼补涩为法。

仲景先师在《金匮要略》中提出的黄土汤，实为中医学治便血、吐血、衄血指出了治疗总则，所以运用黄土汤随证加减，是我一生临床治出血时所遵从的，常起到意想不到的疗效。仅供同道们参考。

另外"见血勿治血"之古训，必须常记胸中，不可或忘，所以要求我们要做到"治病必求其本"。当然，治疗便血也不例外。

蛔 虫 病

蛔虫病，古人称做蚘虫。蛔虫病是指病人有蛔虫寄生在身体中，因而可兼见贫血、身体衰弱等情况，近代则称之为"寄生虫病"。

中国早在《黄帝内经》中就有"肠中有虫瘕及蛟蛔……心肠痛，懊侬发作肿聚，往来上下行，痛有休止"的记载，汉代《伤寒论》中也有"病有寒，复发汗，胃中冷，必吐蛔"的论述。可见我国医学界早在两三千年前，即有论述和治疗蛔虫的宝贵经验。

一、病因病机

1. 饮食不洁

食生菜、水果未彻底洗净，而致把寄生虫卵随饮食摄入而渐渐化为寄生虫，或者误食患有寄生虫病的病畜的肉。

2. 饮食不节

生冷、肥甘妄进无度，以致中脘停滞，运化失常，日久变生湿热，更易使寄生虫蜕化而成虫病。

二、辨证论治

腹中寄生有蛔虫之人，常见虽饮食不少，而不见健壮，常面黄肌瘦，时有腹痛，有时也有从大便中排出蛔虫者，患者面部可见浅白色的虫斑，眼的白睛上也有小片状黑青斑点，俗称虫斑，舌苔无特殊变化，脉象右关可见滑象或沉滑之象。

张仲景先师治蛔虫有乌梅丸方，疗效较好。今将乌梅丸方介绍如下：

乌梅丸：乌梅三百枚，细辛六两，干姜十两，黄连十六两，附子六两（炮、去皮），当归四两，蜀椒四两（出汗，即微炒，以去其水分及油质），桂枝六两，人参六两，黄柏六两。

诸药共为细末，将乌梅用醋浸一宿，捣烂如泥，合蜜，入药末捣均匀。制丸如梧桐子大，每日服 3 次，每次 3~5 粒，温开水送下。（剂量是汉代剂量，今人用，则请折算）

此制丸法是今人的方法，如欲知古之制丸法，请查阅《伤寒论》厥阴篇。

此方主治蛔厥，蛔虫腹痛，呕吐，时发时止等症，中医学认为"蛔虫得酸则静，得辛则伏，得苦则下，"所以本方中以最酸、最辛、最苦的乌梅、川椒、黄连、三药用为主药，又配以细辛、桂枝、当归、干姜、附子温脏去寒，又以人参、当归调补气血，攻补兼施，用于安蛔，治疗蛔虫在腹内上下而致的腹痛，效果颇佳。

近代医家，多用本方减轻其用量而作为汤剂使用，往往再加使君子、苦楝皮等。

现代治蛔虫病，往往先用汤剂，以治其腹痛呕吐等症，俟诸症消失后，再投以化虫丸，长期服用。

（1）驱蛔安虫汤：使君子 10g，乌梅 6g，川连 9g，干姜 6g，雷丸 9g，榧子肉 10g，槟榔 10g，厚朴 10g，枳实 10g，广木香 6g。

（2）化虫丸：鹤虱（胡粉炒）30g，苦楝皮 30g，槟榔 30g，芜荑 15g，使君子 15g，枯矾 7g。为末，酒煮面糊为丸，如梧桐子大。大人每日 3 次，每次服 6g，儿童 1 岁可服 5 分。温开水送下。

三、名医要论

腹中痛，其脉当沉，若弦反洪大，故有蛔虫。（《金匮要略》）

凡腹中有虫，必口馋好甜，或喜食泥土、茶叶、火炭之类。（《幼幼集成》）

虫由脾土不运，湿热蒸化而生。（《环溪草堂医案》）

四、验案

刘某某，女，31 岁。初诊日期：1984 年 12 月 1 日。

主诉：突然上腹剧痛 1 天半，昏厥 6 次。

病史与现症：上腹阵发性绞痛 1 天半，恶心呕吐，呕吐物为胃内容物。剧痛发作后随即昏倒，手足发凉，不省人事，经按压人中穴后可醒，已如此反复发作 6 次。先后在 2 个医院就诊，诊为"胆道蛔虫症"，经注射哌替啶、654-2 及口服溴丙胺太林等药症状不缓解。于 1984 年 11 月 29 日来我院急诊，收住观察室。

患者于 1969 年在下乡知青点劳动时曾有腹痛发作，并有排蛔虫史。1984 年初又有类似发作。

入院后化验：白细胞总数 $12.4 \times 10^{12}/L$。分类：中性 0.73，淋巴 0.26，单核 0.01。B超（12月1日）：肝胆总管内可见双条状强回声，胆总管 0.8cm，胆囊前后径 2.6cm。诊断为"胆道蛔虫症"。

经反复肌注哌替啶、布桂嗪、安定、阿托品、异丙嗪、维生素K，点滴红霉素、庆大霉素等抗生素，并行针灸治疗，症状不见缓解，疼痛剧烈难忍。因多次用镇痛、镇静药，患者昏昏欲睡，但因疼痛又睡不着，痛苦不已。于1984年12月1日请我会诊。

询其症状：上腹疼痛有上撞之感，呕吐物为绿色稀水，口干不欲多饮，便意频频而大便不利，喜热饮食。观其舌苔白，切其脉象：右手沉细弦，左手正在输液，跌阳脉弦细，太谿脉滑，太冲脉弱。据其痛多发生于夜间，痛时波及两肩，气上撞心，太冲脉弱，寸口脉弦，知为肝经气滞，肝气犯胃，胃失和降；再据B超检查发现胆道蛔虫，知为胃寒虫动，随胃气上逆，发为胃脘疼痛。治拟调肝和胃，温中安蛔，佐以驱虫。药用：

柴胡10g，高良姜10g，香附10g，白芍18g，乌梅6g，干姜6g，川椒5g，使君子12g，鹤虱10g，细辛3g，黄连9g，川楝子10g，生赭石（先下）30g，生大黄6g，元明粉10g（分2次冲服），焦槟榔12g。2剂。

二诊（12月4日）：药后腹痛小发作1次，未大发作。腹痛部位已往下移至脐周，今日有饥饿感，食欲增加，大便隔日1次。舌苔微黄（刚刚吃过橘子），脉象沉滑，已现缓和之意。症情渐稳，再拟调胃降逆、杀虫通导之剂。药用：乌梅9g，干姜6g，川椒6g，细辛3g，使君子12g，黄连9g，川楝子12g，高良姜10g，香附10g，白芍15g，当归10g，吴茱萸9g，焦槟榔12g，生大黄（后下）9g，元明粉（分冲）12g。

服上药2剂后，疼痛未再发作，患者无明显不适。B超胆总管蛔虫已无，直径为0.5cm。后服西药驱虫药，排出蛔虫1条，痊愈出院。

分析：本例右上腹剧痛，并波及胁部，时发时止，恶心呕吐，疼痛发作重时昏厥不省人事，四肢发凉，以往有蛔虫病史，知为胃脘痛兼蛔厥之证。再观其喜热饮食，舌苔白，脉沉弦，知属胃寒。肝经循两胁，再结合太冲脉弱知为肝经气滞，肝郁克脾，胃失和降，胃气上逆，而发疼痛。故治法也从调肝和胃、温中安蛔入手。本例的处方，并无专门止痛之品，而是取大柴胡汤的一部分调肝和胃而降逆，良附丸温胃理气以安中，乌梅丸的一部分辛酸入肝、苦降顺逆而安蛔，加使君子、鹤虱等加强杀虫，发挥了中医"治病必求于本"的特长。辨证为胃寒虫动，法当温中安蛔，故方中高良姜、干姜、川椒同用。病人有气上撞心之感，知中焦气逆，故以川楝子、黄连、生赭石、焦槟榔等苦降中气之上逆。既治此病之本，又结合蛔虫见寒则动、得温则安、见酸则软、见辛则伏、见苦则下的特性，药方中辛酸苦温俱全，使蛔虫随药力的温酸辛苦而下，胃脘自然不痛。二诊又在治未病的学术思想指导下，结合化虫丸的精神，安和中焦，增强运化，使虫不得化生，以减少生虫之机，而防止其病再发。

五、与西医学的联系

蛔虫病西医学称为蛔虫感染，是由蛔虫寄生于人体小肠所致。是最常见的寄生虫病之一。

西医学对蛔虫的虫种、形态、生活史都描述得比较清楚，可参阅西医学有关专著。

诊断主要根据粪便直接涂片，其方法简单，虫卵查获率可高达 95%。

临床表现一般无明显症状，但可以有严重的并发症如胆道蛔虫症、蛔虫性肠梗阻等。对这些并发症在西医学往往请外科会诊治疗。

内科常用的驱虫药有：①甲苯达唑：成人为 200mg 一次顿服，虫卵转阴率为 80%。剂量每次 100ml，每日服 2 次，共服 3 天，虫卵转阴率可达 95%~100%。孕妇禁服，2 岁以下者不宜服。②复方甲苯哒唑：每片含甲苯哒唑 0.1g，左旋咪唑 25mg。成人 2 片，顿服。可提高疗效，减少副作用。

如果出现胆道蛔虫症或蛔虫性肠梗阻，一般多采用外科手术治疗。这时如请中医辨证论治，也有取得良好效果的报道，可供参考。

六、体会

蛔虫为诸多人体寄生虫中最多见的一种。多见于儿童。但大人腹中蛔虫常因寒热之邪扰动，而在腹中上下活动，故以腹痛呕吐，面青为常见症状。其可喜之处是我们已积累了许多治蛔的方药，大多行之有效。是我们治疗蛔虫病的有力武器。古人已有蛔虫见苦则降、见寒则动、见酸则软、见辛则伏的经验，我认为还可以加上"见温则安，见苦则下"。处方用药时可参考选药。

近代人多是在查大便有蛔虫卵时，购服西药哌嗪驱虫，效果尚好。

绦 虫 病

绦虫中医又名寸白虫，因中医看到绦虫的每节片约 1 寸长，其色白，故又起名寸白虫。其实绦虫一节一节互相连接长可长数尺或数丈。人体有时从大便排出的绦虫节片，确为约 1 寸长白色。绦字乃丝"縧"的縧字减化而成。縧是用丝织成的一种服装装饰品，为片状的长条状，绦虫也是一片一片连接成长条状的寄生虫。可见古人也曾见过此虫如縧状，所以起名为縧虫。

宋代《圣济总录》说："寸白虫乃九虫之一种，状似绢边葫芦子"。可见我国宋代以前即已发现此病，积累了不少治疗经验。

一、病因病机

1. 脏气虚衰

平素不知调护脾胃，饮食不节，恣食生冷肥甘，以致中脘停滞，脾胃受伤，脾为后天之本，受伤则运化失常，气血不足，脏气虚衰则寄生虫动而发病。

2. 饮食不慎

误食病畜之肉，如猪、牛原有寄生虫，如误服其肉则虫卵入腹，日渐生长则成寄生虫病。

二、辨证论治

1. 脏寒虫积证

虫病者，往往偏嗜一物，如嗜吃米，吃泥，吃茶叶，吃布纱之类，面色萎黄少泽，气血衰虚，容易疲倦，或有低热，舌苔薄白，脉多沉滑。此证宜驱虫调中。常用方有温脏丸，随证加减。

温脏丸方：人参、白术、茯苓、当归、白芍、川椒、榧子肉、使君子、槟榔、炮姜、吴茱萸。

2. 中焦湿热证

中焦湿热者，多兼见口燥咽痛，心中烦热，大便燥结，舌干而绛，脉见滑数。此证应用清中杀虫法。常用方如黄连杀虫汤、木香槟榔丸等，随证加减。

（1）黄连杀虫汤：黄连、栀子、槟榔、使君子。

（2）木香槟榔丸：木香、槟榔、青皮、陈皮、枳壳、黄柏、黄连、三棱、莪术、大黄、黑丑、芒硝。可加使君子等杀虫药。

3. 痰血结滞证

此证为绦虫卵（如误食有虫卵的猪肉）进入人体后，在经络中循行时与痰浊、瘀血结滞成块状圆形小肿物。小者如豆，大者可如杏核大，甚大者也可如桃核大。按之柔软光滑无疼痛，常出现在四肢、肩背部，也有出现在面部者，此虫卵结块如发生在脑部，也可引起如癫痫的发作。一般无明显其他症状相伴，舌苔大多正常，或有白腻苔，如瘀血多者，也可见舌上瘀斑，脉象多滑。治法常用化痰散结佐以杀虫之法。常用方如化痰散结杀虫汤、消痰散结杀虫丸方等随证加减。

（1）化痰散结杀虫汤（自拟经验方）：

制半夏 10g	化橘红 12g	茯苓 15g	乌梅 6g
槟榔 20g	郁金 10g	生明矾（冲服）2g	枳实 10g
生甘草 3g			

（2）消痰散结杀虫丸方：

制半夏 20g	化橘红 20g	茯苓 30g	乌梅 15g
细辛 9g	川椒 15g	川黄连 12g	槟榔 40g
郁金 30g	焦麦芽 20g	焦山楂 20g	焦神曲 20g
生明矾 10g	天竺黄 15g	天南星 15g	枳实 20g

上药共为细末，蜜小丸每服 6g，每日 2 次。

此证可先服汤剂 10~15 剂，以后再服丸药，约服 3~6 个月，如肿块不见化小，可另换方药或治法。

三、名医要论

寸白虫，乃九虫之一种，状似绢边葫芦子，因脏气虚，风寒湿冷，伏于肠胃，又好食生脍干肉等，所以变化滋多，难以蠲治。(《圣济总录》)

凡虫证，眼眶、鼻下必带青色，面上萎黄，或生白斑，或见赤丝，唇疮如粟，或红或肿，或缓或痛，饮食减少，肌肉不生，睡卧不安，肠鸣腹痛，吐青水，目无睛光，甚则沉寒沉热，肚大青筋，或为鬼胎血鼓。(《证治汇补》)

虫之为病，人多有之……凡脏强气盛者，未闻其有虫，正以随食随化，虫自难存。而虫能为患者，终是脏气之弱，行化之迟，所以停滞而渐致生耳。(《景岳全书)》

四、验案

王某某，男，45岁，干部。初诊日期：1960年8月6日。

主诉与病史：三年来左眼外上方眼眶稍上边有一个像中等板栗大小的肿物，不痛不痒，去年在医院检查说是包囊虫病，为绦虫卵包囊所致，需外科手术剔除。因距眼太近，自己不愿做手术，所以今欲服中药化掉。其余无任何病苦，舌苔薄白，脉象滑，右手略弦滑。其肿物用手扪之无疼痛，其质柔软光滑。四诊合参诊为痰浊结滞之证。治以消痰化结之法，佐以杀虫。嘱其先服汤药10剂，以后配置丸药常服，以便慢慢化解。处方如下：

制半夏10g	化橘红12g	茯苓20g	制南星10g
竹茹6g	炒枳实10g	天竺黄10g	郁金10g
生明矾2g	焦神曲12g	槟榔18g	雷丸12g
乌梅5g	细辛5g	炙草3g	

水煎服，10剂。

二诊（8月16日）：上方服10剂，无不良反应，身体似感轻快些，舌脉同前。嘱配丸药常服。方药如下：

制半夏35g	化橘红40g	茯苓50g	制南星35g
竹茹20g	炒枳实35g	乌梅18g	黄连30g
细辛15g	干姜20g	厚朴35g	大黄15g
槟榔60g	榧子肉30g	雷丸30g	使君子35g
党参30g	白术25g	连翘30g	桃仁30g
南红花30g	皂角刺15g	炙山甲15g	炙甘草15g
莪术12g	三棱12g	郁金30g	生明矾8g

上药共为细末，炼蜜为丸，每个重6g。每日服2次，每次1丸，温开水送服。少吃油腻食物。服完后，如有一定疗效，可继续再配，服用同前。

三诊（1967年7月）：上次开丸药方后，我因工作调动回京，故以后患者自配丸药服用。1967年7月，因外调工作去矿区医院，不料该患者也于去年调该院任职，见面寒暄过后患者即问我："您看我少了什么东西？"答说："咱们已经六七年未见面，实在想不起来了。"之后他笑着说"你看我眼上的瘤子还有吗？"这时，我才想起他过去左眼外上方有一栗子大小的瘤子，今天再看，已然完全消除，用手扪之，也平复无物，于是向他祝贺，他说："你的丸药方，我到北京配过4次，后来，瘤子没有了，我也就不配了，我还要感谢您呢！"我说："你的病好了，还是应该祝贺的！"

方解与体会：本患者为猪肉绦虫卵包囊所致。所幸者是，本囊虫发生在左眼外上方，如果发生在脑中，那就危险了。从中医学角度看此人体稍胖，肿物柔软光滑，按之不痛，脉象滑，所以首先想到，此乃痰浊结滞于阳明经，痰浊、瘀血与虫卵相互结滞而成，故以消痰化结，活瘀杀虫之法，配制丸药，长期服用，缓缓图治。其丸药方为绦痰汤、乌梅丸、白金丸三方化裁又加活瘀散结之品而组成的。方中以绦痰汤合白金丸方化痰；以乌梅丸方的酸、苦、辛、温药杀虫；还恐药力不够，又加大量槟榔（槟榔能杀绦虫）、中量雷丸、榧子肉以加强杀虫之力；又加红花、桃仁、皂角刺、穿山甲以活瘀散结；又想到"虫之为患与脏气虚衰有关"，故又加党参、白术、甘草以健中焦之气，而加强运化，不仅能健中焦正气，还加强了运化湿浊之力。故此取得了意想不到的疗效。根据此病人之疗效，想到中医学之奥妙，真是令人叹服不已。

五、与西医学的联系

西医学认为中国寄生于人体的绦虫病有4类，最常见者为牛绦虫和猪绦虫。这两种绦虫均呈长面条而扁片形，可分头节、颈节、体节三部分。头节有4个吸盘，是其吸附器，靠此而吸附在人体小肠上部，其妊娠节片内充满虫卵，常脱离虫体而随粪便排出体外，猪食之，常感染严重，其猪肉即"豆猪肉"或称"米猪肉"，误食这种猪肉，则可患"囊虫病"。临床表现可有轻度的上腹痛，腹泻，食欲亢进，恶心，体重减轻，在粪便检查中，大多可检查出绦虫卵，大约有98%的绦虫病人可在大便中查出绦虫节片，粪便中查到绦虫卵或绦虫节片，即可确诊。

治疗：杀绦虫的药物较多。①甲苯达唑：每次300mg，每日2次，连服3天，疗效可达100%。②硫双二氯酚（别丁）：成人一次服3g，空腹时分2~3次服完，约在服药6小时后可有肠鸣、腹痛、腹泻、恶心等副反应。但本品作用迅速，疗效可靠，经济方便。③氯硝柳胺：其治愈率为84.6%~97%，副作用甚轻，故有心、肝、肾病的患者及妊妇均可使用。④槟榔与南瓜子联合疗法：我国首创。成人空腹时口服50~90g南瓜子仁粉，2小时后，服槟榔煎剂（取槟榔片80g，加水500ml煎至150~200ml）。再过半小时服50%硫酸镁液50~60ml，一般在3小时后，即可从大便排出完整活动的绦虫体。

槟榔对绦虫的头部及前段节片有瘫痪作用，对中部、后部的作用则很小。南瓜子则对绦虫的中段、后段节片有瘫痪作用，两药合用，可使整个虫体瘫软而被排出。

另外中药的雷丸、仙鹤草均有杀绦虫作用。

治疗后 3~4 个月粪便中未再检测到绦虫卵和节片，可视为痊愈。

六、体会

中医学治疗虫病，亦是从整体观念出发，如有湿热者，要祛湿清热驱虫，脾胃虚弱者，则配合健脾和胃，身体极度虚弱者，可先大补气血，后驱虫。对身体健康，大便中检查有虫卵者，才以驱虫为主。

目前，随着生活水平提高，知多识广，多数人会自购一些西药杀虫药自治。

我意，如兼见腹痛、腹泻、贫血等症状者，还是服用复方中药，辨证论治最为安全可靠。

蛲 虫 病

蛲虫亦为九虫之一种，宋代医书《圣济总录》中即有："蛲虫甚微细，若不足虑者，然其化生众多，攻心刺痛，时吐清水，在胃中侵食不已，日渐羸瘦，甚则成痔瘘疥癣痈疽诸癞。"的记载，可见对蛲虫病，我们也不要掉以轻心，应注意治疗。

蛲虫病的特点是患者夜间肛门瘙痒，影响睡眠，甚者可成痔瘘等病，所以说虫虽小，却不可轻心不治。

一、病因病机

任何年龄的人都可发生本病，但以 6~8 岁的儿童发病者最为多见。蛲虫的生活史较简单，容易成活，所以也容易感染。其感染途径，主要是饮食不注意，而吃入带虫卵的食品。

1. 饮食不慎

饮食不注意卫生，蔬菜洗刷不净，食物蒸煮未彻底，而致虫卵未被杀死而吃入腹内。

2. 洗手不彻底

蛲虫病的特点是晚上、夜间肛门瘙痒，儿童有时用手指挠抓肛门，而致指甲缝中有虫卵隐藏，如吃饭前未彻底把手洗净，尤其是指甲缝处未得到冲洗，则虫卵可能从口而入。

3. 脾胃积滞

如儿童身体强壮，脾胃运化力强，虫卵吃入后，经过中焦运化，则不易滋生，如果儿童素日食积伤胃，脾胃运化力差，虫卵则容易滋生而发病。

二、辨证论治

蛲虫在腹内滋生数量多时，雌虫在夜间则到肛门外周产卵，所以患者夜间肛门瘙痒严重，很难忍受，影响睡眠，久不治则出现面黄、少食、腹泻等。舌苔一般薄白或白苔，脉象滑而略弦。

本证一般都采用驱虫和中止痒之法。常用方如追虫丸、遇仙丹等方，随证加减。还可用灌肠法。

（1）追虫丸：槟榔、雷丸、广木香、苦楝皮、皂角、黑丑、茵陈。

（2）遇仙丹：黑丑、槟榔、大黄、三棱、莪术、木香。可加细辛、乌梅。

（3）百乌煎灌肠法：百部 30g，乌梅 15g。加水 2 饭碗，煎成 1 碗，晚上临睡前，做保留灌肠，10 天为 1 疗程。因灌肠治疗法手续麻烦，故一般少用，多采取服汤药治疗。

三、名医要论

蛲虫者，九虫之一虫也。在于肠间，若脏腑气爽则不妄动。胃弱阳虚，则蛲虫乘之，轻者或痒，或虫从谷道出，重者侵蚀肛门疮烂。(《寿世保元》)

虫之为病……或由湿热，或由生冷，或由肥甘，或由滞腻，皆可生虫，非独湿热而已。然后数者之中，又惟生冷生虫为最。(《景岳全书》)

四、验案

胡某某，男，8 岁。初诊日期：1962 年 5 月 10 日。

主诉：近数月来，每致夜间突然哭醒不睡，并说肛门瘙痒难受，烦躁不眠，饮食尚可，面色发黄，大便溏软。舌苔白，脉象滑略弦数。据夜间肛门奇痒，诊为蛲虫病。治以调中驱虫法，处方如下：

厚朴 3g	枳实 5g	焦槟榔 6g	炙甘草 3g
雷丸 3g	使君肉 5g	榧子肉 3g	生大黄 2g

水煎服，5 刘。

并嘱家属在晚上睡前，给患儿肛门外周围处涂上凡士林，蛲虫出来排卵，虫则被黏住，次日一早用清水洗净拭干，拭布及洗肛之水要妥善处理，以免传染他人。

二诊（5月25日）：上药共服12剂，并且每晚给患儿肛门涂凡士林，次晨拭干洗净。拭布与水均在火上再煮10分钟，才倒入厕内。经过治疗，近日睡眠已好，今日来咨询，是否还用药治疗。嘱再服上方5剂，如睡眠安稳，肛门不痒即可停药。

五、与西医学的联系

西医学认为蛲虫病是一种常见的寄生虫病。常在儿童集体机构中流行。

虫体细小乳白色，雌虫体长8~13mm，中段粗圆，尾端尖细，雄虫更小，尾端向上弯曲，成熟时交尾后即死去。此虫寄生在人体小肠下端、盲肠、阑尾及大肠内，体内有虫卵达万个时，即沿结肠向下移行，在夜间爬出肛外，在会阴部周围，爬行时连续产卵，数分钟可产卵达1万个以上。自吞入虫卵后，即在胃与十二指肠中孵化，约需15~30天发育为成虫。雌虫寿命约1~2个月。

西医学治疗本虫，虽然也有灌肠等法，但由于手续繁琐，多不采用。口服杀虫药，疗效确切可靠，故多采用之。常用杀虫药有：①恩波吡维铵：剂量为每千克体重5mg，睡前1次服，驱虫率可达95%~100%。副反应稍有恶心、腹痛、呕吐。偶尔可有光过敏。②哌嗪：剂量为每千克体重50~60mg，早晚两次分服，连服7~10天，不能超过每日2g，驱虫率可达99%，副反应有恶心、呕吐、荨麻疹、腹痛、腹泻等，但一般都不太严重。

六、体会

蛲虫病的治疗，中医还是采用整体治疗，以加重中焦运化和杀虫助消化同时并用。治疗蛲虫在肛门周围涂凡士林的方法较简单实用，故常被应用。我认为如改涂薄荷软膏或万金油膏则又能止痒又能黏虫，则会更好些。

蛲虫治愈后，也可购服化虫丸，服半月即可。以后注意饭前饭后好好洗手。